医学研究检索与评价

主　编　田金徽　张俊华　郑　丽
副主编　李　强　杨丰文　李　江　郑卿勇

科学出版社
北　京

内 容 简 介

本书阐述了医学研究、医学研究注册、医学研究评价、医学研究检索等基础知识，并结合案例介绍了 15 种常用数据库的检索方法。同时介绍了 9 种原始研究方法、1 种二次研究方法及 3 种转化研究方法的偏倚来源和主要的方法学和（或）报告质量评价工具/清单/量表，并以慢性阻塞性肺疾病为例，详细呈现不同研究方法在主要数据库的检索式。

本书可供从事医学研究的科研人员与临床工作者参考使用。

图书在版编目（CIP）数据

医学研究检索与评价 / 田金徽，张俊华，郑丽主编. -- 北京：科学出版社，2025.4. -- ISBN 978-7-03-081777-8

Ⅰ. R-058

中国国家版本馆 CIP 数据核字第 2025YE7703 号

责任编辑：王灵芳 / 责任校对：张 娟
责任印制：师艳茹 / 封面设计：涿州锦辉

科学出版社 出版
北京东黄城根北街 16 号
邮政编码：100717
http://www.sciencep.com
北京建宏印刷有限公司印刷
科学出版社发行 各地新华书店经销
*
2025 年 4 月第 一 版 开本：787×1092 1/16
2025 年 4 月第一次印刷 印张：9 3/4
字数：281 000
定价：98.00 元
（如有印装质量问题，我社负责调换）

编者名单

主　编　田金徽　张俊华　郑　丽
副主编　李　强　杨丰文　李　江　郑卿勇
编　者（按姓氏笔画排序）

王　权	中国人民解放军空军军医大学第一附属医院
王彩霞	甘肃卫生职业学院
王淑萍	兰州大学
牛明明	中国人民解放军空军军医大学第一附属医院
田金徽	兰州大学
史纪元	北京中医药大学
刘小羽	兰州大学第一医院（第一临床医学院）
许建国	兰州大学
孙　月	西安交通大学
李　伦	中南大学湘雅二医院
李　江	中国医学科学院肿瘤医院
李　强	兰州大学第二医院（第二临床医学院）
李腾飞	甘肃中医药大学
杨　敏	中国医学科学院肿瘤医院
杨丰文	天津中医药大学
张　艳	甘肃省康复中心医院
张泽倩	香港大学深圳医院
张俊华	天津中医药大学
张家兴	贵州省人民医院
陈　平	甘肃省中医院
陈万强	兰州大学第一医院（第一临床医学院）

罗小峰　兰州大学
　　郑　丽　中国航天科工集团七三一医院
　　郑卿勇　兰州大学
　　孟　敏　甘肃省人民医院
　　赵　亮　西北民族大学
　　秦　钰　香港理工大学
　　高　亚　山东大学
　　葛　龙　兰州大学
　　程露颖　自贡市第一人民医院
　　谢广妹　甘肃省妇幼保健院（甘肃省中心医院）
　　谢建琴　兰州大学第二医院（第二临床医学院）

学术秘书
　　许建国　兰州大学
　　谢建琴　兰州大学第二医院（第二临床医学院）

前 言

根据《"健康中国2030"规划纲要》这一健康中国建设的宏伟蓝图和行动纲领，培养服务于国家战略、服务于人群健康的创新型人才已经成为医学教育的重要目标。创新型人才培养的标志之一就是要对医学生以及医疗卫生人员科研能力的培养。在临床实践中，如何确定疾病的原因，如何确定干预措施，如何早期发现、诊断和治疗疾病，如何判断疾病的预后，如何利用循证医学的证据指导临床实践以及如何使医学干预活动更具有成本效益等问题，都是毕业后继续教育和医疗卫生服务者面临的问题，这就需要开展医学研究来回答上述问题。

《医学研究检索与评价》是培养医学研究生和临床医生开展医学研究的能力，掌握医学研究检索的方法和技能，具备获取、评价和利用医学研究能力的一门科学方法课。面对众多的医学研究，患者、医生、医疗卫生管理者如何选择高质量医学研究，是一个既重要而又非常困难的事情，加之受时间和精力及其他条件限制，又会造成大量有价值的医学研究不能被有效利用而产生浪费，要在有限的时间内获取医学研究、分析评价和利用医学研究，在了解医学研究定义、特征与分类、注册的基础上，就必须全面掌握主要不同医学研究设计的检索技巧、评价工具和量表，这为研究生和临床医生开展医学研究奠定方法学基础。

本书共设置17章，共分为四篇，第一篇为医学研究基础篇，包括第一至四章，主要介绍医学研究的定义、任务、目的、特征、分类、意义与重要性，临床试验注册的定义、必要性、发展历程，以及世界卫生组织国际临床试验注册平台、中国临床试验注册中心等主要的注册平台，7个二次研究注册平台和1个转化研究注册平台，医学研究评价的基本要素、原则和步骤，医学研究检索技术、途径、步骤、注意事项，15个常用数据库的简介、检索规则、检索方法和检索示例，主要在研研究和灰色文献来源；第二篇为原始研究检索与评价篇，包括第五至十三章，主要介绍随机对照试验、非随机试验性研究、队列研究、病例对照研究、横断面研究、诊断准确性研究、临床经济学研究、动物实验、定性研究的概述、偏倚来源、主要数据库检索式、方法学与报告质量评价工具/清单/量表；第三篇为二次研究检索与评价篇，包括第十四章，主要介绍系统评价/Meta分析的起源、定义、应用、偏倚来源、主要数据库检索式、方法学与报告质量评价工具/清单/量表；第四篇为转化研究检索与评价篇，包括第十五至十七章，主要介绍临床实践指南的定义、分类、前沿与进展，临床路径的定义以及与临床实践指南的异同，卫生技术评估的定义和实施步骤，临床实践指南、临床路径和卫生技术评估的主要数据库检索式、方法学和（或）报告质量评价工具/清单/量表。

《医学研究检索与评价》是在吸收国内外最新研究发展成果的基础上，结合编者多年教学与研究的实践经验编写而成。内容努力体现科学性、系统性、创新性、启发性和实用性，期望尽可能呈现国内外主要医学研究资源和评价工具/清单/量表，但由于医学研究方法处在不断发展的阶段、编者个人的水平和经验所限，加之检索词和检索式不一定完整等，书中难免存在不足，我们期待同行专家、广大师生和各位读者给予批评指正，以便再版时修订完善。

　　在编写过程中，我们参考了大量国内外相关专著和论文，谨向作者表示诚挚的谢意。本书的编写出版得到兰州大学教材建设基金资助以及天津市杰出青年科学基金项目（20JCJQJC00120）和中国医学科学院医学与健康科技创新工程（2021RU017）的支持，在此表示衷心的感谢！

主　编
2025年2月6日

目 录

第一篇　医学研究基础篇

第一章　医学研究概述 …………………… 1
 第一节　医学研究的定义与目的 ……… 1
 第二节　医学研究的特征与分类 ……… 2
 第三节　医学研究的意义与重要性 …… 3

第二章　医学研究注册概述 ……………… 5
 第一节　临床试验注册 ………………… 5
 第二节　二次研究注册 ………………… 8
 第三节　转化研究注册 ………………… 10

第三章　医学研究评价概述 ……………… 12
 第一节　医学研究评价的基本要素 … 12
 第二节　医学研究评价的原则 ……… 12
 第三节　医学研究评价的步骤 ……… 13

第四章　医学研究检索概述 ……………… 14
 第一节　医学研究检索基础 ………… 14
 第二节　常用数据库的检索示例 …… 22

第二篇　原始研究检索与评价篇

第五章　随机对照试验检索与评价 ……… 48
 第一节　概述 …………………………… 48
 第二节　偏倚来源 ……………………… 49
 第三节　检索 …………………………… 50
 第四节　方法学质量评价 ……………… 54
 第五节　报告质量评价 ………………… 56

**第六章　非随机试验性研究检索与
评价** ……………………………… 60
 第一节　概述 …………………………… 60
 第二节　偏倚来源 ……………………… 60
 第三节　检索 …………………………… 61
 第四节　方法学质量评价 ……………… 63
 第五节　报告质量评价 ………………… 64

第七章　队列研究检索与评价 …………… 66
 第一节　概述 …………………………… 66
 第二节　偏倚来源 ……………………… 67

 第三节　检索 ………………………… 67
 第四节　方法学质量评价 …………… 68
 第五节　报告质量评价 ……………… 70

第八章　病例对照研究检索与评价 …… 72
 第一节　概述 ………………………… 72
 第二节　偏倚来源 …………………… 72
 第三节　检索 ………………………… 73
 第四节　方法学质量评价 …………… 75
 第五节　报告质量评价 ……………… 76

第九章　横断面研究检索与评价 ……… 77
 第一节　概述 ………………………… 77
 第二节　偏倚来源 …………………… 77
 第三节　检索 ………………………… 78
 第四节　方法学质量评价 …………… 80
 第五节　报告质量评价 ……………… 80

第十章　诊断准确性研究检索与评价 … 81

第一节	概述	81	第十二章	动物实验检索与评价	94
第二节	偏倚来源	81	第一节	概述	94
第三节	检索	82	第二节	偏倚来源	94
第四节	方法学质量评价	84	第三节	检索	95
第五节	报告质量评价	85	第四节	方法学质量评价	97
第十一章	临床经济学研究检索与评价	88	第五节	报告质量评价	98
			第十三章	定性研究检索与评价	101
第一节	概述	88	第一节	概述	101
第二节	偏倚来源	88	第二节	检索	101
第三节	检索	88	第三节	方法学质量评价	105
第四节	方法学质量评价	91	第四节	报告质量评价	107
第五节	报告质量评价	92			

第三篇　二次研究检索与评价篇

第十四章	系统评价/Meta分析检索与评价	109	第三节	检索	112
第一节	概述	109	第四节	方法学质量评价	114
第二节	偏倚来源	111	第五节	报告质量评价	116

第四篇　转化研究检索与评价篇

第十五章	临床实践指南检索与评价	124	第二节	检索	136
			第三节	报告质量评价	137
第一节	概述	124	第十七章	卫生技术评估检索与评价	140
第二节	检索	126			
第三节	方法学质量评价	127	第一节	概述	140
第四节	报告质量评价	130	第二节	检索	140
第五节	评级工具	133	第三节	报告质量清单	142
第十六章	临床路径检索与评价	135	参考文献		145
第一节	概述	135			

第一篇　医学研究基础篇

第一章　医学研究概述

> 【学习目标】
> **知识目标：**
> 1. 掌握医学研究的特征与分类。
> 2. 熟悉医学研究的价值与重要性。
> 3. 了解医学研究的定义与目的。
> **能力目标：** 运用所学知识尝试明确不同医学研究分类方法的价值和意义。
> **素质目标：** 具备识别不同医学研究方法的能力。
> **情感目标：** 医学研究助力人类健康。
>
> 【本章导读】
> 本章重点介绍了医学研究的定义、目的、任务、特征、分类、意义和重要性，突出医学研究的重要性。

第一节　医学研究的定义与目的

一、医学研究的定义

医学研究指在医学领域内，运用科学的方法和手段，系统地探索人体的生理病理机制，疾病的发生发展规律、防治策略以及促进人群健康的相关活动。其目的在于增进对人体健康和疾病的认识，提高医疗水平，改善人群健康状况。医学研究涉及生物学、化学、物理学、统计学、流行病学、遗传学等多个学科的知识和方法，是医学领域不断进步和发展的重要基石。

二、医学研究的任务

医学研究的主要任务涵盖多个关键层面，致力于推动医学科学进步、提升人类健康水平，具体包括5点。①探索生命和疾病的本质：揭示人体生理奥秘和阐明疾病发生机制；②开发疾病诊断新技术：提高诊断准确性和实现诊断便捷化；③研发疾病治疗新方法：创新药物研发和优化治疗手段；④加强疾病预防与控制：制订防控策略和促进公共卫生；⑤关注人群健康管理：提升健康意识和优化卫生服务等。在上述过程中，医学研究者通过基础医学研究、临床医学研究、预防医学研究和医学人文研究，积累大量的科学证据，为医学实践提供理论支持和实践指导。

三、医学研究的目的

1.推动医学知识的进步　通过不断的探索和研究，医学研究能够不断推动医学知识的更新和进步，提高人类对健康和疾病的认识和理解。

2.改善人类健康　医学研究的最终目标是改善人类的健康状况，减少疾病的发生和死亡，提高生活质量。

3.提供有效的诊疗手段　通过研究，医学可以为疾病提供更有效、更安全、更便捷的诊疗手段，提高患者的生存机会和生存质量。

4.预防和控制疾病　通过病因研究和流行病学调查，医学研究可以帮助人们更好地预防和控制疾病的发生和传播，减少社会和经济负担。

5.推动医学教育和培训　医学研究不仅可以为医学教育和培训提供丰富的内容和案例，还可以培养更多的医学人才，推动医学事业的发展。

第二节　医学研究的特征与分类

一、医学研究的特征

1.对象特殊　①复杂性：人体是极其复杂的有机体，不仅生理功能复杂，还存在个体差异，受遗传、环境、生活方式等多种因素影响，使得医学研究需全面综合考量；②伦理性：医学研究关乎人的生命健康，需严格遵循伦理原则。任何研究都必须以保障受试者权益为前提，做到知情同意、保护隐私、风险获益合理等。

2.过程复杂　①多因素交互：疾病的发生发展受包括遗传、环境、心理等多种因素综合作用，且因素间相互影响；②周期较长：从基础研究到临床应用，需多年甚至数十年。如新药研发，需历经基础研究、动物实验、多期临床试验等漫长过程，以充分验证其安全性和有效性。

3.方法多样性　①观察性与实验性结合：观察性研究如流行病学调查，在自然状态下观察疾病分布与影响因素；实验性研究如临床试验，主动干预以验证假设。两者结合，全面深入探究医学问题。②多学科融合：融合生物学、化学、物理学、工程学等多学科方法技术。如医学影像学结合物理学原理与计算机技术，为疾病诊断提供可视化依据；生物医学工程借助工程学理念与技术研发医疗设备和器械。

4.结果不确定性　①个体差异影响：因个体基因、体质、生活经历等差异，研究结果在不同个体应用时结果可能不同。②新情况不断涌现：医学发展与环境变化使新疾病、新问题不断出现，如新型传染病暴发。且病原体不断变异，人群疾病谱也在改变，使研究结果具有不确定性，需持续研究与更新。

二、医学研究的分类

1.按一级学科领域分类　根据国家质量监督检验检疫总局和国家标准化管理委员会发布的《学科分类与代码》，医药门类的具体学科可分为6个一级学科，具体为基础医学、临床医学、预防医学与公共卫生学、军事医学与特种医学、药学、中医学与中药学。

2.按医学研究过程中的不同阶段分类

（1）基础研究：对生命现象、人体生理病理机制等进行的深入探索，旨在获取关于人体和疾病的基础理论知识，并不针对特定疾病的直接治疗或预防，但为整个医学学科的发展提供底层支撑，揭示生命和疾病的基本原理。

（2）应用研究：运用基础医学研究获得的知识，针对特定的医学问题，开发新的诊断方法、治疗策略、预防措施或健康促进方法，以满足改善人类健康、防治疾病等实际需求。

（3）发展研究：在基础研究与应用研究成果的基础上，进行产品开发、技术优化、临床转化以及推广应用等一系列活动，旨在将科研成果从实验室推向市场或实际医疗场景，实现其社会和经济效益。

3.按活动的方式和场所分类

（1）实验室研究：主要在实验室内进行，以动物、细胞、组织、微生物或生物大分子等为研究对象。主要用于探索生命现象的本质和规律，揭示疾病的发病机制，以及开发新的诊断、治疗和预防方法。

（2）临床研究：主要在医疗服务机构的病房或门诊开展，以患者为主要研究对象，以疾病的诊断、治疗、预后、病因和预防为主要研究内容，其目的是改善人类健康，推进医学科学的发展，并验证治疗方法的有效性和安全性。

（3）调查研究：主要在一定地区范围内的现场或社会开展，通过系统地收集和分析数据来了解健康问题、疾病模式及其影响因素，评估疾病的流行情况、风险因素、健康服务的有效性以及公众的健康行为等。

4.按临床研究方法不同分类

（1）原始研究：对直接在患者中进行有关病因、诊断、预防、治疗和预后等试验研究所获得的第一手数据，进行统计学处理、分析、总结后得出结论。主要包括随机对照试验、非随机对照试验、队列研究、病例对照研究、横断面研究等，详见本书相关章节。

（2）二次研究：对多个原始研究（如临床试验、观察性研究等）的数据、结果进行收集、整理、评价、分析和综合，以得出更具普遍性结论的研究方法。它并非直接对研究对象进行观察或实验，而是对已发表或未发表的原始研究成果进行再次加工和整理。主要包括系统评价/Meta分析、临床实践指南和卫生技术评估等，详见本书相关章节。

第三节　医学研究的意义与重要性

医学研究的意义与重要性体现在多个方面，它不仅关乎个体的健康和福祉，更关乎整个社会的繁荣和进步。

1.促进人类健康　医学研究的核心目标是增进人类的健康。通过深入探索人体功能、生理病理过程以及疾病的发生发展机制，能够为人们提供更为精准的健康指导，预防潜在的健康风险，提升全民健康水平。

2.防治疾病　医学研究在疾病的预防和治疗方面发挥着举足轻重的作用。通过研究疾病的成因、病理过程及演变规律，能够为疾病的早期发现、有效治疗和预防复发提供科学依据，从而减轻疾病给人类带来的痛苦和损失。

3.提高生活质量　随着医学研究的不断深入，许多曾经难以治愈的疾病得以攻克，患者的生活质量得到了显著提升。如通过改善手术技术、研发新药和新疗法，医学研究使许多患者能够重返健康的生活状态，享受更高质量的生活。

4.促进医学进步　医学研究是推动医学科学自身发展的关键。通过对未知领域的探索和对已有知识的更新，医学研究不断推动着医学理论的完善和实践水平的提升，为医学事业的持续进步提供源源不断的动力。

5.推动科技发展　医学研究与其他科技领域紧密相关，相互促进。医学研究的进步不仅推动了医学领域的科技发展，同时也为其他领域如生物技术、药物研发、医疗器械等提供了重要的技术支持。

6.优化医疗资源　医学研究有助于优化医疗资源的配置和使用。通过对医疗服务需求、医疗资源分布以及医疗技术发展趋势的研究，医学研究能够为政策制定者提供科学依据，指导医疗资源的合理配置和有效利用，提高医疗服务的整体效率和质量。

7.保障公共卫生　医学研究在公共卫生领域发挥着不可替代的作用。通过对传染病、流行病等公共卫生问题的深入研究，医学研究能够为预防和控制疾病的传播提供有效的策略和措施，保障公众的健康和安全。

8.服务社会进步　医学研究不仅关乎个体健康，更与社会进步息息相关。健康的民众是社会发展的基石，医学研究的进步不仅提高了人民的健康水平，也为社会的经济、文化等各方面的进步提供了有力的支撑和保障。

第二章　医学研究注册概述

【学习目标】
　　知识目标：
　　1.掌握临床试验、系统评价/Meta分析、指南的注册平台或网站。
　　2.熟悉临床试验和临床实践指南注册的定义和重要性。
　　3.了解临床试验注册的历史与现状；临床试验注册机构的定义。
　　能力目标：运用所学知识尝试能够在中国临床试验注册中心注册原始研究。
　　素质目标：具备所有证据都需注册的理念。
　　情感目标：证据注册被视为一项科学、伦理和道德的责任。
【本章导读】
　　本章重点介绍了临床试验、二次研究和转化研究注册的定义与必要性，揭示了证据注册如何减少研究偏差和资源浪费，进而推动医学研究的进步。还涵盖了注册过程及相关注册机构与平台的详细介绍，突出了证据注册透明化和标准化的重要性。

第一节　临床试验注册

　　临床试验是推动人类健康事业和医学研究前进的关键工具。注册临床试验有助于规避临床研究中可能存在的偏倚，同时减少因重复研究而引发的资源浪费，从而促进人类健康事业的进步。因此，临床试验进行注册的必要性已日益凸显。

一、临床试验注册的定义

　　临床试验注册是指在受试对象纳入之前，将临床试验详细信息登记于公开注册机构的过程。登记内容包括研究者信息、实施单位信息、经费来源、研究目的、设计方案、研究对象及其筛选标准、评价结果的指标及方法、分析结果的方法、试验结果的所有发现、试验实施过程中存在的偏倚和问题等。这一过程旨在向公众、卫生从业人员、研究者和赞助者提供可靠的信息，以实现临床试验的设计和实施的透明化。

二、临床试验注册机构的定义

　　临床试验注册机构是专门负责进行临床试验注册的机构，由各国卫生主管机构推荐、世界卫生组织领导并建立的全球临床试验注册制度。通过建立国际临床试验注册平台，对符合条件的各国注册机构进行认证，使其成为世界卫生组织国际临床试验注册平台的一级机构。一级机构和通过认证的国际临床试验注册平台的二级注册机构负责实施临床试验的注册工作。已完成注册的临床试验资料由一级注册机构上传到世界卫生组织国际临床试验注册平台的中央数据库。

三、临床试验注册的必要性

所有临床试验的注册被视为一项科学、伦理和道德的责任，原因如下：①确保卫生保健相关决策具备充分证据支持：试验的注册有助于确保与卫生保健相关的决策基于全面的证据。②防止发表偏倚和选择性报告：试验注册可以减少发表偏倚和选择性报告的可能性，从而有助于制定明智的决策。③遵循《赫尔辛基宣言》规定：《赫尔辛基宣言》规定，在第一个研究对象招募之前，每个临床试验都必须在可公开访问的数据库中注册。④避免不必要的研究重复：提高类似或相同试验的知晓度有助于避免研究者和资助机构的不必要重复。⑤确认临床试验研究之间的差距：描述正在进行的临床试验有助于更容易确认不同试验之间的真实差距。⑥促进研究对象的招募工作：让研究者和潜在参与者知晓正在招募研究对象的试验，以促进研究对象的招募工作。⑦提高研究者和卫生保健从业者的协作效率：试验注册使研究者和卫生保健从业者能够更容易识别感兴趣的试验，从而促进协作的更有效进行。⑧改善临床试验的质量：作为注册流程的一部分，注册中心的数据检查可以确认研究过程中早期可能存在的问题，如随机方法，从而改善临床试验的最终质量。

四、临床试验注册的发展历程

1976年，美国国家卫生研究院癌症研究所首次对全球的癌症临床试验进行了注册登记，这标志着真正意义上的公共临床试验注册机构的建立。1997年，美国通过立法将临床试验注册纳入食品药品监督管理局的管理体系中。2004年9月，国际医学杂志编辑委员会（International Committee of Medical Journal Editors，ICMJE）召开关于临床试验注册的第一次正式会议，并发布了一项宣言。宣言宣布自2005年7月1日起，ICMJE成员杂志将仅发表已在公共临床试验注册机构注册的临床试验的结果报告，对于此前已开始招募受试者的试验可延迟至2005年9月13日。2004年10月，世界卫生组织（World Health Organization，WHO）召集了部分官方研究机构代表、医药公司代表、杂志编辑、研究人员和著名专家，在美国纽约洛克菲勒基金会召开会议并发表了《纽约宣言》。该宣言由WHO牵头制定，旨在建立正规程序，引领全球实施统一的临床试验注册体系。同年10月，由8位国际知名的临床试验方法学家、统计学家、研究者发起成立的渥太华工作组，在加拿大卫生研究院的支持下成立。该工作组邀请了包括Cochrane协作网成员单位、用户、杂志编辑、政策制定者及企业代表在内的人员参会，于第12届国际Cochrane协作网渥太华年会期间举行工作会议，讨论有关临床试验注册的事宜。会后发表了《渥太华宣言》，旨在建立国际公认的临床试验注册原则。同年11月，在墨西哥城举行的各国卫生部长峰会发表了《墨西哥宣言》，建议由WHO牵头建立国际临床试验注册平台。2005年8月1日，WHO国际注册平台秘书组成立，并于2006年5月正式启动建立国际临床试验注册平台。同时，发布了世界卫生组织国际临床试验网络注册平台（WHO International Clinical Trial Registration Platform，WHO ICTRP）的宗旨。2006年12月，WHO ICTRP邀请了9个国家级临床试验注册中心的成员参加第一次工作会议，该会议由WHO ICTRP秘书组和WHO ICTRP科学指导委员会组织开展。2008年10月，《赫尔辛基宣言》2008版第19条规定"每个临床试验必须于纳入第1例试验参与者前在供公众使用的公共注册机构注册"，将临床试验注册正式确立为医学研究伦理学国际公约的重要规定。2008年11月，在马里巴马科举行的全球卫生研究部长论坛上，发表了卫生研究行动宣言，使临床试验透明化成为各国政府的共同行动目标。

五、世界卫生组织国际临床试验注册平台

2007年5月，WHO ICTRP正式启用。该平台由中央数据库、检索入口、贡献者注册机构三部分组成，其中中央数据库和检索入口设在WHO日内瓦总部。WHO ICTRP的功能主要包括以下方面：①制定试验注册范围和注册内容的标准；②建立全球"临床试验注册中心网络"，以加强全球协作；③制定试验结果报告的国际规范和标准；④协助发展中国家进行试验注册；⑤为临床试验分配全球唯一注册号；⑥收集全球各试验注册中心的注册试验记录，建立一站式检索入口。

WHO ICTRP的主要工作目标包括：①改进注册临床试验资料的广泛性、完整性和精确性；②提升注册临床试验的意识；③保障已注册试验资料的可获得性；④鼓励使用已注册的资料和保障国际临床试验注册平台的持续性；⑤建立结果数据库。

向WHO ICTRP提供注册资料的机构包括一级注册机构、合作注册机构和提供数据机构。一级注册机构受理注册并直接向WHO ICTRP提供注册资料，合作注册机构通过一级注册机构向WHO ICTRP输送注册资料，提供数据机构受理注册的同时，也可以向WHO ICTRP输送注册资料，前提是注册资料必须符合WHO注册标准。目前一级临床试验注册机构包括中国临床试验注册中心、澳大利亚-新西兰临床试验注册中心、巴西临床试验注册中心等（表2-1）。合作注册机构统计数量不详，熟知的有中国香港中文大学临床试验注册中心、中国针刺-艾灸临床试验注册中心、日本医学会临床试验注册中心等（表2-1）。

表2-1 常见临床试验一级注册机构与合作注册机构

序号	中文名称	英文名称（缩写）	类型
1	中国临床试验注册中心	Chinese Clinical Trial Register（ChiCTR）	一级注册机构
2	澳大利亚-新西兰临床试验注册中心	Australian New Zealand Clinical Trials Registry（ANZCTR）	一级注册机构
3	巴西临床试验注册中心	Brazilian Clinical Trials Registry（ReBec）	一级注册机构
4	韩国临床研究信息服务中心	Clinical Research Information Service-Republic of Korea（CriS）	一级注册机构
5	印度临床试验注册中心	Clinical Trials Registry-India（CTRI）	一级注册机构
6	古巴临床试验注册中心	Cuban Public Registry of Clinical Trials（RPCEC）	一级注册机构
7	欧盟临床试验注册中心	EU Clinical Trials Register（EU-CTR）	一级注册机构
8	德国临床试验注册中心	German Clinical Trials Register（DRKS）	一级注册机构
9	伊朗临床试验注册中心	Iranian Registry of Clinical Trials（IRCT）	一级注册机构
10	日本临床试验注册网络	Japan Primary Registries Network（JPRN）	一级注册机构
11	泛非临床试验注册中心	Pan African Clinical Trial Registry（PACTR）	一级注册机构
12	秘鲁临床试验注册中心	Peruvian Clinical Trials Registry（REPEC）	一级注册机构
13	斯里兰卡临床试验注册中心	Sri Lanka Clinical Trials Registry（SLCTR）	一级注册机构
14	黎巴嫩临床试验注册中心	Lebanese Clinical Trials Registry（LBCTR）	一级注册机构
15	泰国临床试验注册中心	Thai Clinical Trials Register（TCTR）	一级注册机构
16	荷兰国家临床试验注册中心	The Netherlands National Trial Register（NTR）	一级注册机构
17	中国香港中文大学临床试验注册中心	Clinical Trial Registration Center of The Chinese University of Hong Kong，China	合作注册机构
18	中国针刺-艾灸临床试验注册中心	China Acupuncture Moxibustion Clinical Trial Registration Center	合作注册机构
19	日本医学会临床试验注册中心	Clinical Trial Registration Center of the Japanese Medical Association	合作注册机构
20	日本医药信息中心	Japan Medical Information Center	合作注册机构
21	日本大学医院医疗信息网络	Medical Information Network of Japanese University Hospitals	合作注册机构

经WHO ICTRP专家指导委员会在国际范围内的反复讨论与协商，最终达成共识并公布20项临床试验必要信息，是当前WHO ICTRP的最低注册标准：一级机构注册、注册日期、第二编码、资金来源、主要支持者、次要支持者、公共联系人、学术联系人、公共题目、科学题目、参试者来源国、研究的健康问题、干预措施、纳入排除标准、研究类型、纳入首例参试者日期、计划和最终样本量、参试者征募状况、主要指标和次要指标。此最低注册标准将确保临床试验信息的一致性和可比性。

六、中国临床试验注册中心

中国临床试验注册中心的注册程序和内容完全符合WHO ICTRP和ICMJE的标准。该注册中心接受在中国和全球范围内实施的临床试验注册，将临床试验的设计方案及一些必要的研究信息向公众透明，同时将信息提交至WHO ICTRP，以供全球共享。中国香港中文大学临床试验注册中心和中国中医科学院针灸/中医药注册中心都是中国临床试验注册中心的二级机构。这些机构的参与进一步强化了临床试验的透明度和合规性，为全球医学研究提供了有力支持。中国临床试验注册中心的注册注意事项如下：

1. 所有在中国实施的临床试验均需采用中、英文双语注册，包括中国大陆、中国台湾、中国香港特别行政区和中国澳门特别行政区。
2. 中国临床试验注册中心为非营利机构，一律免费提供注册服务。
3. 申请注册的临床试验必须提供伦理审查批件，各单位伦理审查委员会的审查批件均需有效。
4. 在纳入受试者完成后，立即通知中国临床试验注册中心。
5. 试验完成后，统计学结果需要上传到临床试验公共管理平台，并在一年后公布试验结果。

这些注意事项确保了在中国进行的临床试验的规范性、透明性和伦理合规性。同时，对于注册和结果的要求有助于促进临床试验信息的共享和对试验结果的透明公布。

第二节 二次研究注册

一、Cochrane系统评价注册

1992年，英国的Iain Chalmers博士发起成立了世界上第一个以Cochrane命名的中心。随后，于1993年在牛津召开了第一届世界Cochrane年会（Cochrane colloquium），并正式成立了国际Cochrane协作网。作为一个非营利国际组织，Cochrane协作网的宗旨在于生产、保存、传播和更新系统评价，构建一个全球性证据网络，为临床治疗实践和医疗卫生决策提供可靠的证据，从而促进了更为有效和可靠的医学实践。

为了确保Cochrane系统评价的唯一性，Cochrane协作网实行了一套系统的注册制度。具体的注册流程如下：

1. 注册登录　申请者在Cochrane中心编务系统完成个人账号的注册并登录。
2. 在线提出注册申请并评估　按照Cochrane中心编务系统要求的6个步骤，申请者提交以下信息：选择开展新的系统评价、报告研究主题的领域、简要陈述的PICO信息、拟定初步标题、提供全部作者的信息。Cochrane中心工作组编辑与专家将对注册申请进行审核，如果申请获得同意，将在系统给出结果。
3. 在线提交注册信息并评估　获得同意注册后，申请者继续在Cochrane中心编务系统提交注册信息，内容包括申请者和合作者的信息资料，以及对Cochrane系统评价知识的掌握背景情况、研究计划等详细内容。工作组将对注册资料进行盲审，提出修改意见并决定申请者是否可以进行计划书的撰写。这一评审过程有助于确保评价的质量和一致性。

二、Campbell系统评价注册

Campbell协作网被誉为Cochrane协作网的姊妹组织，于2000年2月在美国宾西法尼亚大学的会议上正式成立，是一个独立的、非营利国际组织，以美国著名心理学家和思想家Donald Campbell的姓氏命名。其宗旨是为社会科学、心理学、教育、司法犯罪学以及国际发展政策等非医学领域提供科学严谨的系统评价和决策依据。Campbell系统评价的撰写流程与Cochrane系统评价相似，通常包括三个步骤：题目注册、研究计划书的撰写与发表以及全文的撰写。在题目注册阶段，研究者需要与相应的专业组联系，填写题目注册表，内容涉及题目的价值和可行性论证、纳入排除标准及研究团队等信息。这一过程有助于确保评价的科学性和可靠性，并为提供有效的社会政策和实践建议提供基础。

三、PROSPERO注册平台

为了填补Cochrane协作网在系统评价注册方面的空白，并为非Cochrane系统评价提供新的注册平台，英国国家健康研究所（National Institute for Health Research，NIHR）下属的评价和传播中心（Centre for Reviews and Dissemination，CRD），依托约克大学成功建立了PROSPERO注册平台。

PROSPERO提供了友好且方便的注册平台，允许用户在免费注册后进行系统评价的注册。注册过程包括填写注册表，该表分为四个部分（系统评价题目和时间计划、评价课题组信息、评价方法介绍、一般信息描述），共有40个条目。在注册表中，有22个项目是必填，其余18个项目是选填。填写完成注册表后，用户可以提交申请。注册表提交后，相关专家及其咨询小组将对其进行审核，确保填写内容符合注册的范围，研究内容清晰明了，并避免与已发表或注册的系统评价重复。通过审核后，系统评价计划书将在PROSPERO上发表，并获得唯一的注册编码。如果审核未通过，注册表将退回给作者进行修改。

在PROSPERO平台注册之前，作者需要完成系统评价计划书，但尚未进行文献筛选。在PROSPERO上发表计划书后，作者可以根据需要对计划书进行修改，但每次修改都会被记录，读者可以在PROSPERO上找到每一次修订的版本。完成注册的系统评价后，作者有权选择在任何期刊上发表该系统评价，但需要将发表全文的链接添加到原有的注册记录上。如果文章未被发表，作者需要在PROSPERO上说明原因，并附上文章全文的链接，以便查阅，从而减少发表偏倚。

四、INPLASY注册平台

INPLASY注册平台（International Platform of Registered Systematic Review and Meta-Analysis Protocols）于2020年3月正式启动，是一个独立的、全球性的平台，不受任何大学、研究所、学术团体或政府机构的资助或支持。该平台的运营与发展资金完全来自作者支付的出版费用。与PROSPERO相比，INPLASY的审理周期大幅缩短，一般在方案提交后的48小时内即可完成注册，但需要支付注册费用。

五、其他注册平台

JBI循证护理与助产研究中心（Joanna Briggs Institute for Evidence-Based Nursing and Midwifery，JBIEBNM）简称JBI循证卫生保健中心，是一个国际非营利性学术组织，专注于循证卫生保健理论、方法及实践研究，同时也是全球最大的循证护理协作网（Joanna Briggs Collaboration，JBC）之一。在该平台注册系统评价时，首先需要通过JBI图书馆进行用户注册。

另外，环境证据协作网（Collaboration for Environmental Evidence，CEE）成立于2007年，总部位于英国。它是一个开放性学术组织，汇聚了在全球可持续环境和生物多样性保护领域工作的科学家和管理者。该协作网致力于合成与环境政策和实施最相关的证据。要在CEE上注册制作系统评价，可以访问他们的官方网站。

第三节　转化研究注册

一、指南注册的定义

指南注册是指在制定指南之前，将指南的主题、目的、方法以及进展等重要信息登记在公开的注册平台上，并对公众开放。这旨在推动指南制定的科学性和透明性，防止指南的重复制定，并促进指南的广泛传播和有效实施。通过指南注册，制定过程变得更为透明和可追溯，有助于规避潜在的偏见和利益冲突，同时提升指南的质量和可信度。

二、指南注册的必要性

众多原始研究和二次研究注册平台相继成立，研究人员发现注册对于提高原始研究和二次研究过程的透明度及整体质量具有重要意义，并可促进这些研究的传播。指南的注册同样也不例外。随着WHO指南评审委员会的成立，WHO制定和发表的产妇和围生期健康指南的质量得到了明显提高。指南注册的意义主要体现在以下几个方面：

1.增加制定过程的透明度和严谨性　注册使指南制定的关键信息对公众开放，提高了指南制定过程的透明度，有助于确保制定过程更为严谨。

2.避免偏倚和重复　注册可以帮助防止指南制定过程中的潜在偏倚，并减少重复制定相似主题的指南，提高了指南的科学性和可信度。

3.加强各个指南制定机构间的协作　注册促进了指南制定机构之间的协作与信息共享，有助于避免重复劳动，共同推动指南领域的发展。

4.注册中心的数据检查可确认指南制定过程可能存在的问题　注册中心的数据检查可以发现指南制定过程中的问题，为改善指南质量提供有力支持。

5.促进指南的传播与实施　注册为指南的广泛传播和有效实施提供了平台，有助于将指南的科学成果转化为实际应用，从而更好地服务于临床实践和公共卫生。

三、国际实践指南注册与透明化平台

国际实践指南注册与透明化平台（Practice Guideline Registration for Transparency）是由兰州大

学循证医学中心、北京大学第三医院、南京中医药大学第二临床医学院、广东省中医院、北京积水潭医院、北京大学人民医院和复旦大学护理学院联合发起，于2015年1月正式运行。截至2025年1月1日，已有3479部指南在该平台注册，包括西医指南、中医药指南以及卫生政策领域的指南等。在该平台上，指南的注册流程包括以下步骤：

1.免费注册账号，完善个人信息　用户需要在平台上进行账号注册，提供个人信息，并完成账号设置。

2.填写要注册的指南的基本信息　注册用户需要填写指南的基本信息，包括主题、目的、制定方法等。

3.等候注册平台工作人员的审核　提交后，注册平台工作人员将在一般3个工作日内对注册信息进行审核。

4.通过审核，注册平台发放全球唯一注册号　审核通过后，指南将获得全球唯一的注册号，确保指南的唯一性和可追溯性。

该平台的设立旨在提高指南制定过程的透明度，促进指南的科学性和可信度。通过统一注册、保存和管理证据，有助于节约资源、提高利用效率，并为证据的进一步分析和整合奠定了基础。

第三章　医学研究评价概述

【学习目标】
　　知识目标：
　　1. 掌握医学研究评价的原则。
　　2. 熟悉医学研究评价的步骤。
　　3. 了解医学研究评价的基本要素。
　　能力目标：运用所学知识对主要临床研究进行评估。
　　素质目标：具备医学研究评价的意识。
　　情感目标：医学研究评价有助于缩短医学研究与临床决策之间的距离。
【本章导读】
　　本章系统介绍了证据评价的基础、基本要素、原则与步骤。

　　医学研究的种类繁多，来源复杂，质量良莠不齐。对证据进行评价，可以为那些时间极为宝贵的临床医生或证据需求者提供便捷，使他们只需花费少量时间就能够从大量研究证据中找到所需的信息。从而改进临床决策，使医生能够更有效地选择最佳的诊疗措施，提升医疗质量。

第一节　医学研究评价的基本要素

　　评价的基本要素包括证据的内部真实性、临床重要性和适用性。
　　1. **内部真实性**　指从当前研究对象得到的结果能否准确地反映目标/源人群的真实情况。影响内部真实性的主要因素有研究对象范围和研究实施环境等。可通过对研究对象类型、研究的实施环境及干预措施进行限定来改善内部真实性。
　　2. **临床重要性**　针对不同的临床研究问题，其临床重要性评价指标也有所不同。以干预性研究证据为例，除需呈现每组干预措施相关结局指标外，还应报告该干预措施的效应量及其可信/置信区间，以表示估计值的精确度。
　　3. **适用性**　指基于当前研究对象得到的结果能否适用于目标人群以外的其他人群（外推性）。研究人群与其他人群的特征差异、研究对象类型等因素将影响外部真实性。增加研究对象的异质性可以提高外部真实性。

第二节　医学研究评价的原则

　　只有坚持正确的评价原则，才能对医学证据作出客观和全面的科学评价。开展医学研究评价应坚持以下原则：
　　1. **方法学评价是基础**　正确的研究设计方案是保证证据真实性的前提。

2. 真实性的评价是重点　真实性是医学研究的生命，证据真实性作为是否采用该医学研究的基本依据，如果不具备真实性，其重要性和适用性无从谈起。

3. 评价标准选择要恰当　不同研究设计方案有对应的评价标准，评价标准的选择是否恰当直接影响评价的结果，因此需根据研究设计类型选择恰当的评价标准。

4. 评价力求全面系统　评价内容至少包括设计、测量与评价，还需考虑不同研究设计的优点和局限性。

5. 正确看待阴性结果　通常阳性结果研究较阴性结果研究更容易被发表，如果阴性结果研究的设计科学、测量严谨、分析客观、结论正确，则该阴性结果同样有意义，其价值不容置疑，因此在针对某一临床问题的研究进行评价时，应注意不要遗漏阴性结果的证据。

第三节　医学研究评价的步骤

1. 分析评价需求　评价者需要考虑开展评价的目的，一种是利用证据进行临床决策，如临床诊断问题的循证实践；另一种是对现有研究的进一步整合，如系统评价再评价。

2. 收集研究　对于利用研究进行临床决策，选择"6S"模型顶部数据库，实施检索时更关注检索结果的特异性。对现有研究的进一步整合时，选择"6S"模型底部数据库，关注检索结果的敏感性。

3. 筛选研究　初筛研究主要关注研究的真实性和相关性，可以从刊载杂志、生产机构、研究设计和研究结果等方面对真实性进行初步判断。可以从提供的信息是否为自己或自己患者关心的问题和临床实践中常见问题、干预措施或诊断方法是否可行以及能否改变现有医疗实践进行初步判断。

4. 确定研究类型　当评价为临床决策服务时，可以考虑临床实践指南、系统评价/Meta分析等类型，评价重点是研究的真实性、重要性和实用性，同时考虑方法学质量和报告质量。当评价者对现有研究进一步整合时，可以考虑系统评价/Meta分析、随机对照试验、队列研究和病例对照研究等类型，评价重点是方法学质量和报告质量。评价者评价研究之前应根据其所研究的问题和所采用的研究设计方案准确确定研究的类型。

5. 评价研究　在实施研究评价之前要制订计划书，内容包括研究评价标准和评价标准相关条目说明。同时进行人员培训和预实验，并对预实验评价结果进行一致性检测，达到要求（如要求组内相关系数大于0.8）后，方可进行正式的评价。

6. 报告和解释评价结果　要求评价者采取直观、简单的方式呈现评价结果，并对评价结果进行解释。

第四章 医学研究检索概述

【学习目标】
　　知识目标：
　　1.掌握主要检索技术和途径、步骤以及主要数据库的检索规则与实施。
　　2.熟悉主要数据库的检索方法。
　　3.了解证据资源发展。
　　能力目标：基于临床研究目的选择检索恰当数据库，获取主要证据源。
　　素质目标：能够明白临床研究检索的价值和意义。
　　情感目标：追踪当前最佳证据、助力基于证据临床实践。
【本章导读】
　　本章在介绍了循证医学证据资源的发展与类型基础上，详细讲解了医学研究的检索技术、检索途径、检索步骤和检索注意事项，最后通过案例介绍了15个常见数据库的检索，并呈现了在研证据来源和学位论文和会议论文常见数据库。

第一节 医学研究检索基础

一、检索技术

　　1.布尔逻辑运算符　检索可能涉及简单的一个主题概念，或一个主题概念的某一侧面，也可由若干个概念组成的复合主题，或一个主题概念的若干个侧面。这些概念或其侧面，无疑都需要以一定的词汇或符号来表达，检索系统借助于布尔算符来处理这些较为复杂的词间（或符号间）语义关系。①逻辑与：符号为"AND"或"*"，表示概念之间交叉或限定关系的一种组配。表达式为A and B或A*B。只有同时包含有检索词A和检索词B的文献记录才是命中文献。该运算符可缩小检索范围，提高查准率。②逻辑或：符号为"OR"或"+"，表示概念之间并列关系的一种组配。表达式为A or B或A+B。表示数据库中凡含有检索词A或检索词B或同时含有检索词A和B的记录均为命中文献。该运算符可扩大检索范围，提高查全率。③逻辑非：符号为"NOT"或"AND NOT"或"-"，表示概念之间不包含关系的一种组配，表达式为A NOT B，表示数据库中包含有检索词A，但同时不包含检索词B的文献记录才算命中文献。该运算符可通过从某一检索范围中去除另一部分文献的方式达到缩小检索范围，提高查准率。在一个检索式中，可以同时使用多个逻辑运算符，构成一个复合逻辑检索式，在复合检索式中，还可采用优先处理算符"（ ）"（括号）改变运算次序。各种运算符的运算优先级别从高至低依次是：( )、NOT、AND、OR。

　　2.位置算符/邻近符　运用布尔逻辑运算符进行检索，由于对各个检索词之间的位置关系不能予以限制和确定，有时会产生误检，因此，需要采用位置算符弥补这一缺陷。不同数据库使用的位置算符/邻近符可能不同，常见的位置算符/邻近符主要有：①"WITH"表示连接的两词相邻，且两词的前后顺序不固定；②"NEAR/n"表示连接的两词之间可以有n个以内的单词出现，且两词的前后顺序不固定；③"Next/n"表示连接的两词之间可以有n个以内的单词出现，且两词的前后顺序固定；④"ADJ"表示连接的两词相邻，且两词的前后顺序不固定，在ADJ符号后加数字限制两词之间的最大距离，数字范围可在"0～255"。

3. 截词算符 通常被称为词干检索或模糊检索，一般用于英文数据检索。以英语为代表的西方语言中，常存在词根含义相同但词尾形式不同的情况等。截词检索可检索词根相同词尾不同的检索词，常用于检索词的单复数变化、词尾变化但词根相同、同一词的拼法变异等。不同数据库使用的截词符可能不同，常见的截词算符有星号（*）、问号（?）、美元符号（$）、百分号（%）和井字号（#），"*"和"%"表示任意数量的字符，"?"和"#"表示任意一个字符，"$"表示零或一个字符。

截词检索有两种分类方式：按照截断的位置分类，可分为后截断、前截断和中间截断；按照截断的字符量分类，分为有限截断和无限截断。

4. 限定检索 限定检索是指检索人员指定检索某一或几个字段或限定项以缩小检索范围，使检索结果更为准确，误检量更小。限定检索会采用缩写形式的字段标识符（如TI表示Title，AB表示Abstract等），中国生物医学文献服务系统（SinoMed）、EMBASE和PubMed等数据库均提供限定项。

5. 扩展检索 扩展检索是同时对多个相关检索词实施逻辑"或"检索的技术，即输入一个检索词后，系统不仅能检出该检索词的文献，还能检出与该检索词同属于一个概念的同义词或下位词的文献，从而获得更全面的检索结果，如SinoMed、EMBASE和PubMed等数据库中主题词的扩展检索。

6. 加权检索 检索时不仅查找检索词，还需评估检索词的权重，当权重之和超出阈值的记录才能在数据库中被检出。如在SinoMed、EMBASE和PubMed等数据库中表现为仅检索主要概念主题词。

7. 精确检索和模糊检索 精确检索是指检出结果与输入的检索词组完全一致的匹配检索技术，在许多数据库中用引号来表示，如检索"breast cancer"。

模糊检索允许检出结果与输入的检索词组之间存在一定的差异，如输入breast cancer，可检索出cancer of breast和cancer of the breast等，只要包含breast和cancer两个词的文献均能检索出来，并不要求breast和cancer一定按输入顺序相邻。

二、检索途径

1. 主题词检索 主题词是经过优选和规范化处理的词汇，由主题词表控制。主题词检索是根据文献的主题内容，通过规范化的名词、词组或术语（主题词）查找文献信息，其检索标识是主题词。如乳腺癌的主题词是"乳腺肿瘤"；冠状动脉性心脏病的主题词是"冠心病"。目前，支持主题词检索的数据库有SinoMed、EMBASE、Cochrane Library和PubMed等。

2. 关键词检索 从文献篇名、正文或文摘中抽出来的能表达文献主要内容的单词或词组查找文献的检索途径。关键词与主题词不同，因未经规范化处理，检索时必须同时考虑到与检索词相关的同义词、近义词等，否则，容易造成漏检。如检索"乳腺癌"时需要考虑"乳腺肿瘤"和"乳癌"等。

3. 题名检索 利用题名（篇名、标题）等作为检索入口检索文献的途径，是医学研究检索目前最常用的途径。

4. 缺省检索 是指自动在检索系统预先设定的多个字段中同时进行检索。如中国知网和万方数据知识服务平台的主题字段由篇名（题名）、关键词和摘要3个检索项组成，而SinoMed的常用字段由中文标题、摘要、关键词和主题词4个检索项组成。

5. **著者检索** 根据文献署名作者的姓名查找文献的检索途径。也是目前常用的一种检索途径，当要查找某人发表的论文，而且又知道其姓名的准确拼写（包括中文的同音字、英文的拼法等）时，利用著者检索是最快捷、准确的方式。

6. **引文检索** 利用引文（即论文末尾所附参考文献）这一特征作为检索入口查找文献的途径，如SinoMed和Web of Science等。

7. **智能检索** 自动实现检索词、检索词对应主题词及该主题词所含下位词的同步检索。如SinoMed的智能检索、PubMed的"自动词语匹配检索"均属于智能检索。

8. **相关信息反馈检索** 是将与已检结果存在某种程度相关的研究检索出来的检索技术，多由检索系统自动进行检索。如PubMed的"Similar articles"，SinoMed的"主题相关"，维普网、中国知网和万方数据知识服务平台学术期刊的"相似文献"。

三、医学研究检索步骤

（一）提出临床问题并分解为PICOS

当临床医生在医疗实践中提出一个具有临床意义的问题，首先分析、确定欲检临床问题涉及的主要概念，并对能回答该临床问题的信息需求进行分析和整理。通常这类临床问题可以分解为PICOS五个要素：P表示patient or population or participants（患者/人群/研究对象），包括年龄、性别、种族、所患疾病种类，如青少年近视；I表示intervention（干预措施），指治疗手段或暴露因素，如针灸；C表示comparison（比较措施），指对照措施，如药物或安慰剂等；O表示outcome（结局指标），即干预措施的影响，包括主要结局指标和次要结局指标；S表示study（研究设计），即采用何种研究设计回答临床问题。

通过分析以下临床情景，可根据临床情景提出临床问题并对其进行证据检索。

> **案例**
> 患者，男性，54岁，因"间断性便血3个月加重1周"入院。入院前3个月无明显诱因出现间断性便血伴里急后重、排便不尽感，当地医院诊断为"混合痔"未行特殊治疗。近1周来，患者感上述症状逐渐加重，自发病以来体重下降约5kg。吸烟、饮酒史30余年。直肠指检：胸膝位7点距肛缘6cm处可触及一约4cm×6cm大小的肿物。纤维结肠镜结果：直肠前壁可见约4cm×6cm大小的溃疡性肿物（肿物距齿状线约4cm）。病检提示：直肠中分化腺癌。盆腔和腹部增强CT显示：直肠前壁增厚，其他脏器未见异常。肿瘤标志物、胸部X线检查未见异常。入院诊断：直肠癌（T3N0M0）。针对该患者，若患者不愿实施手术，放疗和（或）化疗能否达到预期效果？按PICOS原则，这一问题可被细化如下：
> P：成人直肠癌患者。
> I：放疗联合化疗。
> C：单纯化疗或单纯放疗。
> O：缓解率、长期生存率和毒性。
> S：随机对照试验、Meta分析/系统评价。

（二）选择恰当的数据库

1. **利用研究检索** 根据所提临床问题的类型和现有条件，先检索密切相关的数据库，若检索的结果不能满足需要，再检索其他相关数据库。或先检索可能直接相关的数据库，当检出文献的结果不理想时，再检索第2个或多个数据库。同时，可以根据"6S"模型，检索时按照计算机辅助决策系统、证据总结、证据摘要、系统评价和原始研究顺序逐级检索，如果从上一级数据库检索获得的文献解决了提出的临床问题，则不需要继续检索下一级数据库，以避免不必要的时间浪费。

2. 综合研究检索　为全面查找所有相关原始研究，凡是可能收录了与研究问题相关的检索资源均应考虑在内，不限定语种和时间。主要检索信息源包括以下内容。

（1）综合性文献数据库资源：PubMed/MEDLINE、EMBASE、Cochrane Library、Web of Science、BIOSIS Previews 和 SinoMed 等，其中 Cochrane Library 中的随机对照试验除了来自 EMBASE、MEDLINE 和 CINAHL 数据库之外，还收录世界卫生组织国际临床试验注册平台和 Clinical Trials 的在研研究，EMBASE.com 可同时检索 EMBASE 和 MEDLINE，而 PubMed 可同时检索 MEDLINE、生命科学期刊和在线图书，BIOSIS Previews 和 Web of Science 也提供上述数据库未收录的随机对照试验。

（2）与研究课题相关的专题数据库：如 PsycINFO、AMED（Allied and Complementary Medicine）、BNI（British Nursing Index）、CINAHL（Cumulative Index to Nursing and Allied Health literature）等。

（3）在研研究检索：详见本章第二节。

（4）学位论文和会议论文检索：详见本章第二节。

（5）搜索引擎：Google Schola、Microsoft Academic Search 和百度学术。

（6）手工检索：是对数据库和在研研究检索的补充，主要包括：①通常不被电子数据库收录（数据库收录时间以外）期刊；②纳入研究、综述、系统评价/Meta分析所附参考文献；③未被电子化会议论文汇编等。

（7）其他检索。主要包括：①已发表Meta分析/系统评价；②国际或国家一级的医学研究机构和对国际或全国性学会（协会）网站进行检索；③相关的政府/部门网站；④主要的在线书目；⑤与研究主题相关的研究者、相关领域的专家或医药企业联系以获取有关研究。

检索者根据检索课题的要求，选择最能满足检索要求的检索资源，在检索综合性文献数据库资源的基础上，检索其他相关专业和类型的数据库及信息资源，尽可能避免漏检造成的影响。

（三）确定检索词

数据库选择好后，还应针对已分解的临床问题选择恰当的检索词。列出一组与临床问题有关的词，这些词应包括关键词和主题词。由于研究内容的主题概念在数据库中的检索用词又常标引得不够完善，没有列入主题词表，在这种情况下用主题词检索就很难令人满意。关键词检索与主题词检索的结果差别较大，检索结果不仅受检索方式、检索策略的影响，也与各数据库主题标引的质量和收录范围有直接关系。为提高检索质量和检索效率，应熟悉数据库的主题词表，了解相关主题词在词表中的收录情况。在选择检索词时，要重视对主题词的选择，充分利用主题词检索系统的优点（如主题词的树状结构，主题词和副主题词的组配，对主题词扩展或不扩展检索等），但也不能忽视关键词检索方式的应用。

确定检索词要考虑满足两个要求：一是课题检索要求；二是数据库输入词的要求。

（1）选词原则。①选择规范词：选择检索词时，一般应优先选择主题词作基本检索词，但为了检索的专指性也选用关键词配合检索；②注意选用国外惯用的技术术语：查阅外文文献时，一些技术概念的英文词若在词表查不到，可先阅读国外的有关文献，再选择正确的检索词；③一般不选用动词和形容词，不使用禁用词，尽量少用或不用不能表达课题实质的高频词；④为保证查全率，同义词尽量选全，需考虑同一概念的几种表达方式，如乳腺癌其他表达有乳腺肿瘤、乳癌、乳房癌、乳岩等，同一名词的单、复数、动词、动名词、过去分词等形式，如护理有 nurse、nurses、nursing 和 nursery 等词根相同时，可用截词符解决。

（2）选词方法。①检索已经发表、未发表和正在进行的 Meta 分析/系统评价；②利用 PubMed 主题检索界面 Entry Terms 下面的检索词；③利用 EMBASE.com 主题检索界面 Synonyms 下面的同义词；④利用药典和药物数据库查找药物商品名及其他近义词；⑤选择一个较为核心的组面的主要检索词进行预检索，并仔细浏览初步的检索结果，尤其是特别符合需要的记录，从中选择更多、更合适的检索词补充到检索式中，然后，再浏览命中的文献记录，再从中选择检索词补充到检索式中。如此反复操作。该方法具有直接、生动、灵活的特点，检索词选择的有效性和针对性大大提高，但检索过程较长，相对费时。

（3）选词应注意的问题。①要考虑上位概念词与下位概念词，如肠肿瘤，不仅要选肠癌，也应选具体的盲肠肿瘤、阑尾肿瘤、十二指肠肿瘤、回肠肿瘤、空肠肿瘤、结直肠肿瘤、结肠肿瘤、结肠炎相关肿瘤、乙状结肠肿瘤、结肠腺瘤息肉病、直肠肿瘤、肛门肿瘤、肛腺肿瘤等，反之，检索某一种具体癌症时应检索具体癌症名称即可。②植物和动物名，其英文和拉丁名均要选用。对于一大类药物检索，不但要考虑类名，还需考虑具体药物名称及其主题词，如利用中国生物医学文献数据库检索开窍剂：其主题检索策略为："暑症片"［不加权：扩展］OR "十香返生丸"［不加权：扩展］OR "痧药"［不加权：扩展］OR "七珍丸"［不加权：扩展］OR "牛黄镇惊丸"［不加权：扩展］OR "牛黄千金散"［不加权：扩展］OR "牛黄保婴丸"［不加权：扩展］OR "牛黄抱龙丸"［不加权：扩展］OR "局方至宝散"［不加权：扩展］OR "琥珀抱龙丸"［不加权：扩展］OR "猴枣散"［不加权：扩展］OR "红灵散"［不加权：扩展］OR "冠心苏合丸"［不加权：扩展］OR "避瘟散"［不加权：扩展］OR "败酱片"［不加权：扩展］OR "八味沉香散"［不加权：扩展］OR "紫雪丹"［不加权：扩展］OR "医痫丸"［不加权：扩展］OR "盐蛇散"［不加权：扩展］OR "小儿惊风散"［不加权：扩展］OR "通关散"［不加权：扩展］OR "苏合香丸"［不加权：扩展］OR "紫金锭"［不加权：扩展］OR "至宝丹"［不加权：扩展］OR "牛黄清心丸"［不加权：扩展］OR "安宫牛黄丸"［不加权：扩展］。

（4）利用关键词进行检索应注意的问题。①必须选择足够的同义词，因为关键词检索最容易产生漏检。同义词指检索意义上的同义词，包括语言学意义上的同义词、近义词，甚至反义词等，不同拼写形式，全称与简称、缩写、略语，以及学名与商品名、习惯名等。②若选用简称、缩写、略语等作为关键词，在检索时需要考虑加入其他的主题词或分类代码，以避免产生不必要的误检。③如果需要选用多个关键词，还必须考虑各检索词之间的位置关系。④尽量避免选用可能导致误检的多义词，若非得如此，最好与其他的相关词一起组配使用。

【案例】

基于PIS收集检索词的主题词和同义词，详见表4-1。

表4-1 直肠癌、放疗和系统评价/Meta分析及随机对照试验的检索词列表

主题概念		主题词	同义词
疾病	英文	rectal neoplasms	anal cancer*, anal gland neoplasm*, anal neoplasm*, anus cancer*, anus neoplasm*, carcinoma adenomatosum recti, carcinoma recti, circumanal gland neoplasm*, metastatic rectal, metastatic rectum, perianal gland neoplasm*, rectal adenocarcinoma, rectal cancer*, rectal carcinogenesis, rectal carcinoma, rectal chronic carcinoma, rectal hard carcinoma, rectal malignanc*, rectal metastases, rectal metastasis, rectal neoplasm*, rectal scirrhous carcinoma, rectal squamous cell carcinoma, rectal tumor*, rectum adenocarcinoma, rectum ampulla carcinoma, rectum cancer*, rectum carcinoma, rectum chronic carcinoma, rectum hard carcinoma, rectum malignanc*, rectum metastases, rectum metastasis, rectum neoplasm*, rectum scirrhous carcinoma, rectum squamous cell carcinoma 等
	中文	直肠肿瘤	直肠癌，直肠瘤，肛门癌，直肠肿瘤，肛门肿瘤，肛腺肿瘤，环肛腺肿瘤，肛周腺肿瘤等
干预措施	英文	radiotherapy	brachytherap*, chemoradiotherap*, irradiation, heavy ion, radiotherap*, proton therap*, radioimmunotherap*, radiosurgery, neutron capture therap*, x-ray therap*, radiation therap* 等
	中文	放射疗法	放疗，放射疗法，放射治疗，全身照射，X线疗法，淋巴照射，颅脑照射，放射免疫疗法，放射外科手术，半身照射，辅助放射疗法，化放疗，质子，颅脊柱照射，重离子等
随机对照试验	英文	randomized controlled trial	random*, equivalence trial, equivalence clinical trial, equivalence design, non-inferiority trial, noninferiority trial, pragmatic trial, non-inferiority clinical trial, non-inferiority design, practical clinical tria, pragmatic clinical trial, superiority clinical trial, superiority design, superiority trial, single masked, single blind, single-blind, double masked, double blind, double-blind, triple masked, triple blind, triple-blind, singleblind*, doubleblind*, tripleblind*, intent to treat, intention to treat, adaptive design, adaptive trial 等
	中文	随机对照试验	随机，单屏蔽，双屏蔽，三屏蔽，单盲，双盲，三盲，盲法，隐蔽分组，分配隐藏，等效性临床试验，等效性试验，等效试验，等效性设计，等效设计，等效性研究，等效研究，优效性临床试验，优效性试验，优效试验，优效性研究，优效设计，优效性研究，优效研究，非劣效性临床试验，非劣效性试验，非劣效试验，非劣效性设计，非劣效设计，非劣效性研究，非劣效研究，实用性临床试验，实用临床试验，实用性研究，意向治疗分析等
Meta分析/系统评价	英文	Meta-analysis systematic review	meta analysis, meta analyses, metaanalysis, metanalysis, met-analysis, metaanalyses, metanalyses, met-analyses, systematic review 等
	中文	系统评价 Meta分析	Meta分析，系统评价，荟萃分析，系统综述，系统性综述，元分析等

（四）制订检索策略并实施检索

根据检索课题的已知条件和检索要求，以及所选定的检索系统所提供的检索功能，确定适宜的检索途径（表4-2），对提供主题检索的数据库建议进行主题检索结合非主题检索。检索途径确定后，编写检索策略表达式，即将选择确定的作为检索标识的主题词、关键词以及各种符号等，用各种检索算符（如布尔逻辑运算符、截词符等）组合，形成既可为计算机识别又能体现检索要求的提问表达式。

表4-2　主要数据库检索途径

数据库名称	主题检索	非主题检索 建议检索字段	非主题检索 检索方法
Cochrane Library	提供；基于MeSH词表	:ab,ti,kw	高级检索
PubMed	提供；基于MeSH词表	[Title/Abstract]	高级检索
EMBASE	提供；基于EMTREE词表	:ti,ab,kw	高级检索
Web of Science/BIOSIS Previews	不提供	主题（TS）	高级检索
SinoMed	提供；基于MeSH词表（中译本）和中国中医药学主题词表	常用字段	高级检索
中国知网	不提供	篇关摘（TKA）或主题（SU%）	专业检索
万方数据知识服务平台	不提供	主题	专业检索
维普网	不提供	主题（U）或篇关摘（M）	专业检索

若关注研究综合，通过提高敏感性扩大检索范围，提高相关文献被检出的比例，提高查全率。若关注研究利用，通过提高特异性缩小检索范围，排除非相关文献被检出的比例，提高查准率。检索者可根据检索目的选择。而检索策略的制定原则是敏感性要高，通过提高敏感性，达到提高检出率，降低漏检率的目的。

制订针对疾病和干预措施的检索策略的一般步骤如下：①针对某疾病的检索词（主题词/关键词）及其同义词和别名，还要考虑到不同语言可能有不同的后缀或前缀；将所有检索词以"OR"连接，意为只要其中任一个检索词相符就命中。②针对干预措施可能涉及的检索词也用"OR"连接。③将涉及疾病和干预措施的两组检索词用"AND"连接。④如果检索结果较多，可考虑加入研究设计检索策略，如系统评价/Meta分析检索策略，与疾病和干预措施进行逻辑"AND"运算。

【案例】
基于表4-1提供的检索词，结合相关检索算符，制订PubMed数据库的检索策略（表4-3），其他数据库基于表4-3进行调整和制订。

表4-3　PubMed数据库检索策略

序号	检索式
#1	"Rectal Neoplasms"［Mesh］（疾病主题检索）
#2	"anal cancer*"［Title/Abstract］OR "anal gland neoplasm*"［Title/Abstract］OR "anal neoplasm*"［Title/Abstract］OR "anus cancer*"［Title/Abstract］OR "anus neoplasm*"［Title/Abstract］OR "carcinoma adenomatosum recti"［Title/Abstract］OR "carcinoma recti"［Title/Abstract］OR "circumanal gland neoplasm*"［Title/Abstract］OR "metastatic rectal"［Title/Abstract］OR "metastatic rectum"［Title/Abstract］OR "perianal gland neoplasm*"［Title/Abstract］OR "rectal adenocarcinoma"［Title/Abstract］OR "rectal cancer*"［Title/Abstract］OR "rectal carcinogenesis"［Title/Abstract］OR "rectal carcinoma"［Title/Abstract］OR "rectal chronic carcinoma"［Title/Abstract］OR "rectal hard carcinoma"［Title/Abstract］OR "rectal malignanc*"［Title/Abstract］OR "rectal metastases"［Title/Abstract］OR "rectal metastasis"［Title/Abstract］OR "rectal neoplasm*"［Title/Abstract］OR "rectal scirrhous carcinoma"［Title/Abstract］OR "rectal squamous cell carcinoma"［Title/Abstract］OR "rectal tumor*"［Title/Abstract］OR "rectum adenocarcinoma"［Title/Abstract］OR "rectum ampulla carcinoma"［Title/Abstract］OR "rectum cancer*"［Title/Abstract］OR "rectum carcinoma"［Title/Abstract］OR "rectum chronic carcinoma"［Title/Abstract］OR "rectum hard carcinoma"［Title/Abstract］OR "rectum malignanc*"［Title/Abstract］OR "rectum metastases"［Title/Abstract］OR "rectum metastasis"［Title/Abstract］OR "rectum neoplasm*"［Title/Abstract］OR "rectum scirrhous carcinoma"［Title/Abstract］OR "rectum squamous cell carcinoma"［Title/Abstract］（疾病高级检索）
#3	#1 OR #2（疾病组合检索）
#4	"Radiotherapy"［Mesh］（干预措施主题检索）

续表

序号	检索式
#5	brachytherap*［Title/Abstract］OR chemoradiotherap*［Title/Abstract］OR irradiation［Title/Abstract］OR "heavy ion"［Title/Abstract］OR radiotherap*［Title/Abstract］OR "proton therap*"［Title/Abstract］OR "radioimmunotherap*"［Title/Abstract］OR "radiosurgery"［Title/Abstract］OR "neutron capture therap*"［Title/Abstract］OR "x-ray therap*"［Title/Abstract］OR "radiation therap*"［Title/Abstract］OR "heavy ion therap*"［Title/Abstract］OR "carbon ion therap*"［Title/Abstract］（干预措施高级检索）
#6	#4 OR #5（干预措施组合检索）
#7	"Meta-Analysis"［Publication Type］OR "Meta-Analysis as Topic"［Mesh］OR "Systematic Review"［Publication Type］OR "Systematic Reviews as Topic"［Mesh］（系统评价/Meta分析主题检索）
#8	"meta analysis"［Title/Abstract］OR "meta analyses"［Title/Abstract］OR metaanalysis［Title/Abstract］OR metanalysis［Title/Abstract］OR "met-analysis"［Title/Abstract］OR metaanalyses［Title/Abstract］OR metanalyses［Title/Abstract］OR "met-analyses"［Title/Abstract］OR "systematic review"［Title/Abstract］（系统评价/Meta分析高级检索）
#9	#7 OR #8（系统评价/Meta分析组合检索）
#10	"Randomized Controlled Trials as Topic"［Mesh］OR "Equivalence Trials as Topic"［Mesh］OR "Intention to Treat Analysis"［Mesh］OR "Pragmatic Clinical Trials as Topic"［Mesh］OR "Randomized Controlled Trial"［Publication Type］OR "Equivalence Trial"［Publication Type］OR "Pragmatic Clinical Trial"［Publication Type］OR "Single-Blind Method"［Mesh］OR "Random Allocation"［Mesh］OR "Double-Blind Method"［Mesh］（随机对照试验主题检索）
#11	random*［Title/Abstract］OR "equivalence trial"［Title/Abstract］OR "equivalence clinical trial"［Title/Abstract］OR "equivalence design"［Title/Abstract］OR "non-inferiority trial"［Title/Abstract］OR "noninferiority trial"［Title/Abstract］OR "pragmatic trial"［Title/Abstract］OR "non-inferiority clinical trial"［Title/Abstract］OR "non-inferiority design"［Title/Abstract］OR "practical clinical trial"［Title/Abstract］OR "pragmatic clinical trial"［Title/Abstract］OR "superiority clinical trial"［Title/Abstract］OR "superiority design"［Title/Abstract］OR "superiority trial"［Title/Abstract］OR "single masked"［Title/Abstract］OR "single blind"［Title/Abstract］OR "single-blind"［Title/Abstract］OR "double masked"［Title/Abstract］OR "double blind"［Title/Abstract］OR "double-blind"［Title/Abstract］OR "triple masked"［Title/Abstract］OR "triple blind"［Title/Abstract］OR "triple-blind"［Title/Abstract］OR singleblind［Title/Abstract］OR doubleblind［Title/Abstract］OR tripleblind［Title/Abstract］OR "intent to treat"［Title/Abstract］OR "intention to treat"［Title/Abstract］（随机对照试验高级检索）
#12	#10 OR #11（随机对照试验组合检索）
#13	#9 OR #12（研究设计组合检索）
#14	#3 AND #6 AND #13

（五）评估检索结果

对检索结果进行评价主要是看检索的结果是否在预期的范围之内。如果是为制作证据而进行检索，对检索结果的评价步骤如下：浏览检出记录的标题和摘要，评价该记录是否符合事先制订好的纳入和排除标准，纳入符合要求的文献；对潜在的有可能符合纳入标准的记录及不能确定是否需要纳入和排除的记录，应阅读全文，以进一步判断或评估。

若检索结果不能满足需要，有必要对已检索过的数据库进行再次检索或另检索其他数据库。由于不同的数据库收录范围不同，检索术语、主题词表及检索功能存在差异，因此，需在检索过程中仔细选择检索用词，并且不断修改和完善检索策略，调整检索策略的敏感性或特异性，以便制订出能满足检索需求的高质量的检索策略。

（六）医学研究检索注意事项

1. 系统、全面、多渠道的文献检索是生产高质量证据的保障　①检索相同主题已发表的Meta分析/系统评价是检索的基础；②检索必检数据库同时，应重视与研究课题相关的专业数据库；③除全面检索数据库外，还应当进行手工检索、追踪参考文献和通过搜索引擎检索。

2. 应严格制订和详细报告检索策略　合理、详细的检索策略既是保证文献查全率与查准率，也是检索结果得以重现的前提。建议应该清楚报告以下信息，①检索资源：包括检索资源名称和时间范围，如果实施了手工检索，应该详细报告手工检索的信息；②检索词：应该包括自由词和主题词及自由词的同义词，如果使用了检索滤器，也应该报告；③检索限制：说明限制类型及原因，如果没有任何限制，也应该明确报告；④检索时间：除了报告检索资源的时间区间外，还应该报告检索的实施时间，如果更新了检索，还需报告更新检索实施时间；⑤检索实施者：检索实施者的姓名和资质；⑥检索结果：报告检索的最终结果和各个数据库的检索结果和其他检索的结果。

3. 咨询信息检索专家以提高检索结果的相关性　针对不同数据库，检索策略略有不同。在制订检索策略时若能得到相关信息检索专家或者图书馆相关工作人员的支持和指导，将有益于提高检索的全面性、准确性及可靠性。

第二节　常用数据库的检索示例

一、UpToDate

1. 简介　UpToDate是以循证医学为基础的优质临床决策支持工具，为全球医生提供高效的医疗决策支持。由荷兰威科集团（Wolters Kluwer）出版发行。内容覆盖25个临床专科的11 800多个临床主题，同时提供6300多篇英文药物专论、1200多篇中文药物专论、3400多篇药物说明书、1500多篇患者教育资料、35 000多张图片资料、9600多条经过GRADE分级的推荐意见、440 000多篇参考文献摘要/MEDLINE引文和200多个医学计算器。

2. 检索规则　①以疾病的诊断和治疗为中心来设计关键词，从高度怀疑的诊断及最具有指向性的症状出发。如"EB病毒阳性"优于"发热咳嗽EB病毒阳性"。②尽量使用规范的名称作为检索词，如"全血细胞减少"优于"三系减少"。③尽量采用自动联想功能，如输入"蛛网膜"，系统就会自动联想出"蛛网膜下腔出血"。④检出结果不理想或搜索不到相关内容时，可尝试减少关键词或扩大关键词范围，如"单侧水肿"优于"射频消融术后不明原因单侧水肿"。⑤检索"指南（空格）关键词"，可查找国际、欧洲、美国、加拿大、澳大利亚、日本等地区权威学会发布的指南和共识意见。

3. 检索方法　通过UpToDate主界面导航直接进入专题分类、诊疗实践更新、重要更新和患者教育，提供浏览和检索两种途径。①专题分类浏览查询：在主界面，点击"专题分类"，选择下拉菜单中"专科下主题"，然后在25个临床专科中选择；②基于疾病检索：在主界面，在搜索UpToDate下方的检索框输入疾病名、症状、药名等作为检索的关键词，可以是一个或多个关键词，点击搜索按钮执行检索即可。

4. 检索示例　在搜索UpToDate下方的检索框输入"rectal cancer radiotherapy"，点击搜索按钮实施检索，在检索结果界面点击"Neoadjuvant chemoradiotherapy, radiotherapy, and chemotherapy for rectal adenocarcinoma"可以浏览总结与推荐、引言、新辅助治疗的适应证、治疗前分期评估、新辅助治疗方法概述、非转移性疾病的治疗选择（长程放化疗、短程放疗、局部晚期直肠癌的全程新辅助治疗、其他方案和辅助治疗）、远处转移患者的局部治疗、治疗后监测及幸存者问题、学会指南链接、患者教育、总结与推荐和参考文献等内容。

二、DynaMed Plus

1. 简介　DynaMed Plus为DynaMed升级版本，提供的内容包括证据概述与推荐意见、循证临床实践指南、患者相关信息、辅助决策的计算功能等。根据GRADE将证据的推荐意见分为强推荐和弱推荐。

2. 检索　在 DynaMed Plus 数据库检索界面，用户可按照主题浏览数据库的内容，也可以直接输入所要检索的关键词进行检索。本例选择以关键词形式进行检索，在检索框输入"rectal cancer"点击"Search"执行检索，在检索结果点击"Management of Nonmetastatic Rectal Cancer"，浏览并选择"Other Treatments"进入"Intraoperative radiation therapy"，点击 STUDY SUMMARY 下方"Details"浏览放疗相关内容。

三、BMJ Best Practice

1. 简介　BMJ Best Practice 是 BMJ 出版集团于 2009 年发布的在"Clinical Evidence"（临床证据）基础上全新升级版的临床诊疗辅助系统，内容涉及 32 个临床专科的 1000 余种疾病和症状专题、10 000 余种诊断方法、3000 余种诊断性检测、3000 余种治疗分组、12 500 余种细分诊疗方案、25 600 余种合并症治疗方案、6800 余部国际指南、4000 余个临床操作视频、65 000 多篇参考文献、250 多个医学计算器、700 多个关联 Cochrane Clinical Answers。每个疾病提供概述（小结），理论（流行病学、病因学和病史），诊断（诊断路径/诊断建议、病史和体格检查、辅助检查、鉴别诊断、诊断标准和筛查），治疗（治疗路径/治疗建议、治疗流程、新兴治疗、预防和患者指导），随访（监测、并发症和预后）和资源（指南、图片和操作视频、参考文献、医学计算器和证据）等。

2. 检索方法　通过 BMJ Best Practice 主界面导航直接进入最近更新、学科、医学计算器、操作视频、病例报告和证据等。提供学科浏览和疾病、症状检索两种途径。①学科浏览：点击 BMJ Best Practice 主界面的"学科"进入学科界面，浏览 30 余个医学专业最新内容，可以按学科或专题分类查找和浏览相关专题，在每个学科分类下，还可以查找本学科内相应的急症专题；②疾病、症状检索：搜索疾病或症状关键词可一步直达疾病和非疾病类（含症状）专题。在 BMJ Best Practice 主界面上方的检索框输入疾病或症状关键词，搜索键进入搜索结果页面。搜索结果按相关度进行排序，并显示相关专题各重要章节的链接，点击搜索结果右侧摘要栏显示相关度最高专题的鉴别诊断和病史和体格检查等信息，便于快速获取相关信息。

3. 检索示例　本例选择浏览方式查找"直肠癌"，点击主界面"学科"，在学科界面，点击"肿瘤学"进入具体肿瘤疾病名称界面，分别点击"结直肠癌"和"肛门癌"进入在检索结果界面，在治疗栏目下，选择治疗路径查看放疗治疗直肠癌或肛门癌的证据。

四、Essential Evidence Plus

1. 简介　Essential Evidence Plus 由 Wiley InterScience 公司研发，内容涉及证据主题精要、针对患者的证据摘要和患者信息、决策支持工具和计算工具和 Cochrane 系统评价等。

2. 检索规则　检索词不区分大小写，不建议使用完整的句子；逻辑运算符"AND"和"OR"；短语检索需要用英文半角双引号标识检索词，输出检索结果与输入的关键字短语完全匹配。

3. 检索方法　Essential Evidence Plus 提供检索与浏览查询。①浏览查询：在主界面，根据需要点击 Essential Evidence Topics、POEMs、Cochrane Systematic Reviews、Decision Support Tools、History and Physical Exam Calculators、Diagnostic Test Calculators 或 Derm Expert Image Viewer，在每个分类下，还可以进一步浏览；②检索：在主界面，检索框输入一个或多个关键词，选择全部数据库或单一数据库，点击"SEARCH"按钮执行检索。

4. 检索示例　在主界面，检索框输入"rectal cancer"AND radiotherapy，选择全部数据库，点击"SEARCH"按钮执行检索。在检索结果界面，用户在左侧界面 Content（内容）部分可通过

Epidemiology（流行病学）、Diagnosis（诊断）、Screening and Prevention（筛查与预防）、Treatment（治疗）和Prognosis（预后）对检索结果进行优化，在Resource（资源）部分，可以分别浏览Essential Evidence Topics、Evidence（证据）和Calculators（计算器）等内容，点击"Colorectal cancer"进入结肠直肠癌的Essential Evidence界面，可以浏览结肠直肠癌的背景、预防、诊断、治疗和预后等信息。

五、ClinicalKey

1. 简介 Clinical Key是爱思唯尔公司建立的全医学信息平台，内容包括图书（Books）、期刊（Journals）、临床概述（Clinical Overviews）、药物专论（Drug Monographs）、临床计算器（Calculators）、药物分类总览（Drug Class Overviews）、临床实践指南（Guidelines）、患者教育（Patient Education）、操作视频（Procedure Videos）和多媒体（Multimedia）等。

2. 检索规则 ①以疾病设计关键词，显示结果基于输入的检索词查询；②不支持布尔运算符和截词符；③支持短语检索，使用英文半角双引号标识检索词实现短语检索；④可以对检索结果按相关度和日期排序。

3. 检索方法 ClinicalKey提供检索与浏览查询。①浏览查询：在主界面，根据需要点击Clinical Overviews、Drug Monographs、Calculators、Drug Class Overviews、Guidelines、Patient Education、Books、Journals、Procedure Videos或Multimedia在每个分类下，还可以进一步浏览。②检索：在主界面，首先在检索框前选择"All Types、Books、Journals、Clinical Overviews、Clinical Trials、Drug Class Overviews、Drug Monographs、Guidelines、Patient Education、Multimedia、Procedure Videos、Calculators或Clinical Focus"其中之一，其次在检索框输入一个或多个关键词，点击"Search"按钮执行检索。

4. 检索示例 在主界面，选择All Types，检索框输入"rectal cancer"，点击"Search"按钮执行检索。在检索结果界面，用户在左侧界面Source Type（资源）部分可通过Full Text Only（全文）、Full Text and MEDLINE（MEDLINE数据库全文）、Meta-analyses（Meta分析）、Randomized Control Trials（随机对照试验）、Narrative Reviews（描述性系统评价）、Images（图片）、Clinical Trials（临床试验）、Books、Guidelines、Videos、Patient Education、Clinical Overviews、Procedure Videos或Clinical Calculator对检索结果进行优化，同时也可以实现学科和日期的优化。用户根据需要，选择左侧界面优化内容之一浏览相应内容，若选择Clinical Overviews，点击"Colorectal Cancer"，再点击"Nondrug and supportive care"浏览与放疗相关信息，也可以浏览该疾病的概要、术语、病因和危险因素、诊断、治疗、并发症和预后、筛查和预防和参考文献等。

六、GIN

1. 简介 国际指南联盟（Guidelines International Network，GIN）是一个全球性非政府学术组织，是全球最大和最权威的指南行业学会。GIN成立于2002年，现已经有来自61个国家的111个成员单位和135位个人成员。GIN图书馆收录3000余部指南，提供检索和浏览2种检索途径。

在GIN主界面，点击"Visit our library"进入指南检索界面，在"Find guidelines"处输入检索词，点击"Search International Guidelines Library"执行检索。在指南检索界面左侧，提供按照Authors、Countries of Application、Guideline Publication Status、Languages、Name of Endorsing Member Organization、Publication Scope、Publication Year和Willingness to Collaborate浏览指南，也可以利用上述条目缩小检索范围。

2.检索示例　点击GIN主界面的"Visit our library"进入检索界面,在"Find guidelines"处输入"rectal cancer",点击"Search International Guidelines Library"执行检索,在检索结果界面点击选择的指南名称即可浏览选择指南的相关内容。

七、英国国家卫生与临床优化研究所

1.简介　英国国家卫生与临床优化研究所（National Institute for Health and Clinical Excellence, NICE）是为英国卫生服务体系开发技术指南并提供决策建议的研究机构,其前身是1999年成立的英国临床优化研究院（National Institute for Clinical Excellence）,专门负责英国国民医疗服务体系（National health service, NHS）与医疗有关服务的规范化和标准化。2005年,英国临床优化研究院与当时的英国卫生发展中心（Health Development Agency）合并,其职责范围扩大到开发社会保健服务指南和质量标准,确保为患者提供最高标准的临床治疗服务,同时向政府和公众提供具有临床效果和成本效果的卫生服务信息。NICE已发布指南2200余部。

2.检索示例　提供检索和浏览2种检索途径。在NICE主界面的检索框输入"rectal cancer",点击放大镜执行检索,也可以点击主页"View all guidance",在弹出的界面,可以选择Published、In consultation、In development、Awaiting development和Topic selection其中之一,在检索框输入检索词,默认字段为题名或关键词,可以限制时间、领域、类型等,点击"Filter"执行检索。点击主界面的Conditions and diseases、Health and social care delivery、Health protection、Lifestyle and wellbeing、Population groups或Settings进入感兴趣领域浏览和选择指南。

八、Cochrane Library

（一）简介

Cochrane Library是Cochrane协作网的主要产品,由Wiley InterScience公司出版发行,是一个提供高质量证据的数据库,也是临床研究证据的主要来源,内容主要包括Cochrane系统评价库和Cochrane临床对照试验中心注册库。

（二）检索规则与机制

①逻辑运算符"AND""OR"和"NOT"。②位置运算符"NEXT",如lung NEXT cancer,可针对短语"lung cancer"进行检索。③位置运算符"NEAR",如"Back pain"NEAR/5"exercise therapy"可针对两个检索词或两个短语同时出现在一个句子中的记录进行检索,检索词或短语的相邻范围为5个词汇,互换"NEAR"前后的检索词或短语对检索结果没有影响。④截词符"*",如使用截词符对"cardio*"进行检索,可检出cardiology和cardiography等一批前缀为cardio的词汇。"*"除用作截词符外,独立使用该符号还可用于检索全部记录。⑤短语检索,需要用英文半角双引号标识检索词,如"diabetes mellitus",但不支持截词检索。

（三）检索方法

Cochrane Library提供浏览功能,包括按主题（Browse by Topic）和Cochrane系统评价协作组（Browse by Cochrane Review Group）等浏览,以及基本检索、高级检索、主题检索和PICO检索,这里主要介绍高级检索、主题检索、组配检索。

1.高级检索　点击主页左上角"Advanced Search"进入高级检索界面,选择检索字段［Title

Abstract Keyword、Record Title、Abstract、Author、Keywords、All Text、Publication Type、Source、Digital Object Identifier（DOI）、Accession Number、Trial Registry Number、Cochrane Group、Cochrane Topic］，输入检索词，点击"Run search"执行检索，在检索结果界面点击"Send to search manager"将本次检索添加到检索历史中，方便组配检索。也可根据检索词数量的增加和减少检索行，点击检索项前的"+"和"-"，分别增加和减少检索行。在高级检索界面可实现对检索条件进行选择和限定，进一步提高查准率。

2. 主题检索　点击高级检索界面"Medical terms（MeSH）"进入主题检索界面，在"Enter MeSH term"检索框内输入检索词，在检索词输入框后选择副主题词（需要时选择），点击"Look up"可查看输入检索词的主题词及其定义和树状结构，若想要移到MeSH树状结构的上位词，则只需点击位于树状结构上层的上位词即可。选好要查询的主题词后，选择"Explode all trees"选项会自动扩大检索结果。有些主题词不只一个树状结构，可选择是否包括所有的树状结构，或者只选择所需的树状词汇进行检索。点击"Add to search manager"将执行的主题检索添加到检索历史中，以便组配检索。

3. 组配检索　在高级检索界面点击"Search manager"进入检索历史界面，可显示已进行检索的检索策略和结果。在检索框内，可使用逻辑运算符将多个检索结果的检索序号组合在一起进行二次检索。

（四）检索示例

1. 直肠癌高级检索　在高级检索界面输入"rectal cancer"及其同义词，即 (anal NEXT cancer*):ti,ab,kw OR (anal gland NEXT neoplasm*) :ti,ab,kw OR (anal NEXT neoplasm*) :ti,ab,kw OR (anus NEXT cancer*) :ti,ab,kw OR (anus NEXT neoplasm*) :ti,ab,kw OR (carcinoma adenomatosum recti) :ti,ab,kw OR (carcinoma recti) :ti,ab,kw OR (circumanal gland NEXT neoplasm*) :ti,ab,kw OR (metastatic rectal) :ti,ab,kw OR (metastatic rectum) :ti,ab,kw OR (perianal gland NEXT neoplasm*) :ti,ab,kw OR (rectal adenocarcinoma) :ti,ab,kw OR (rectal NEXT cancer*) :ti,ab,kw OR (rectal carcinogenesis) :ti,ab,kw OR (rectal carcinoma) :ti,ab,kw OR (rectal chronic carcinoma) :ti,ab,kw OR (rectal hard carcinoma) :ti,ab,kw OR (rectal NEXT malignanc*) :ti,ab,kw OR (rectal metastases) :ti,ab,kw OR (rectal metastasis) :ti,ab,kw OR (rectal NEXT neoplasm*) :ti,ab,kw OR (rectal scirrhous carcinoma) :ti,ab,kw OR (rectal squamous cell carcinoma) :ti,ab,kw OR (rectal NEXT tumor*) :ti,ab,kw OR (rectum adenocarcinoma) :ti,ab,kw OR (rectum ampulla carcinoma) :ti,ab,kw OR (rectum NEXT cancer*) :ti,ab,kw OR (rectum NEXT carcinoma) :ti,ab,kw OR (rectum chronic carcinoma) :ti,ab,kw OR (rectum hard carcinoma) :ti,ab,kw OR (rectum NEXT malignanc*) :ti,ab,kw OR (rectum metastases) :ti,ab,kw OR (rectum metastasis) :ti,ab,kw OR (rectum NEXT neoplasm*) :ti,ab,kw OR (rectum scirrhous carcinoma) :ti,ab,kw OR (rectum squamous cell carcinoma) :ti,ab,kw OR (heavy ion NEXT therap*) :ti,ab,kw OR (carbon ion NEXT therap*) :ti,ab,kw，点击"Run search"执行检索，在检索结果界面点击"Send to search manager"将"rectal cancer"的高级检索结果添加到检索历史中。

2. 直肠癌主题检索　在主题检索界面输入"rectal cancer"，点击"Look up"查看"rectal cancer"的主题词"Rectal Neoplasms"，点击"Add to search manager"将"rectal cancer"的主题检索添加到检索历史中。

3. 直肠癌组配检索　在检索历史界面，将"rectal cancer"的主题检索结果与高级检索结果以OR的形式组合。

4. 放疗检索　操作方法与直肠癌检索操作方法相似，这里不再赘述。

5. 直肠癌与放疗组配检索　在检索历史界面，将直肠癌的检索结果与放疗的检索结果以AND的形式组配。

6.结果呈现　在检索结果界面，选择Cochrane Reviews和Cochrane Protocols完成检索。

（五）检索结果处理

1.检索结果显示与排序　检索结果界面分别显示Cochrane Reviews、Cochrane Protocols、Trials、Editorials、Special Collections和Clinical Answers检索结果。默认显示Cochrane Reviews结果，点击"Show all previews"和"Show preview"分别显示检索结果界面所有记录摘要和单篇摘要。点击标题可以浏览Abstract、Plain language summary、Authors' conclusions等内容，点击文献的作者可以直接进行作者检索，了解作者具体发表的文献情况。点击Order by后的下拉框，可以选择按Title、Relevancy和Publish Date对检索结果进行排序，默认按照Relevancy对检索结果排序。点击Results per page后的下拉框，选择10、25、50和100改变每页显示检索结果数量。

2.检索结果的优化　在检索结果界面，可按照Data（Publication date或Custom Range）、Status（New search或Conclusions changed）、Available Translations（14种语言可供选择）、Review Type（8种类型可供选择）、Topics（37个主题可供选择）对检索结果进行优化。

3.检索结果输出　在检索结果界面，首先点击Select all前□选择导出的文献，接着点击Export selected citation（s），然后在弹出的对话框中选择导出的格式［Plain text、RIS（EndNote）、RIS（Reference Manager）、RIS（ProCite）、BibteX和CSV（Excel）］，点击Include abstract前□，最后点击"Download"完成结果输出。

九、PubMed

（一）简介

PubMed是美国国家医学图书馆（National Library of Medicine，NLM）、国家生物技术信息中心（National Center for Biotechnology Information，NCBI）及国家卫生研究院（National Institutes of Health，NIH）开发，由MEDLINE，生命科学期刊和在线图书三部分组成。其中MEDLINE收录自1946年以来40多种语言出版的5273种生物医学期刊，其中90%为英文期刊，78%有英文摘要，数据每周更新，年报道量约67万条。

（二）检索规则

1.自动词语匹配功能　PubMed设有自动词语匹配（Automatic Term Mapping）功能，对于输入检索框中的检索词，将按一定的词表顺序进行对照，然后进行检索。逐一对照的索引顺序是：①MeSH转换表（MeSH Translation Table）：包括MeSH词、参见词、副主题词等。如果系统在该表中发现了与检索词相匹配的词，就会自动将其转换为相应的MeSH词和Text Word词（题名词和文摘词）进行检索。②期刊刊名转换表（Journal Translation Table）：包括刊名全称、MEDLINE形式的缩写和ISSN号。③作者索引表（Author Index）：如果键入的词语未在上述各表中找到相匹配的词，或者键入的词是作者全称或是一个后面跟有1～2个字母的短语的话，PubMed即查找作者姓名全称转换表和作者索引。④调研者或合作者索引表（Investigator（Collaborator）index）：如果键入的词语未在上述各表中找到相匹配的词，系统即将输入的词在调研者或合作者全称转换表和索引中进行查找。

如果在以上词表或索引中都找不到相匹配的词，PubMed将把短语分开，以单词为单位，分别重复以上的过程，检索时各个词之间是AND关系。如果仍找不到相匹配的词，则用单个词在所有字段查找，各个词之间也是AND关系。

2.布尔逻辑检索　布尔逻辑运算符AND、OR、NOT必须大写。运行次序是从左至右，括号内的检索式可作为一个单元，优先运行。

3.截词检索　截词符采用*表示，只能用在词尾，不能在词头和单词中间，且前面至少需要保留4个字母以上词根，如bacter*，可检出以bacter为词干的单词bacteria、bacterium等。截词检索功能只限于单词，对词组无效。如"infection*"包括"infections"，但不包括"infection control"等。使用截词功能时，PubMed将不执行自动词语匹配功能。

4.强制检索　PubMed的强制检索功能使用双引号（""）来执行。强制检索功能主要用于短语检索。如在检索提问框中键入"Single cell"，系统会将其作为一个不可分割的词组在数据库的全部字段中进行检索。使用强制检索，系统会自动关闭自动词语匹配功能。

5.字段限制检索　PubMed中一条完整的记录涉及了80多个字段，其中大部分为可检索字段，少部分为非检索字段。检索格式为：检索词［字段标识］，如smith［AU］和hypertension［TI］等。

（三）检索方法

1.高级检索（Advance）　在PubMed主页，点击"Advance"进入PubMed高级检索界面，该界面提供了Add terms to the query box、Query box和History and Search Details三种功能。

在All Fields（全部字段）下拉列表中选择检索字段，在检索框输入检索词后，可从输入框右侧的"Show Index"（系统提供的与所输检索词相关的索引表）中选择具体的索引词或词组，并自动进入检索词输入框，此时系统会自动加双引号""进行精确短语检索。若检索词为多个，可通过布尔逻辑运算符AND、OR、NOT进行逻辑运算。检索表达式会自动添加到Query box输入框，点击其下方的"Sesrch"执行检索。如检索标题或摘要中含有"hepatitis"或"hypertension"的文献时，先在第一个检索项的All Fields下拉列表中选择Title/Abstract字段，检索输入框中输入检索词"hepatitis"，以同样的方式在第二个检索项中选择Title/Abstract字段，输入"hypertensionr"，两个检索项由左侧的运算符OR进行逻辑或的运算。

History and Search Details：主要用于查看检索策略，也可用于查看检索结果记录数量。显示内容包括：检索号、检索式、检索结果数量和检索时间。要查看检索到的记录，直接点击检索结果数即可。在该状态下，可以通过点击检索序号后"…"，选择"Add query""Add with AND""Add with OR""Add with NOT"等，实现检索式的逻辑运算。点击"Download"可下载检索式，点击"Delete"可清除检索史。

2.主题词检索（MeSH Database）　主题检索是指通过MeSH提供的词汇进行检索，MeSH检索可以帮助用户查询该词表的主题词，并供用户在检索文献时选择和使用。通过MeSH检索，可以从款目词引见到MeSH词，可看到MeSH词的定义和历史注释。进入主题词细览页面，还可组配副主题词，选择上位词或下位词检索，同时也可进行加权或非扩展等检索选择。

（1）单个主题词检索：点击主页"MeSH Database"，在检索框内输入检索词，点击"Search"，返回页面中第一个词一般即为输入词的主题词，其下有该词的定义。若仅对该主题词所涉及文献进行检索，可直接在该词前的复选框中打"√"，然后点击右侧的"PubMed Search Builder"下方的"Add to search builder"，这时，检索框中即出现检索式，点击"Search PubMed"执行检索。

（2）多主题词检索：首先点击"MeSH Database"，在检索框输入第一个检索词，点击"Search"返回页面确认和选择输入词的主题词，在该主题词前的复选框中打"√"，点击右侧的"PubMed Search Builder"下方的"Add to search builder"，其次在检索框中输入第二检索词，点击"Search"返回页面确认和选择输入词的主题词，在该主题词前的复选框中打"√"，根据第二个主题词和第一个主题词的逻辑关系选择AND，OR或NOT，点击右侧的"PubMed Search Builder"

下方的"Add to search builder"返回检索式，此时可进一步修改，若确认无误，则点击"Search PubMed"执行检索。

（3）主题词/副主题词组配检索：首先点击"MeSH Database"，在检索框中输入检索词，返回页面确认输入词的主题词，直接点击该主题词的链接，进入该主题词的副主题词组配界面，在预选择的副主题词前方框内打"√"，点击"Add to search builder"后即在检索框中显示检索式，点击"Search PubMed"执行检索。

在副主题词的组配界面中，还可通过"□Restrict to MeSH Major Topic."限定为加权检索，即找到以输入的主题词或主题词/副主题词为主要论点的文献；通过"□Do not include MeSH terms found below this term in the MeSH hierarchy."可终止 PubMed 默认的扩展功能，扩展是指将主题词及其下位词的文献一同检出。此外，还可以根据该页面下方显示的树状结构表进一步选择更为确切的主题词进行检索。

3.临床询问检索　点击主页的"Clinical Queries"进入临床询问界面，在 Filter 下面选择"Therapy""Clinical Prediction Guides""Diagnosis""Etiology"或"Prognosis"，在 Scope 下面选择"Broad"或"Narrow"，在检索框输入检索式，点击"Search"执行检索，浏览题目和摘要进行临床决策。

4.限制检索　PubMed 限制检索是对原有检索结果的进一步限定，使缩小检索范围和精确检索结果。限制条件选择位于检索结果页面的左侧，通过一系列过滤条件来实现此功能。使用限定检索后，检索新课题时需点击最终检索结果页左侧栏上方或检索结果下方的"Clear All"，清除检索条件，否则已限定的内容会继续保留。

当点击限定检索区域下方的"Additional filters"，会显示更多的过滤器种类，选中所需过滤器种类，点击"Show"按钮即可。

（四）检索示例（以"直肠癌"为例）

1.高级检索　在高级检索界面输入"rectal cancer"及其同义词，即 "anal cancer*" [Title/Abstract] OR"anal gland neoplasm*" [Title/Abstract] OR"anal neoplasm*" [Title/Abstract] OR"anus cancer*" [Title/Abstract] OR"anus neoplasm*" [Title/Abstract] OR"carcinoma adenomatosum recti" [Title/Abstract] OR"carcinoma recti" [Title/Abstract] OR"circumanal gland neoplasm*" [Title/Abstract] OR"metastatic rectal" [Title/Abstract] OR"metastatic rectum" [Title/Abstract] OR"perianal gland neoplasm*" [Title/Abstract] OR"rectal adenocarcinoma" [Title/Abstract] OR"rectal cancer*" [Title/Abstract] OR"rectal carcinogenesis" [Title/Abstract] OR"rectal carcinoma" [Title/Abstract] OR"rectal chronic carcinoma" [Title/Abstract] OR"rectal hard carcinoma" [Title/Abstract] OR"rectal malignanc*" [Title/Abstract] OR"rectal metastases" [Title/Abstract] OR"rectal metastasis" [Title/Abstract] OR"rectal neoplasm*" [Title/Abstract] OR"rectal scirrhous carcinoma" [Title/Abstract] OR"rectal squamous cell carcinoma" [Title/Abstract] OR"rectal tumor*" [Title/Abstract] OR"rectum adenocarcinoma" [Title/Abstract] OR"rectum ampulla carcinoma" [Title/Abstract] OR"rectum cancer*" [Title/Abstract] OR"rectum carcinoma" [Title/Abstract] OR"rectum chronic carcinoma" [Title/Abstract] OR"rectum hard carcinoma" [Title/Abstract] OR"rectum malignanc*" [Title/Abstract] OR"rectum metastases" [Title/Abstract] OR"rectum metastasis" [Title/Abstract] OR"rectum neoplasm*" [Title/Abstract] OR"rectum scirrhous carcinoma" [Title/Abstract] OR"rectum squamous cell carcinoma" [Title/Abstract]，点击"Add to History"返回检索历史界面。

2.主题检索　在主题检索界面输入"rectal cancer"，点击"Search"查看"rectal cancer"的主题词"Rectal Neoplasms"，选择右侧"PubMed Search Builder"下方的"Add to search builder"，检

索框中即出现检索式："Rectal Neoplasms" [Mesh]，点击"Search PubMed"执行检索。按照同样的方法完成主题词"Anus Neoplasms"和"Anal Gland Neoplasms"的检索。

3. 主题检索与高级检索组合检索　在检索历史界面进行组合检索，将"rectal cancer"的主题检索结果与高级检索结果以 OR 的形式组合。

4. 放疗检索　操作方法与直肠癌检索操作方法相似，这里不再赘述。

5. 随机对照试验和 Meta 分析／系统评价检索　操作方法与直肠癌检索操作方法相似，这里不再赘述。

6. 直肠癌、放疗及随机对照试验和 Meta 分析／系统评价组配检索　在检索历史界面，将直肠癌的检索结果与放疗的检索结果以及随机对照试验和 Meta 分析与系统评价的检索结果以 AND 的形式组配。

（五）检索结果的处理

1. 显示　检索结果显示格式、每页显示记录数、排序顺序：系统默认显示为题录格式，每页显示记录数为 20，根据记录入库时间排序，即 Summary，20 per page，Sorted by Most recent。用户可通过检索结果界面左上方的 Display options 中的 Format 下拉菜单选项来改变结果的显示格式（Summary、Abstract、PubMed、PMID）、每页显示记录数和排序以及是否显示摘要。

2. 记录保存

（1）保存：点击检索结果界面上方"Save"，弹出对话框选择保存记录数量（All results on this page、All results 和 Selection）和格式[Summary（text）、PubMed、PMID、Abstract（text）和 CSV]，点击"Creat file"完成记录保存。如果检索结果记录大于 10 000 条，需要分次保存（1 次最多保存 10 000 条）。

（2）发送到邮箱：点击检索结果界面上方"Email"弹出对话框，输入邮箱地址，选择发送邮箱记录数量（All results on this page、All results 和 Selection）和格式[Summary、Summary（text）、Abstract（text）和 Abstract（text）和 CSV]，点击"Send email"完成记录发送。

（3）发送到其他：点击检索结果界面上方"Send to"弹出对话框，选择"Clipboard""My Bibliography""Collections"和"Citation manager"。其中"Clipboard"（剪贴板）为用户提供临时记录保存的免费空间，可多次使用，最多为用户保存 500 条记录，时长 8 小时。存入剪贴板后页面上方会显示已添加到剪贴板的提示和记录数（最近一次），右上方会显示总记录数，点击总记录数可随时查看。"Collections"：是 My NCBI 个性化服务的一部分，为用户提供无限期保存检索结果记录的免费空间。其他功能类似于"Clipboard"。"My Bibliography"：也是 My NCBI 个性化服务的一部分，用户可对已保存的记录进行添加、删除、下载、排序等操作。"Citation manager"：使用外部文献管理器创建一个文件夹保存检索结果，可选择保存的条数和起始序号。"Clipboard"和"My Bibliography"都需要注册 My NCBI 账户才可使用。

3. 全文保存　PubMed 会为部分检索结果提供与全文数据库或免费在线期刊网的超链接服务，通过超链接可到全文数据库或在线期刊网中下载所需文献全文。

十、Embase.com

（一）简介

Embase.com 是爱思唯尔公司 2000 年推出的生物医学网络检索平台，同时可以检索 MEDLINE 和 EMBASE，收录 1947 年以来 95 个国家和地区 8200 种生物医学期刊（独家收录 3000 多种期刊）以及

12 000个会议的470万份会议摘要。内容涵盖与生物医学和药物主题有关的信息（偏重于收录欧洲和亚洲文献），包括基础医学、临床医学、药物研究、药理学、配药学、药剂学、药物副作用、毒物学、生物工艺学、保健策略与管理、药物经济学、医疗公共政策管理、卫生经济学、公共职业与环境卫生、药物依赖性及滥用、精神科学、替代与补充医学、医学管理学、法医学和生物医学工程学等。

（二）检索规则

1. 布尔逻辑运算符　支持AND、OR和NOT。
2. 邻近算符　支持"NEAR/n"和"NEXT/n"，两者均表示连接的两个检索词之间相隔不能超过n个单词，"NEAR/n"对两词的前后顺序没有要求，"NEXT/n"则要求两词的前后顺序不能改变。
3. 截词符　支持"*"和"?"两种截词符，其中"*"号表示零个或多个字符，"?"号表示1个字符，截词符均可置于单词词尾或词间。
4. 短语检索　将检索词加上引号表示精确查找某一短语或词组，此时数据库不再自动拆分词组。含有连字符"-"的短语，数据库也不进行拆分。短语检索不支持邻近算符和截词符。
5. 字段限定符　":"可用于所有字段，并可同时限定多个字段，字段标识符之间用逗号分隔，如'sing cell':ti,ab。
6. 非字母和数字的检索　许多药物名称带有非字母数字字符，检索此类药物时要将这些字符转换成数据检索系统规定的形式方可检索。

（三）检索方法

1. PICO Search（PICO检索）　点击主界面的"PICO"即可进入PICO检索界面。通过Population（研究人群）、Intervention（干预措施）、Comparison（对照措施）和Outcome（结局）以及Study design（研究设计）5个方面进行检索。系统默认匹配最佳主题词，扩展检索。
2. Advanced（高级检索）　点击主界面的"Advanced"即可进高级检索界面。高级检索提供Mapping、Date、Sources、Fields、Quick limits、EMB、Pub.typyes、Languages、Gender、Age和Animal等限定选项。
3. Emtree（主题词检索）　点击主界面的"Emtree"即可进主题词检索界面，提供2种检索功能。

（1）查找主题词：在"Search term in Emtree"下面的检索框输入检索词，显示有关被检索术语的记录，点击选择的主题词，显示有关该主题词本身在树状结构中的位置及其同义词。

（2）浏览主题词：◎Emtree下面显示出Emtree14个大类和相应文献记录条数，再点击任意所需浏览的术语，将进一步显示该术语的下位类，可层层点击浏览。

每个主题词检索方式为扩展检索（Explosion/exp）（默认）、加权检索（Major focus/mj）和扩展加权检索（Explosion and Major focus/exp/mj）。获得检索结果的方式有3种：①点击"Show 数字 results"；②点击"Take to Advanced Search"或"Take to Disease Search"或"Take to Drug Search"，添加到高级检索界面，方便选择对应的副主题词进行组配，提高检索的专指性；③点击"Add to query builder"链接，检索词添加到"Query Builder"（提问构建框），方便多检索词的检索表达式构建，同时在"Query Builder"边框提供"Take to Advanced Search"和"Search"选项，选择后执行检索。

（四）检索示例

1. 直肠癌主题检索　在"Search term in Emtree"下面的检索框输入"rectal cancer"，显示"rectal cancer use:rectum cancer"，点击"rectum cancer"显示有关该主题词本身在树状结构中的位

置及其同义词，点击"Show 数字 results"执行检索。

2.直肠癌高级检索　在高级检索界面输入OR连接"rectal cancer"及其同义词，即'anal cancer*':ti,ab,kw OR 'anal gland neoplasm*':ti,ab,kw OR 'anal neoplasm*':ti,ab,kw OR 'anus cancer*':ti,ab,kw OR 'anus neoplasm*':ti,ab,kw OR 'carcinoma adenomatosum recti':ti,ab,kw OR 'carcinoma recti':ti,ab,kw OR 'circumanal gland neoplasm*':ti,ab,kw OR 'metastatic rectal':ti,ab,kw OR 'metastatic rectum':ti,ab,kw OR 'perianal gland neoplasm*':ti,ab,kw OR 'rectal adenocarcinoma':ti,ab,kw OR 'rectal cancer*':ti,ab,kw OR 'rectal carcinogenesis':ti,ab,kw OR 'rectal carcinoma':ti,ab,kw OR 'rectal chronic carcinoma':ti,ab,kw OR 'rectal hard carcinoma':ti,ab,kw OR 'rectal malignanc*':ti,ab,kw OR 'rectal metastases':ti,ab,kw OR 'rectal metastasis':ti,ab,kw OR 'rectal neoplasm*':ti,ab,kw OR 'rectal scirrhous carcinoma':ti,ab,kw OR 'rectal squamous cell carcinoma':ti,ab,kw OR 'rectal tumor*':ti,ab,kw OR 'rectum adenocarcinoma':ti,ab,kw OR 'rectum ampulla carcinoma':ti,ab,kw OR 'rectum cancer*':ti,ab,kw OR 'rectum carcinoma':ti,ab,kw OR 'rectum chronic carcinoma':ti,ab,kw OR 'rectum hard carcinoma':ti,ab,kw OR 'rectum malignanc*':ti,ab,kw OR 'rectum metastases':ti,ab,kw OR 'rectum metastasis':ti,ab,kw OR 'rectum neoplasm*':ti,ab,kw OR 'rectum scirrhous carcinoma':ti,ab,kw OR 'rectum squamous cell carcinoma':ti,ab,kw,最后点击"Search"实施检索。

3.直肠癌主题检索与高级检索组合检索　在检索历史界面进行组合检索，将"rectal cancer"的主题检索结果与高级检索结果以OR的形式组合。

4.放疗检索　操作方法与直肠癌检索操作方法相似，这里不再赘述。

5.随机对照试验和Meta分析/系统评价检索　操作方法与直肠癌检索操作方法相似，这里不再赘述。

6.直肠癌、放疗及随机对照试验和Meta分析/系统评价组配检索　在检索历史界面，将直肠癌的检索结果与放疗的检索结果以及随机对照试验和Meta分析与系统评价的检索结果以AND的形式组配。

（五）检索结果处理

1.检索历史　在检索结果界面，History（检索历史区）显示最近检索的次序、检索表达式及检索结果命中文献数，可以对检索历史进行保存（Save）、删除（Delete）、打印预览（Print view）、导出（Export）、发送至电子邮箱（Email）及逻辑组合（Combine）等操作。检索历史可以导出为HTML格式、TXT格式或CSV格式。检索式逻辑组合可使用逻辑与（And）或逻辑或（Or）。同时可对检索结果收起（Collapse）或展开（Expand）。

2.检索结果

（1）精炼：在检索结果界面的左侧为Results Filters（结果精炼区），点击Expand或Collapse可以展开或收起精炼内容。精炼内容包括数据源（Sources）、药物（Drugs）、疾病（Diseases）、设备（Devices）、浮动副主题词（Floating Subheadings）、年龄（Age）、性别（Gender）、研究类型（Study types）、出版类型（Publication types）、刊名（Journal titles）、出版年度（Publication years）、作者（Authors）、会议摘要（Conference Abstracts）、药物商用名（Drug Trade Names）、药物生产厂商（Drug Manufacturers）、设备商品名称（Device Trade Names）、设备制造商（Device Manufacturers）等对结果进行精炼。选择预精炼的内容，点击"Apply"实现进一步缩小结果范围。

（2）处理：Results（检索结果显示区）显示检索结果命中文献数，每页默认显示25条记录。①每条记录基本信息：每条显示篇名、作者、出处（刊名、出版年、卷、期、页码）和被引次数等信息，并显示数据来源（MEDLINE、Embase、Embase and MEDLINE、Preprints以及Embase和PubMed-not-MEDLINE），点击"Abstract"可显示该篇文献的文摘；点击"Index Terms"可显示该篇文献的药物和医学主题词；点击"View Full Text"可以链接到该篇文献的电子全文；点击文献篇名可以浏览该篇文献的全记录（Full Record），查看所有字段信息；点击"Similar records"可以浏览与该篇文献相似的文献。②显示摘要：点击"Abstracts"可显示当前页25篇文献文摘。③排序：可按相关度（Relevance）、出版时间（Publication Year）和录入数据库日期（Entry Date）对检索结果排序。③浏览全记录：点击标题可以浏览该标题的全记录。④导出检索结果：首先在"Selected"左边下拉框选择导出文献数量（每次最多导出10 000条），其次点击"Export"，在弹出对话框中选择导出格式[RIS format（Mendeley，EndNote）、RefWorks Direct Export、CSV、Plain Text、XML、MS Word、MS Excel和PDF]，接着点击"Export"，然后点击弹出对话框的"Download"完成结果导出。⑤检索结果可以发送至电子邮箱，也可以添加检索结果到剪贴板。

（3）个性化功能与服务：在系统中注册个人账号，登录账号后，可将检索策略及检索结果保存在个人文档中，在随后的检索中，可对存储的检索策略进行编辑、修改和重新检索，实现定题信息服务。

十一、Web of Science

（一）简介

Web of Science是科睿唯安开发的信息服务平台，支持自然科学、社会科学、艺术与人文学科的文献检索，数据来源于期刊、图书、专利、会议录、网络资源（包括免费开放资源）等。主要产品为Web of Science核心合集，其收录了254个学科的21 800多种世界权威的、高影响力的学术期刊，内容涵盖自然科学、工程技术、生物医学、社会科学、艺术与人文、新兴资源等领域，最早回溯至1900年。通过Web of Science核心合集可以直接访问科睿唯安的三大期刊引文索引数据库Science Citation Index Expanded（SCIE，科学引文索引扩展版）（1900至今）、Social Sciences Citation Index（SSCI，社会科学引文索引）（1900至今）、Arts & Humanities Citation Index（A&HCI，艺术人文引文索引）（1975年至今）；两大国际会议录引文索引Conference Proceedings Citation Index–Science（会议录引文索引-科学版，CPCI-S）和Conference Proceedings Citation Index-Social Science & Humanities（会议录引文索引-社会科学与人文科学版，CPCI-SSH）；展示重要新兴研究成果的Emerging Sources Citation Index（ESCI，新兴资源引文索引）和Book Citation Index（图书引文索引，BKCI）；两大化学信息数据库Index Chemicus和Current Chemical Reactions。

（二）检索规则

1.**输入检索词的英文字母不区分大小写** 可使用大写、小写或混合大小写进行检索。如AIDS、Aids以及aids检索结果相同。

2.**布尔逻辑运算** 检索运算符（AND、OR、NOT）不区分大小写。在"主题"字段中可使用AND，但在"出版物名称"或"来源出版物"字段中不能使用。

3.**位置运算** NEAR/x，表示由该运算符连接的检索词之间相隔指定数量的单词的记录，该规则也适用于单词处于不同字段的情况，但在"出版年"字段中不能使用；SAME：主要用于地址字段检索中，使用SAME可查找该运算符所分隔的检索词出现在同一地址中的记录。

4.**通配符** 所有可使用单词和短语的检索字段均可使用通配符。*表示任何字符组，包括空字符；?表示任意一个字符，对于检索最后一个字符不确定的作者姓氏非常有用；$表示零或一个字符，对于查找同一单词的英国拼写和美国拼写非常有用。

5.**短语检索** 加引号可进行精确短语检索，这一功能仅适用于"主题"和"标题"字段检索。如果输入以连字号、句号或逗号分隔的两个单词，词语也将视为精确短语。

6.运算符的优先顺序为（ ）＞NEAR/x＞SAME＞NOT＞AND＞OR，可利用圆括号来提高运算优先级。

（三）检索方法

Web of Science主页提供文献基本检索、文献高级检索、被引参考文献检索和化学结构检索等。这里只介绍文献基本检索和文献高级检索。

1.文献基本检索

（1）首先，选择数据库：在Web of Science主界面，点击选择数据库右侧下拉框选择Web of Science核心合集，在引文索引右侧下拉框选择欲检索的数据库名称，默认检索全部数据库。

（2）其次，在文献基本检索界面，在该界面可进行单一检索，也可进行组合检索。检索步骤：①点击"所有字段"下拉框选择检索字段，提供25个可供检索的字段；②输入检索词或检索式，当检索条件有多个时，可根据检索条件点击"+添加行"增加检索行；③点击"AND"展开下拉列框，选择逻辑运算符；④点击"+添加日期范围"限制出版日期；⑤点击"检索"实施检索。

2.文献高级检索　点击Web of Science数据库文献基本检索界面"高级检索"，进入高级检索式生成器界面。①选择数据库，与文献基本检索操作方法相同。②在"将检索词添加到检索式预览"下方的下拉框选择检索字段，提供25个可供检索的字段。③在检索框输入检索词或检索式，点击"更多选项"启动精确检索，点击"添加到检索式"将输入的检索词或检索式添加到检索式预览区。如果需要进行组合检索，点击"检索式预览"下方的"清除"按钮，然后继续在检索框输入检索词或检索式，点击"AND"展开下拉列框选择逻辑运算符，点击"添加到检索式"将输入的检索词或检索式添加到检索式预览区。④点击"+添加日期范围"限制出版日期。⑤点击"检索"实施检索。

3.精炼检索结果/二次检索　在检索结果界面的"精炼检索结果"下面的检索输入检索词，点击放大镜实施检索。注意，精炼检索对检索词进行主题内检索，与精炼检索实施前的检索之间的逻辑关系为"AND"。

（四）检索示例

1.直肠癌检索　在文献高级检索界面进行如下操作。

（1）首先，选择主题字段。

（2）在检索框输入OR连接"rectal cancer"及其同义词，即anal cancer* OR anal gland neoplasm* OR anal neoplasm* OR anus cancer* OR anus neoplasm* OR carcinoma adenomatosum recti OR carcinoma recti OR circumanal gland neoplasm* OR metastatic rectal OR metastatic rectum OR perianal gland neoplasm* OR rectal adenocarcinoma OR rectal cancer* OR rectal carcinogenesis OR rectal carcinoma OR rectal chronic carcinoma OR rectal hard carcinoma OR rectal malignanc* OR rectal metastases OR rectal metastasis OR rectal neoplasm* OR rectal scirrhous carcinoma OR rectal squamous cell carcinoma OR rectal tumor* OR rectum adenocarcinoma OR rectum ampulla carcinoma OR rectum cancer* OR rectum carcinoma OR rectum chronic carcinoma OR rectum hard carcinoma OR rectum malignanc* OR rectum metastases OR rectum metastasis OR rectum neoplasm* OR rectum scirrhous carcinoma OR rectum squamous cell carcinoma。

（3）点击"更多选项"启动精确检索。

（4）点击"添加到检索式"将输入的检索词或检索式添加到检索式预览区。

（5）点击"检索"实施检索。

2.放疗检索　操作方法与直肠癌检索操作方法相似，这里不再赘述。

3.随机对照试验和Meta分析/系统评价检索　操作方法与直肠癌检索操作方法相似，这里不再赘述。

4. 直肠癌、放疗及随机对照试验和Meta分析/系统评价组配检索　在检索历史界面，将直肠癌的检索结果与放疗的检索结果以及随机对照试验和Meta分析/系统评价的检索结果以AND的形式组配。

（五）检索结果处理

1. 检索结果显示　检索结果显示分为题录格式和全记录格式两种。

（1）题录格式：每条记录均与全文数据库链接。文献标题、参考文献和被引频次均采用超链接方式，点击标题可进入全记录格式，点击参考文献数量可浏览参考文献，点击被引频次可浏览引用文献。

（2）全记录格式：在题录格式状态点击文献标题即可进入全记录界面，可浏览包括文摘等详细内容，还可利用其超链接功能获取更多信息。在全记录格式下，点击文献的作者可以直接进行作者检索，了解作者具体发表的文献情况；点击参考文献数量可浏览参考文献；点击被引频次可浏览引用文献。

2. 检索结果优化　在题录格式显示状态下的精炼检索结果，可用来检索结果优化区，可进行二次检索，并按照快速滤过、作者、来源、出版年、文献类型、Web of Science类别、所属机构、出版物标题、出版商、基金资助机构、开放获取、社论声明、编者、团体作者、研究方向、国家/地区、语种、会议名称、丛书名称和Web of Science索引。

3. 检索结果标记　在题录格式下，选中文献记录前面的复选框，点击"添加到标记结果列表"可将选中记录添加到标记列表；也可在检索结果输出区域按提示操作将需要的记录添加到标记列表。

4. 检索结果排序　检索结果默认按照相关性排序，也可选择按照最近添加、引文类别、日期、被引频次、使用次数（所有时间）、使用次数（最近180天）、会议标题、第一作者姓名和出版物标题。

5. 检索结果分析　点击检索结果界面"分析检索结果"可得到以图表方式对检索结果进行详细统计分析的显示。

6. 引文报告　点击检索结果界面"引文报告"链接，可生成本次检索结果的引文报告。内容包括近几年发表文献统计的柱状图、近几年被引用的柱状图、总被引次数、篇均被引次数、h指数等，以及每篇文献的年被引次数、被引总次数、平均年被引次数。如出现"引文报告功能不可使用"，是因为"引文报告"功能不适用于包含10 000个以上记录的检索结果。如果检索结果超出此限制，该功能无法使用。

7. 检索历史　可对检索史进行组配检索，也可保存到本地硬盘、建立检索跟踪服务、导入检索历史进行重新检索等。

8. 检索结果输出　在题录格式页面的上方是检索结果输出选择区域，检索结果的输出方式有EndNote Online、EndNote Desktop、纯文本文件、RefWorks、RIS（其他参考文献软件）、BibTex、Excel、制表符分隔文件、可打印的HTML文件、InCits、电子邮件和Fast5000，其中输出到EndNote Online方式需要注册并登录。

十二、中国生物医学文献数据库

（一）简介

中国生物医学文献数据库（China Biomedical Literature Database，CBM）作为中国生物医学文献服务系统（SinoMed）数据库之一，是中国医学科学院医学信息研究所开发研制的综合性中文医学文献数据库。收录1978年至今国内出版的生物医学学术期刊3128种，其中2023年在版期刊1556余种，文献题录总量1290余万篇。全部题录均进行主题标引、分类标引，同时对作者、作者机构、发表期刊、所涉基金等进行规范化加工处理。2019年起，新增标识2015年以来发表文献的通讯作者，全面整合中文DOI（数字对象唯一标识符）链接信息，以更好地支持文献发现与全文在线获取。覆盖了基础医学、临床医学、预防医学、药学、中医学及中药学等生物医学的各个领域。

（二）检索规则

1.**布尔逻辑运算符** 用于组配检索词和检索结果，分别为"AND"（逻辑与）、"OR"（逻辑或）和"NOT"（逻辑非），三者间的优先级顺序为：NOT＞AND＞OR。

2.**通配符** 可检索词根相同词尾不同的检索词。？替代任一半角字符或任一中文字符，如"血？动力"，可检出含有"血液动力""血流动力"等检索词的文献；*替代任意个字符，如"肝炎*疫苗"，可检出含有"肝炎疫苗""肝炎病毒基因疫苗""肝炎减毒活疫苗""肝炎灭活疫苗"等检索词的文献。

3.检索词含有特殊符号"-""（"时，需要用英文半角双引号标识检索词，如"1,25-（OH）2D3"。

4.**智能检索** 基于词表系统，将输入的检索词转换成表达同一概念的一组词的检索方式，即自动实现检索词及其同义词（含主题词、下位主题词）的同步检索，是基于自然语言的主题概念检索。优化后的智能检索，支持词与词间的逻辑组配检索，取消了对可组配检索词数量的限制。

5.**模糊检索** 亦称包含检索，在返回的检索结果中会出现输入的检索词，检索词包含在命中文献的检索字符串中。与精确检索（检索词与命中检索字符串完全等同）相比，模糊检索能够扩大检索范围，提高查全率。如无特殊说明，系统中默认进行的是模糊检索。

（三）检索方法

1.**快速检索** 默认在全部字段内执行检索，集成了智能检索功能，让检索过程更简单。如输入"肺癌"，系统将用（"肺癌"[全部字段] OR"肺肿瘤"[全部字段] OR"肺部肿瘤"[全部字段] OR"肺部癌症"[全部字段] OR"肺肿瘤"[主题词]）进行检索。输入多个检索词时，词间用空格分隔，默认为"AND"逻辑组配关系。

2.**高级检索** 支持多个检索入口、多个检索词之间的逻辑组配检索，方便构建复杂检索表达式。①选择检索字段：系统提供的检索字段有常用字段、全部字段、核心字段、中文标题、英文标题、摘要、关键词、主题词、特征词、分类号、作者、第一作者、通讯作者、第一作者单位、通讯作者单位、地区、刊名、出版年/期、ISSN和基金等，默认字段为常用字段。②输入检索词：可多个检索词，输入框中只支持同时输入AND、OR、NOT或空格中的一种逻辑运算符。当检索条件有多个时，可以根据检索条件增加和减少检索行。点击+增加检索行；点击-减少检索行，最多可以增加到9行。③合理选择检索条件之间的逻辑关系（AND、OR或NOT）进行组合检索。④点击检索按钮实施检索。

注意事项：①常用字段：由中文标题、摘要、关键词、主题词4个检索项组成；②核心字段：由中文标题、关键词、主题词3个检索项组成；③智能检索：可实现检索词及其同义词（含主题词）的扩展检索；④输入词提示：在作者单位、第一作者单位、通讯作者单位、刊名、基金字段支持规范名称的提示；⑤关联提示：在作者、第一作者、通讯作者字段支持关联规范机构名称的提示；⑥精确检索：检索结果与检索词完全匹配的一种检索方式，适用于作者、分类号、刊名等字段。

3.**主题检索** 主题检索是基于主题概念检索文献，支持多个主题词同时检索，有利于提高查全率和查准率。通过选择合适的副主题词、设置是否加权（即加权检索）、是否扩展（即扩展检索），可使检索结果更符合检索的需求。输入检索词后，系统将在《医学主题词表（MeSH）》中文译本及《中国中医药学主题词表》中查找对应的中文主题词。也可通过"主题导航"，浏览主题词树查找需要的主题词。

（1）单个主题词检索：①在主题检索界面，在检索框中输入检索词后，点击"查找"按钮，浏览查找结果，在列出的主题词中点击输入检索词的主题词；②在主题词注释详细页面，显示了该主题词可组配的副主题词、主题词的详细解释和所在的树形结构，可根据检索需要，选择是否"加权检索""扩展检索"，然后点击"发送到检索框"；③点击"检索"执行检索。

（2）多主题词检索

1）重复单个主题词检索步骤①②完成第一主题词添加到检索框。

2）在主题词注释详细页面检索框中输入第二个检索词后，点击"查找"按钮，在列出的主题词中点击检索词对应的主题词。

3）在第二个主题词注释详细页面，可根据检索需要，首先选择是否"加权检索""扩展检索"，接着在发送检索框后选择与第一个主题词之间的逻辑关系（AND、OR、NOT），然后点击"发送到检索框"。

4）点击"检索"执行检索。

（3）主题词/副主题词组配检索：①在主题检索界面，在检索框中输入检索词后，点击"查找"按钮。浏览查找结果，在列出的主题词中点击输入检索词的主题词；②在主题词注释详细页面，可根据检索需要，首先选择是否"加权检索""扩展检索"，接着在预选择的副主题词前方框内打"√"，然后点击"发送到检索框"；③点击"检索"执行检索。

注意事项：①加权是反映主题词对文献重要内容表征作用的一种手段。一般来说，加权主题词与文献核心内容的关联性相较于非加权主题词而言，要更为紧密。因此加权检索是一种缩小检索范围、提高查准率的有效方法。②扩展检索是对该主题词及其下位词进行检索，相对而言，是一种扩大范围的检索。

4.分类检索　从文献所属的学科角度进行查找，《中国图书馆分类法·医学专业分类表》是文献分类标引和检索的依据，支持分类检索单独使用或与其他检索方式组合使用，以及用逻辑运算符"AND""OR"和"NOT"进行组配的多个类目的同时检索，可发挥其族性检索的优势。可用类名查找或分类导航定位具体类目，通过选择是否扩展、是否复分，使检索结果更符合用户的需求。

5.限定检索　把文献类型、年龄组、性别、对象类型，其他等常用限定条件整合到一起，用于对检索结果的进一步限定，可减少二次检索操作，提高检索效率。一旦设置了限定条件，除非取消，否则在该用户的检索过程中，限定条件一直有效。

6.组合检索　在检索历史界面可实现一个或多个历史检索表达式的逻辑组配检索，首先选择预组合的检索表达式，然后选择布尔逻辑运算符，最后点击检索按钮完成组合检索。检索历史界面最多能保存200条检索表达式。

（四）检索示例

1.直肠癌主题检索　首先在主题检索界面输入"直肠癌"，并点击"查找"查看"直肠癌"的主题词"直肠肿瘤"，其次点击"直肠肿瘤"进入主题词注释详细页面选择"扩展检索"，并点击"发送到检索框"，最后点击"检索"执行检索。按照同样的方法完成主题词肛门肿瘤和肛腺肿瘤的检索。

2.直肠癌高级检索　在高级检索界面的检索框输入"直肠癌"及其同义词的检索式，即"直肠癌"[常用字段:智能] OR"直肠瘤"[常用字段:智能] OR"肛门癌"[常用字段:智能] OR"直肠肿瘤"[常用字段:智能] OR"肛门肿瘤"[常用字段:智能] OR"肛腺肿瘤"[常用字段:智能] OR"环肛腺肿瘤"[常用字段:智能] OR"肛周腺肿瘤"[常用字段:智能]，点击"检索"执行检索。

3.直肠癌主题检索与高级检索组合检索　在检索历史界面进行组合检索，将"直肠癌"的主题检索结果与高级检索结果以OR的形式组合。

4.放疗检索　操作方法与直肠癌检索操作方法相似，这里不再赘述。

5.随机对照试验和Meta分析/系统评价检索　操作方法与直肠癌检索操作方法相似，这里不再赘述。

6.直肠癌、放疗及随机对照试验和Meta分析/系统评价组配检索　在检索历史界面，将直肠癌的检索结果与放疗的检索结果以及随机对照试验和Meta分析/系统评价的检索结果以AND的形式组配。

（五）检索结果处理

1.检索结果显示　检索结果界面为文献检索结果概览页，可设置检出文献的显示格式与数量及排序方式，同时可以进行翻页操作和指定页数跳转操作。点击检索结果概览页的文献标题可进入文献细览页，显示文献的详细信息。此外还显示其施引文献、共引相关文献、主题相关文献、作者相关文献等。

（1）显示格式（题录，文摘）：其中题录格式显示标题（中文/英文）、作者、作者单位、出处、相关链接；文摘格式显示标题（中文/英文）、作者、作者单位、摘要、出处、关键词、相关链接。

（2）显示数量：提供3个选项（20条、50条、100条）。

（3）排序方式：可按入库、年代、作者、期刊、相关度、被引频次排序。

2.检索结果聚类分析　提供检索结果聚类分析包括：主题聚类（依据2017版《中文医学主题词表》（CMeSH）进行，展示二级主题树聚类结果，包含所有下位主题）、学科聚类（依据《中国图书馆分类法·医学专业分类表》进行，展示一级类目聚类结果，包含所有下级类目）、期刊聚类、作者聚类、机构聚类、时间聚类、地区聚类、基金聚类等维度。点击每个维度右侧"+"，展示其下具体的聚类结果，可勾选一个或多个聚类项进行过滤操作，根据需要对检索结果进行筛选精炼。除时间维度外，各聚类结果均按由多到少排序显示，默认显示前10，点击"更多…"后显示前50。

3.检索结果分组　为方便查看检索结果，系统支持对检索结果的核心期刊、中华医学会期刊及循证方面文献分组集中展示。

4.检索结果输出　在检索结果页面，可根据需要选择输出检索结果，包括输出方式、输出范围、保存格式，点击"确定"完成结果输出。输出方式有：SinoMed、NoteExpress、EndNote、RefWorls、NoteFirst；输出范围有：标记记录、全部记录（最多500条）、当前页记录。

5.个性化服务　在线注册后可拥有SinoMed的"我的空间"，享有检索策略定制、检索结果保存和订阅、检索内容主动推送及邮件提醒、引文跟踪等个性化服务。

十三、中 国 知 网

（一）简介

中国知网（China National Knowledge Infrastructure，CNKI）收录文献检索涉及学术期刊、学位论文、会议、报纸、年鉴、专利、标准、成果、图书、学术辑刊、法律法规、政府文件、企业标准、科技报告和政府采购等，知识元检索涉及知识问答、百科、词典、手册、工具书、图片、统计数据、指数、方法、概念、知网大学生百科，引文检索涉及中国引文数据库。其中《中国学术期刊（网络版）》（Chinese Academic Journal Network Publishing Database，CAJD）内容覆盖自然科学、工程技术、农业、哲学、医学、人文社会科学等各个领域。收录1915年至今出版（部分期刊回溯至创刊）的中文期刊8520余种，全文文献总量6380余万篇，以及来自80多个国家及地区900余家出版社的外文期刊7.5余万种，共计9160余万篇外文题录。收录文献分为基础科学、工程科技Ⅰ、工程科技Ⅱ、农业科技、医药卫生科技、哲学与人文科学、社会科学Ⅰ、社会科学Ⅱ、信息科技、经济与管理科学等10大专辑，10大专辑下分为168个专题。

（二）检索规则

1. 检索字段　提供的检索字段及代码分别是：SU=主题，TKA=篇关摘，KY=关键词，TI=篇名，FT=全文，AU=作者，FI=第一作者，RP=通讯作者，AF=作者单位，FU=基金，AB=摘要，CO=小标题，RF=参考文献，CLC=分类号，LY=文献来源，DOI=DOI和CF=被引频次等。

2. 高级检索支持使用运算符　*、+、-、' '、" "、( )进行同一检索项内多个检索词的组合运算，检索框内输入的内容不得超过120个字符。

3. 使用AND（与）、OR（或）、NOT（非）可以组合多个字段，优先级需用英文半角圆括号"( )"确定。

4. 在一个字段内可以用"*（与）、+（或）、-（非）*"组合多个检索词进行检索，可以用"( )"来改变运算顺序。

5. 运算符*、+、-、AND、OR、NOT前后要有空格。

6. 若检索词本身含空格或*、+、-、( )、/、%、=等特殊符号，进行多词组合运算时，为避免歧义，须将检索词用英文半角单引号或英文半角双引号引起来。

7. 提供3种匹配方式　①相关度匹配：采用相关度匹配的检索项为：主题、篇关摘、篇名、全文、摘要、小标题、参考文献、文献来源，根据检索词在该字段的匹配度，得到相关度高的结果。②精确匹配：是指检索词作为一个整体在该检索项进行匹配，完整包含检索词的结果。采用精确匹配的检索项为：关键词、作者、第一作者、通讯作者。③模糊匹配：是指检索词进行分词后在该检索项的匹配结果，采用模糊匹配的检索项为：作者单位、基金、分类号、DOI。

8. 主题词智能提示　输入检索词，自动进行检索词补全提示。适用字段：主题、篇名、关键词、摘要、全文。目前只给一次提示，即输入一个词时词典根据输入词给出提示，输入第二个词开始不再提示。

（三）检索方法

通过中国知网主页或镜像站点登录。购买了使用权的单位可免费检索和下载资源。提供快速检索、高级检索、专业检索、引文检索、句子检索和一框式检索等，这里以学术期刊检索为例主要介绍高级检索和专业检索。

1. 高级检索　点击主页的"学术期刊"，进入学术期刊快速检索界面，点击"高级检索"进入高级检索界面。高级检索支持多字段逻辑组合，并可通过选择精确或模糊的匹配方式、检索控制等方法完成较复杂的检索，得到符合需求的检索结果。但多字段组合检索的运算优先级，按从上到下的顺序依次进行。

高级检索界面包括文献分类导航区、检索区和切库区。

（1）文献分类导航区：默认为收起状态，点击展开后勾选所需类别，可缩小和明确文献检索的类别范围。总库高级检索提供168专题导航，是CNKI基于中图分类而独创的学科分类体系。

（2）检索区：主要分为两部分，上半部分为检索条件输入区，下半部分为检索控制区。在检索条件输入区：默认显示主题、作者、文献来源三个检索框，可自由选择检索项、检索项间的逻辑关系、检索词匹配方式等。点击检索框后的+、-按钮可添加或删除检索项，最多支持10个检索项的组合检索。在检索控制区：主要作用是通过条件筛选、时间选择等，对检索结果进行范围控制。控制条件包括以下几种。①出版模式：包括资讯、网络首发、增强出版；②基金文献；③检索扩展：包括中英文扩展或同义词扩展，检索时默认进行中英文扩展，如果不需要中英文扩展，则手动取消勾选；④时间范围：出版年度（起始年—结束年），更新时间（不限、最近一周、最近一月、最近半年、最近一年、今年迄今或上一年度），指定期；⑤来源类别：全部期刊、SCI、EI、北大核心、CSSCI、CSCD和AMI。

（3）切库区：高级检索页面下方为切库区，点击库名，可切至某单库高级检索。具体检索步骤如下。

首先，在文献分类导航区选择类别范围，可"全选"，也可选一个或几个类别。

其次，在检索条件输入区输入检索条件：①选择检索字段。可以选择主题或篇关摘。②输入检索词。在相应检索框内输入检索词，并选择该检索词的匹配方式（精确或模糊）。当检索条件有多个时，可以根据检索条件增加和减少检索行。点击+或-增加或减少检索行。③合理选择检索条件之间的逻辑关系（AND、OR或NOT）进行组合检索。

再次，在检索控制区设置控制条件。

最后，点击"检索"按钮执行检索。

2.专业检索　点击高级检索界面的"专业检索"进入专业检索界面，一般流程为确定检索字段构造一般检索式，借助字段间关系运算符和检索词限定运算符可以构造复杂的检索式。专业检索表达式的一般式：SU=('乳腺肿瘤'+'乳腺癌'+'乳癌'+'乳房癌') AND SU=('放射疗法'+'放射治疗'+'放疗')。

3.二次检索　在当前检索结果内进行的检索，主要作用是进一步精选文献。当检索结果太多，想从中精选出一部分时，可使用二次检索。检索词输入与其他检索条件设置与高级检索或专业检索完全相同，添加完所有检索项后，点击"结果中检索"进行检索。

（四）检索示例

在专业检索界面输入：TKA=（'直肠癌'+'直肠瘤'+'肛门癌'+'直肠肿瘤'+'肛门肿瘤'+'肛腺肿瘤'+'环肛腺肿瘤'+'肛周腺肿瘤'）AND TKA=（'放疗'+'放射疗法'+'放射治疗'+'全身照射'+'X线疗法'+'淋巴照射'+'颅脑照射'+'放射免疫疗法'+'放射外科手术'+'半身照射'+'辅助放射疗法'+'化放疗'+'质子'+'颅脊柱照射'+'重离子'）AND TKA=（'Meta分析'+'系统评价'+'荟萃分析'+'系统综述'+'系统性综述'+'元分析'+'随机'+'单屏蔽'+'双屏蔽'+'三屏蔽'+'单盲'+'双盲'+'三盲'+'盲法'+'隐蔽分组'+'分配隐藏'+'等效性临床试验'+'等效性试验'+'等效试验'+'等效性设计'+'等效设计'+'等效性研究'+'等效研究'+'优效性临床试验'+'优效性试验'+'优效试验'+'优效性设计'+'优效设计'+'优效性研究'+'优效研究'+'非劣效性临床试验'+'非劣效性试验'+'非劣效试验'+'非劣效性设计'+'非劣效设计'+'非劣效性研究'+'非劣效研究'+'实用性临床试验'+'实用临床试验'+'实用性研究'+'意向治疗分析'），选择"同义词扩展"，点击"检索"即可。

（五）检索结果处理

1.检索条件显示　检索结果区左上方显示检索范围和检索条件，并提供查看检索历史、检索表达式的定制功能。

2.主题定制　登录个人账号，点击"主题定制"，定制当前的检索表达式至我的CNKI，可了解所关注领域的最新成果及进展。

3.检索历史　点击"检索历史"，可查看检索历史，未登录个人账号的情况下可查看最近的10条记录。在检索历史页点击检索条件，直接查看检索结果。

4.分组筛选　检索结果区左侧为分组筛选区，提供多层面的筛选角度，并支持主题、学科、发表年度、研究层次、期刊、来源类别、作者、机构和基金等组合筛选，以快速、精准地从检索结果中筛选出所需的优质文献。默认展开前两个分组项的部分分组内容，点击分组标签上的下拉箭头，展开分组项。勾选分组条件后执行筛选，再次点击分组条件后清除筛选。

5.排序　提供相关度、发表时间、被引、下载和综合排序，可根据需要选择相应的排序方式。默认按相关度降序排序，将最相关的文献排在前面。

6.显示数量与模式

（1）显示数量：提供3个选项（10条、20条、50条）。

（2）显示模式（列表模式、详情模式）：其中列表模式显示篇名、作者、刊名、发表时间、被引、下载和操作（下载、在线阅读、收藏、引用）；详情模式显示篇名、作者、作者单位、刊名、发表时间、下载、摘要、关键词、被引、HTML阅读、收藏和引用。

7.文献下载与分析

（1）题录下载：在检索结果界面，首先在全选前的□或题名前的□里打"√"选择输出的题录，最多选择500条，其次在"导出与分析"下拉菜单点击"导出文献"，选择文献导出格式 [GB/T 7714—2015 格式引文、知网研学（原E-Study）、CAJ-CD 格式引文、MLA 格式引文、APA 格式引文、查新（引文格式）、查新（自定义引文格式）、Refworks、EndNote、NoteExpress、NoteFirst、BibTex和自定义]，然后在弹出的窗口中选择导出题录的排序方式（发表时间或被引频次），最后点击"导出"按钮完成题录下载。

（2）全文下载：可以批量下载和单篇下载。若要实施批量下载，安装最新版"知网研学（原E-Study）"客户端即可。单篇下载，可以点击预下载文献篇名后的下载图标执行下载，也可以点击文献篇名进入该文献知网节，可浏览引文网络（参考文献、引证文献、共引文献、同被引文献、二级参考文献和二级引证文献）以及相关文献推荐（相似文献、读者推荐、相关基金文献、关联作者和相关视频），点击"CAJ下载"或"PDF下载"完成相应格式全文下载。

（3）文献分析：在检索结果界面"导出与分析"下拉菜单选择"已选结果分析"或"全部检索结果分析"。①已选结果分析结果呈现：指标（文献数、总参考数、总被引数、总下载数、篇均参考数、篇均被引数、篇均下载数、下载被引比），总体趋势，关系网络（文献互引网络、关键词共现网络、作者合作网络）和分布（资源类型、学科、来源、基金）；②全部检索结果分析结果呈现：总体趋势，分布（主要主题、次要主题、学科、研究层次、期刊、来源类别、作者、机构、基金）和比较分析（点击任意分布中柱状图中柱形或饼状图中扇区，添加该项分组数据作为比较项）。

十四、万方数据知识服务平台

（一）简介

万方数据知识服务平台整合学术期刊、学位论文、会议论文、科技报告、专利、标准、科技成果、法规、地方志、视频等10余种文献，同时提供万方智搜、灵析、万方选题、刊寻、DOI注册与链接、科慧等知识服务，帮助科研工作者、学者或机构学习与探索、科研与创新、决策与管理。收录国内期刊共8500余种，涵盖自然科学、工程技术、医药卫生、农业科学、哲学政法、社会科学、科教文艺等多个学科；国外期刊主要来源于国家科技图书文献中心外文文献数据库、数十家著名学术出版机构及DOAJ、PubMed等知名开放获取平台的4万余种。

（二）检索规则

1.检索字段　提供可检索字段主要有全部、主题、题名或关键词、题名、作者关键词、摘要、第一作者、作者单位、通讯作者、DOI、基金、中图分类号、期刊名称/刊名、ISSN/CN、期和栏目。

2.运算符

（1）逻辑运算符：①"AND/and"逻辑与运算，同时出现在文献中；②"OR/or"逻辑或运算，其中一个或同时出现在文献中；③"NOT/not"逻辑非运算，后面的词不出现在文献中。

（2）""：精确匹配，引号中词作为整体进行检索。

（3）( )：限定检索顺序，括号内容作为一个子查询。

（4）逻辑运算符优先级顺序为（ ）> NOT > AND > OR。

（5）运算符使用英文半角输入形式。

（三）检索方法

万方数据知识服务平台提供基本检索、高级检索、专业检索、作者发文检索、自然语言检索等，这里以"学术期刊"检索为例主要介绍高级检索和专业检索。

1.高级检索　点击主页的"学术期刊"，进入学术期刊基本检索界面，点击"高级检索"进入高级检索界面。高级检索支持多字段逻辑组合，可以选择检索词精确还是模糊匹配，在输入框内可以使用括号以及运算符构建检索表达式。

高级检索界面分为上半部分检索条件输入区和下半部分检索控制区。

在检索条件输入区：默认显示主题、篇关摘、作者3个检索框，可自由选择检索项、检索项间的逻辑关系、检索词匹配方式等。点击检索框后的+、-按钮可添加或删除检索项，最多支持5个检索项的组合检索。在检索控制区：主要作用是通过时间范围和检索扩展对检索结果进行范围控制。控制条件包括：①出版时间，起始年月-结束年月；②智能检索，同义词扩展和中英文扩展。

具体检索步骤：首先，在检索条件输入区输入检索条件。①选择检索字段：可以选择主题或篇关摘。②输入检索词：在相应检索框内输入检索词，并选择该检索词的匹配方式（精确或模糊）。当检索条件有多个时，可以根据检索条件增加和减少检索行。点击+或-增加或减少检索行。③合理选择检索条件之间的逻辑关系（AND、OR或NOT）进行组合检索。其次，在检索控制区设置控制条件。最后，点击"检索"按钮执行检索。

2.专业检索　点击高级检索界面的"专业检索"进入专业检索界面，利用检索字段、检索词、逻辑运算符和( )构建专业检索表达式。如主题：（"乳腺肿瘤"OR"乳腺癌"OR"乳癌"OR"乳房癌"）AND 主题：（"放射疗法"OR"放射治疗"OR"放疗"）。

（四）检索示例

针对本案例，在专业检索界面输入构建的检索表达式为主题：（"直肠癌"OR"直肠瘤"OR"肛门癌"OR"直肠肿瘤"OR"肛门肿瘤"OR"肛腺肿瘤"OR"环肛腺肿瘤"OR"肛周腺肿瘤"）AND 主题：（"放疗"OR"放射疗法"OR"放射治疗"OR"全身照射"OR"X线疗法"OR"淋巴照射"OR"颅脑照射"OR"放射免疫疗法"OR"放射外科手术"OR"半身照射"OR"辅助放射疗法"OR"化放疗"OR"质子"OR"颅脊柱照射"OR"重离子"）AND 主题：（"Meta分析"OR"系统评价"OR"荟萃分析"OR"系统综述"OR"系统性综述"OR"元分析"OR"随机"OR"单屏蔽"OR"双屏蔽"OR"三屏蔽"OR"单盲"OR"双盲"OR"三盲"OR"盲法"OR"隐蔽分组"OR"分配隐藏"OR"等效性临床试验"OR"等效性试验"OR"等效试验"OR"等效性设计"OR"等效设计"OR"等效性研究"OR"等效研究"OR"优效性临床试验"OR"优效性试验"OR"优效试验"OR"优效性设计"OR"优效设计"OR"优效性研究"OR"优效研究"OR"非劣效性临床试验"OR"非劣效性试验"OR"非劣效试验"OR"非劣效性设计"OR"非劣效设计"OR"非劣效性研究"OR"非劣效研究"OR"实用性临床试验"OR"实用临床试验"OR"实用性研究"OR"意向治疗分析"），选择"主题词扩展"点击"检索"实施检索。

（五）检索结果处理

1. 检索条件显示　检索结果区上方显示检索表达式。

2. 分组筛选　检索结果区左侧为分组筛选区，提供多层面的筛选角度，并支持获取范围、年份、学科分类、核心、语种、来源数据库、刊名、出版状态、作者、作者单位等组合筛选，以快速、精准地从检索结果中筛选出所需的优质文献。默认展开前三个分组项的部分分组内容，点击分组标签上的下拉箭头，展开分组项。勾选分组条件后执行筛选，再次点击分组条件后清除筛选。

3. 排序　提供相关度、出版时间、被引频次和下载量排序，可根据需要选择相应的排序方式。默认按相关度降序排序，将最相关的文献排在前面。

4. 显示数量与模式

（1）显示数量：提供3个选项（20条、30条、50条）。

（2）显示模式（表格模式、详情模式）：其中表格模式显示标题、作者、刊名、年/期、类型、被引、下载、操作（在线阅读、下载、引用）；详情模式显示篇名、作者、刊名及期刊级别、年/期、摘要、关键词、在线阅读、下载、引用以及下载次数。

5. 文献下载与分析

（1）题录下载：在检索结果界面，首先在全选前的□或题名前的□里打"√"选择输出的题录，最多选择500条，接着点击"批量引用"选择文献导出格式（参考文献、查新格式、NoteExpress、RefWorks、NoteFirst、EndNote、Bibtex和自定义格式），最后选择"导出TXT"或"导出DOC"完成题录下载。

（2）全文下载：点击预下载文献篇名后的下载按钮执行下载，也可以点击文献篇名进入该文献细览界面，可浏览期刊信息、相关文献、参考文献并对其进行排序和引文网络（提供参考文献和引证文献），点击下载按钮完成相应格式全文下载。

（3）文献分析：在检索结果界面点击结果分析按钮，可以分析年份、关键词、作者、机构、学科、期刊、基金和资源类型。

十五、维　普　网

（一）简介

维普网重庆维普资讯有限公司研发，收录期刊论文、学位论文、会议论文、专利和标准等文献。其中《中文科技期刊数据库》（China Science And Technology Journal Database，CSTJ）1989年推出，共收录中文学术期刊15 000余种，现刊9000种，文献7600余万篇，年更新250余万篇，涵盖哲学、经济学、法学、教育学、文学、历史学、理学、工学、农学、医学、军事学、管理学、艺术学和交叉学科等领域。《维普外文期刊库》整合收录国际期刊7万余种，覆盖WOS（SCIE、SSCI、ESCI、A&HCI，含JCR期刊）、Scopus期刊、EI期刊及PubMed期刊，题录文献累计超过1亿条，最早可回溯19世纪，涵盖哲学、社会科学、自然科学、工程技术、医药卫生和农业科学等学科领域。

（二）检索规则

1. 检索字段　提供的检索字段及代码分别是：U=主题，M=篇关摘，T=篇名，K=关键词，R=摘要，

A=作者，F=第一作者，S=作者单位，J=刊名，C=中图分类号，E=学科分类号，D=DOI，FU=基金。

2.运算符

（1）布尔逻辑运算：检索框内支持英文半角"AND/and/*"（且）、"OR/or/+"（或）、"NOT/not/-"（非、排除、不包含），优先级为NOT（not）>AND（and）>OR（or），可以用（）来提高运算优先级。

（2）精确与模糊检索：精确检索对检索词词不拆分，不调换位置，允许前后加内容；模糊检索允许检索词拆分、位置调换、穿插内容，但相关度高的文献排序靠前。在专业检索界面，字段标识符+E，如M=乳腺肿瘤（表示模糊），TE=乳腺肿瘤（表示精确）。

（3）（）：括号内优先，须英文半角。

（4）""：引号内优先，须英文半角。

（5）若检索词中包含AND/and、NOT/not、OR/or、*、-等运算符或特殊字符检索时，需加半角引号单独处理。

（6）同义词扩展：将一个词的同义词进行扩展，找到更多与该词意义相近或相同的词汇，同义词取自于同义词表。

（7）中英文扩展：将一个词在中文和英文中的相关词汇进行列举，以增加对该词在两种语言中的理解。

（三）检索方法

维普网提供基本检索、高级检索、专业检索、作者发文检索等，这里以期刊检索为例主要介绍高级检索和专业检索。

1.高级检索　点击"高级检索"进入高级检索界面。高级检索支持多字段逻辑组合，可以选择检索词精确还是模糊匹配，在输入框内可以使用括号、引号和布尔逻辑运算符构建检索表达式。

高级检索界面分为上半部分检索条件输入区和下半部分检索控制区。

在检索条件输入区：默认显示主题、题名或关键词、题名三个检索框，可自由选择检索项、检索项间的逻辑关系、检索词匹配方式等。点击检索框后的+、-按钮可添加或删除检索项，最多支持6个检索项的组合检索。在检索控制区：主要作用是通过出版时间和智能检索对检索结果进行范围控制。控制条件包括出版时间和智能检索。①出版时间：一周前、一月前、半年前、一年前、今年初、三年前、十年前和起始年月—结束年月；②智能检索：中英文扩展和主题词扩展。

具体检索步骤：首先，在检索条件输入区输入检索条件。①选择检索字段：可以选择主题。②输入检索词：在相应检索框内输入检索词，并选择该检索词的匹配方式（精确或模糊）。当检索条件有多个时，可以根据检索条件增加和减少检索行。点击+或-增加或减少检索行。③合理选择检索条件之间的逻辑关系（AND、OR或NOT）进行组合检索。其次，在检索控制区设置控制条件。最后，点击"检索"按钮执行检索。

2.专业检索　点击高级检索界面的"专业检索"进入专业检索界面，利用检索字段、检索词、逻辑运算符和（）构建专业检索表达式。如M=（"乳腺肿瘤"OR"乳腺癌"OR"乳癌"OR"乳房癌"）AND M=（"放射疗法"OR"放射治疗"OR"放疗"）。

3.二次检索　在当前检索结果内进行的检索，主要作用是进一步精选文献。当检索结果太多，想从中精选出一部分时，可使用二次检索。检索词输入与其他检索条件设置与高级检索完全相同，添加完所有检索词或表达式，点击"在结果中检索"或"在结果中去除"进行检索。

4.组合检索　在检索历史界面可实现一个或多个历史检索表达式的逻辑组配检索，首先选择预组合的检索表达式，然后选择布尔逻辑运算符完成组合检索。

（四）检索示例

针对本案例，首先在专业检索界面依次输入构建的直肠癌、放疗和研究设计的检索表达式：M=（"直肠癌"OR"直肠瘤"OR"肛门癌"OR"直肠肿瘤"OR"肛门肿瘤"OR"肛腺肿瘤"OR"环肛腺肿瘤"OR"肛周腺肿瘤"）A～D M=（"放疗"OR"放射疗法"OR"放射治疗"OR"全身照射"OR"X线疗法"OR"淋巴照射"OR"颅脑照射"OR"放射免疫疗法"OR"放射外科手术"OR"半身照射"OR"辅助放射疗法"OR"化放疗"OR"质子"OR"颅脊柱照射"OR"重离子"）A～D M=（"Meta分析"OR"系统评价"OR"荟萃分析"OR"系统综述"OR"系统性综述"OR"元分析"OR"随机"OR"单屏蔽"OR"双屏蔽"OR"三屏蔽"OR"单盲"OR"双盲"OR"三盲"OR"盲法"OR"隐蔽分组"OR"分配隐藏"OR"等效性临床试验"OR"等效性试验"OR"等效试验"OR"等效性设计"OR"等效设计"OR"等效性研究"OR"等效研究"OR"优效性临床试验"OR"优效性试验"OR"优效试验"OR"优效性设计"OR"优效设计"OR"优效性研究"OR"优效研究"OR"非劣效性临床试验"OR"非劣效性试验"OR"非劣效试验"OR"非劣效性设计"OR"非劣效设计"OR"非劣效性研究"OR"非劣效研究"OR"实用性临床试验"OR"实用临床试验"OR"实用性研究"OR"意向治疗分析"），然后选择"主题词扩展"点击"检索"实施检索。

（五）检索结果处理

1. 分组筛选　检索结果区左侧为分组筛选区，提供多层面的筛选角度，并支持获取类型、年份、学科、核心、核心收录、主题、期刊、作者、作者单位等组合筛选，实现从检索结果中筛选出所需的文献。默认展开前5个分组项的部分分组内容，点击分组标签上的下拉箭头，勾选分组条件后自动执行筛选，再次点击分组条件后清除筛选。

2. 排序　提供相关度、时效性、被引量排序，可根据需要选择相应的排序方式。默认按相关度降序排序，将最相关的文献排在前面。

3. 显示数量与模式

（1）显示数量：提供3个选项（20条、30条、50条）。

（2）显示模式（题录格式、摘要格式）：其中题录格式显示标题、作者、来源、类型、操作（智能阅读、免费下载、引用）；摘要格式显示标题、作者、期刊名称及级别、年/期/页、机构、摘要、关键词、智能阅读、免费下载、引用及下载次数。还可通过编辑列表功能，对已选记录进行二次勾选、删除已选或导出已选的操作。

4. 文献下载与分析

（1）题录下载：在检索结果界面，首先在全选前的□或标题前的□里打"√"选择输出的题录，其次点击"批量引用"后选择文献导出格式（引用格式、GB/T 7714-2015、MLA、APA、导出格式、文本、查新格式、BibTex、EndNote、RefWorks、NoteFirst、NoteExpress、自定义格式），最后选择"导出TXT"或"导出DOC"完成题录下载。

（2）全文下载：在题录格式界面点击"免费下载"执行下载，也可以点击文献篇名进入该文献细览界面，可浏览文献来源、文献信息、期刊信息、相关文献、相关主题、相关学者、引文脉络、主题研究脉络等，点击"免费下载"完成全文下载。

（3）文献分析：在检索结果界面点击结果分析按钮，可以分析年份、关键词、作者、机构、学科、期刊、基金和资源类型。

十六、在研研究来源

1. 世界卫生组织国际临床试验注册平台　世界卫生组织国际临床试验注册平台及其一级注册机构、合作注册机构和提供数据机构信息详见第二章第一节。

2. 中国临床试验注册中心　详见第二章第一节。

3. Current Controlled Trials　是一个重要的医学在研随机对照试验数据库，通过简单注册，可免费检索相关数据，获取正在进行的临床试验信息。

4. Clinical Trials　收录了由美国国家卫生研究院、美国联邦机构和制药公司资助的来自172国家和地区的临床试验和观察研究信息。

5. 英国制药工业协会临床试验数据中心　可免费检索在英国注册的Ⅲ期临床试验和正在进行的Ⅳ期临床试验。

6. 其他在研数据库
（1）CenterWatch临床试验。
（2）欧洲医药局（EMEA）。
（3）国际药品制造商协会联合会（IFPMA）临床试验。
（4）英国临床试验网站。
（5）大学医学信息网络临床试验注册（日本）。

十七、灰色文献

（一）会议论文

1. 中国知网会议论文数据库　是中国知网数据库之一，收录1999年以来中国科协系统及国家二级以上的学会、协会，高校、科研院所，政府机关举办的重要会议以及在国内召开的国际会议上发表的文献，部分重点会议文献回溯至1953年，目前，已收录国内会议、国际会议论文集4万余本，累计文献总量386余万篇。

2. 中国学术会议文献数据库　是万方数据知识服务平台的数据库之一，中文会议收录始于1982年，年收集约2000个重要学术会议，年增15万篇论文，每月更新。外文会议主要来源于NSTL外文文献数据库，收录了1985年以来世界各主要学协会、出版机构出版的学术会议论文共计1100万篇全文（部分文献有少量回溯），每年增加论文约20余万篇，每月更新。

3. 中国医学学术会议论文数据库　是解放军医学图书馆研制开发的中文医学会议论文文献书目型数据库。收录了1994年以来中华医学会所属专业学会、各地区分会和全军等单位组织召开的医学学术会议700余本会议论文集中的文献题录和文摘。累计文献量15万余篇。涉及的主要学科领域有：基础医学、临床医学、预防医学、药学、医学生物学、中医学、医院管理及医学情报等各个方面。

4. 中外文会议论文数据库　由国家科技图书文献中心开发的中外文会议论文数据库，收录了国内外学协会及出版机构等出版的会议录文献总量近20万册，占馆藏总量的48%，公开出版物NSTL基本全部收齐。

5. ISTP与ISI Proceedings　《科技会议录索引》（Index to Scientific & Technical Proceedings，简称ISTP），由美国科学情报研究所主办，1978年创刊。主要收录约4000多个国际学术会议的20多万篇科技会议论文的题录。其中工程技术与应用科学类文献约占35%，其他涉及学科基本与SCI相同。

6.Papers First 与 ProceedingsFirst　是 OCLC FirstSearch 的两个会议文献数据库，Papers First 包括在世界范围的会议、联合会、博览会、专题会、专业会、学术报告会上发表论文的书目索引，覆盖了从1993年10月至今由大英图书馆资料提供中心收到的已出版论文，每两周更新一次。Proceedings First 是 Papers First 的相关库，它包括在世界各地举行的学术会议上发表的论文的目录表。

（二）学位论文

1. 中国知网学位论文数据库　是中国知网数据库之一，收录530余家博士培养单位的博士学位论文60余万篇，810余家硕士培养单位的硕士学位论文635余万篇，最早回溯至1984年，覆盖基础科学、工程技术、农业、医学、哲学、人文、社会科学等各个领域。

2. 中国学位论文数据库　是万方数据知识服务平台的数据库之一，收录1980年以来690万篇学位论文，年增42余万篇，涵盖哲学、经济学、法学、教育学、文学、历史学、理学、工学、农学、医学、军事学和管理学等专业，以及基础科学、理学、工业技术、人文科学、社会科学、医药卫生、农业科学、交通运输、航空航天和环境科学等各学科领域。

3. CALIS 高校学位论文数据库　是以清华大学图书馆为首建立的包括清华大学、北京大学等83所高校 CALIS 成员馆1995年至今的约42万篇博硕士学位论文摘要，10万余篇全文的数据库。目前该数据库不断扩展，博硕士学位论文记录逾384万条，包括：中文学位论文约172万条，外文学位论文约212万条。该系统提供检索结果与 CALIS "文献传递"的链接，读者可以直接在线提交申请，获取学位论文全文。

4. 中文学位论文数据库　是国家科技图书文献中心系列数据库之一，收录1984年至今我国高校、科研院所授予的硕士、博士和博士后学位论文220多万篇，每年增加论文近30万篇。学科涉及自然科学各专业领域，涵盖全国1400所高校及科研机构。学科范围涉及自然科学各专业领域，并兼顾社会科学和人文科学，每季更新。

5. 外文学位论文数据库　是国家科技图书文献中心系列数据库之一，收录美国 ProQuest 公司博硕士论文资料库中2001年以来的电子版优秀硕博士论文70多万篇，每年新增约4万篇，涉及自然科学和社会科学领域，涵盖924所国外高校及科研机构。学科范围涉及自然科学各专业领域，并兼顾社会科学和人文科学。

6. PQDD 数字学位论文数据库　由美国 ProQuest 公司研发，收录欧美1000余所大学文、理、工、农、医等领域自1861年以来的400万篇博士、硕士学位论文摘要或题录，其中200余万篇有纸质和缩微格式的全文，是世界上最大的、使用最广泛的学位论文数据库，是学术研究中十分重要的信息资源。ProQuest 公司是美国国会图书馆指定的收藏全美博硕士论文的馆外机构，收录了北美几乎所有学科领域发表的博士、硕士研究生论文，年新增9万篇论文全文。

7. NDLTD　NDLTD（Networked Digital Library of Theses and Dissertations）是由联合国教科文组织和 Adobe 系统公司联合创建的以收集电子学位论文为主的网络学位论文数字图书馆，是一个国际性博硕士学位论文共享检索平台。NDLTD 学位论文库的主要特点就是学校共建共享、可以免费获取。另外由于 NDLTD 的成员馆来自全球各地，所以覆盖的范围比较广，有德国、丹麦等欧洲国家和中国香港、中国台湾等地的学位论文。目前全球有170多家图书馆、7个图书馆联盟、20多个专业研究所加入了 NDLTD。

第二篇 原始研究检索与评价篇

第五章 随机对照试验检索与评价

原始研究是指研究人员基于自己的研究假设或问题,通过系统设计和实施,直接从研究对象中收集第一手数据,并对这些数据进行统计分析和讨论,从而得出原创性结论的研究类型。通常包括观察性研究、实验性研究两大类,本篇重点介绍随机对照试验、非随机试验性研究、队列研究、病例对照研究、横断面研究、诊断准确性研究、临床经济学研究、动物实验和定性研究的检索思路与评价量表。

【学习目标】
　　知识目标:
　1.掌握随机对照试验的方法学质量和报告质量评价工具。
　2.熟悉随机对照试验的偏倚来源。
　3.了解随机对照试验的定义和分类。
　　能力目标:运用所学知识对随机对照试验进行评估。
　　素质目标:具备随机对照试验评价的意识。
　　情感目标:评价随机对照试验评价有助于正确设计和实施随机对照试验。
【本章导读】
　　本章系统介绍了随机对照试验的定义、分类、偏倚来源,以及主要的方法学质量和报告质量评价工具。

第一节 概　　述

随机对照试验(randomized controlled trial,RCT)是采用随机分配方法将合格的研究对象分配到试验组和对照组,然后接受相应的干预措施,在一致的条件下或环境中,同步进行研究和观测试验的效应,并采用客观的效应指标对试验结果进行科学的测量和评价。RCT能真实、客观地评价干预措施的疗效,被公认为评价预防、治疗和康复措施疗效的"金标准或金方案"。

最常见的设计类型为随机平行对照试验,也有特殊类型:群随机对照试验和单病例随机对照试验(N-of-1 RCT)。群随机对照试验(cluster randomized trials)是将研究对象以群(如社区、家庭、医疗机构)为单位进行随机分配的一种试验设计。很多情况下,医疗卫生干预是在一个群的水平上实施,如针对社区人群的健康教育、针对医生的指南实施干预等,这种情况下以个体为单位进行随机分组常难以实施。单病例随机对照试验以研究对象自身作为对照，根据疾病特点设置3轮或以上试验，每轮治疗期和对照期时常由疗程决定，其顺序由第三方研究人员随机分配，保证研究对象、研究者及结果测量者对分配情况均不知情，在治疗期和对照期研究者严格按照随机分配顺序给予干预措施或另一种干预措施（或安慰剂），每期结束后设置洗脱期来消除该干预措施的残余影响，对结果统计分析，评价干预措施疗效，以指导多个个体患者的医疗或护理。

第二节 偏倚来源

基于RCT实施过程和产生偏倚的环节，主要偏倚有：选择性偏倚、实施偏倚、减员偏倚、测量性偏倚、选择性报告偏倚、其他来源偏倚。选择性偏倚产生于将研究对象分配到各组时、实施偏倚产生于提供干预的过程、减员偏倚产生于随访过程、测量性偏倚产生于结果测量分析时、选择性报告偏倚产生于研究报告时、非以上来源的偏倚则为其他来源偏倚。上述偏倚均属于系统误差，可通过一定措施予以防止、消除或将其发生的可能性和影响减到最小。RCT实施过程中各种偏倚产生的环节及其预防措施如下：

1. **选择性偏倚** RCT产生选择性偏倚的环节有两个：一是将受试对象分配入组时方法不当；二是分配方案未加隐藏。

分组方法不当所造成的选择性偏倚对结果的影响极大，可使结果发生偏差甚至歪曲和误导。不当的分组方法往往带有倾向性，使其试验结果倾向于对主观期望有利的方向。因此，在研究设计时预先采用适当的方法防止和消除选择性偏倚发生十分重要。

预防倾向性分组方法所造成选择性偏倚的措施是进行随机化分组。随机化分组是指将研究对象分配入组时不受研究者和被研究者的主观意愿影响，而是根据各种随机方法产生的随机序列决定研究对象接受何种干预措施，使各组受试者除干预措施不同外，其他各种因素包括人口学特征、身体状况、疾病特征等都基本均衡。充分、正确的随机方法一般有随机数字表法和计算机随机法，也可在研究设计阶段采用抛硬币或掷骰子及正确的抽签法。为了进一步保证各组基线的均衡性，按照受试对象中具有不同特征的人群进行分层或区组进行随机分组，其具体解释请参见统计学或临床流行病学书籍。

（1）随机抽样和随机分配的区别：随机抽样是指从总体中随机抽取部分样本，总体中所有对象都有相同的机会进入研究，被抽取样本的研究结果可以代表总体的特性。而随机分组是指将有限总体的全部受试对象或经随机抽样抽取的所有样本全部随机分配入组，每个受试对象或样本都有同样的机会（概率）被分配到试验组或对照组，使各种因素在组间达到基本相似。

（2）隐蔽分组：隐蔽分组是指专人产生随机分组序列，此人不参与纳入研究对象，并将分组方案对所有参与研究的人员保密，包括干预实施者和受试者。

在避免选择性偏倚方面，隐蔽分组相比随机序列的产生更重要。充分的隐蔽分组方法通常有以下几种：①中心（如不知道受试者特点的中心办公室）或药房控制的随机分组；②采用外形完全一样的容器，内置试验药物或对照药物，对其编号或编码，与受试者号码对应；③采用计算机产生的随机序列号，计算机应加密上锁，勿使泄露；④采用密封不透光的信封，将随机号放入其中，信封外按顺序编码。

2. **实施偏倚** 实施偏倚是指除研究干预措施的差异，提供给各组的干预措施中存在的系统误差，如沾染，即向对照组提供试验的干预措施，或协同干预，即向其中一组提供额外关照。为了防止实施偏倚，有效的做法是标化治疗方案，对受试者和提供干预的人员均实施盲法，即受试者和治疗人员都不知道受试者接受的何种干预措施。研究发现，若不采用盲法，实施偏倚可高估疗效达17%左右。

受试者、干预实施者、结果测量者三个环节都可施盲，其中两个环节施盲者为双盲，三个环节均施盲则为三盲；在三盲的基础上再加上对统计分析人员施盲为四盲。

在什么环节施盲应根据研究特点决定，如观察环孢菌素（cyclosporine）与他克莫司（tacrolimus）两种免疫抑制剂对肾移植术后抗排斥反应效果的研究，受试者、干预措施实施者、结果观察者知道受试者服用何种药后产生的主观意识并不影响排斥反应的发生和观察。因此，这类研究就不应将是否实施盲法作为偏倚风险评价标准。另外，如测量指标为病死率或生存率，实施盲法亦无必要。

3.**不完整资料的偏倚** 受试者退出试验；受试者未能参加预定的结果测量；受试者虽然参加了预定的结果测量，但未提供相关资料；研究者决定（通常是不恰当地）终止随访；资料或记录丢失，或由于其他原因不能使用。对不完整资料的分析，可采用意向性分析、最佳结果演示和最差结果演示等方法估计其对结果的影响。

4.**测量性偏倚** 测量性偏倚发生于测量和分析结果时，如果测量人员知道受试者接受的试验措施，特别对"主观性"测量指标，可能不自觉地做出倾向性的结论。测量性偏倚可夸大疗效达17%～35%，盲法是防止测量性偏倚的有效措施。

5.**选择性报告偏倚** 选择性报告偏倚产生于研究结果报告过程中，如果研究者未按照研究计划报告研究结局指标，出现漏报情况，将产生选择性报告偏倚。

第三节 检 索

本节以检索慢性阻塞性肺疾病（chronic obstructive pulmoriary disease，COPD）相关随机对照试验文献的检索，COPD相关检索词见表5-1，随机对照试验相关检索词见表5-2，与之对应高敏感度检索式见表5-3。

表5-1 COPD检索词列表

语种	主题词	同义词
中文	中国生物医学文献数据库：肺疾病，慢性阻塞性	COPD，COAD，慢性阻塞肺疾病，慢性气道阻塞性疾病，慢性阻塞性肺疾病，慢性阻塞型肺疾病，慢性气流阻塞，慢性气道阻塞，慢阻肺等
英文	PubMed/ Cochrane Library：Pulmonary Disease, Chronic Obstructive；Embase.com：chronic obstructive lung disease	coad, copd, chronic airflow obstruction*, chronic airway obstruction*, chronic obstructive airway disease*, chronic obstructive airway disorder*, chronic obstructive bronchopulmonary disease*, chronic obstructive bronchopulmonary disorder*, chronic obstructive lung disease*, chronic obstructive lung disorder*, chronic obstructive pulmonary disease*, chronic obstructive pulmonary disorder*, chronic obstructive respiratory disease*, chronic obstructive respiratory disorder*, chronic pulmonary obstructive disease*, chronic pulmonary obstructive disorder*, lung chronic obstructive disease*, obstructive chronic lung disease*, obstructive chronic pulmonary disease* 等

表5-2 随机对照试验检索词列表

语种	主题词	同义词
中文	中国生物医学文献数据库：随机对照试验，等效性试验，实用性临床试验，意向治疗分析，适应性临床试验	随机，单屏蔽，双屏蔽，三屏蔽，单盲，双盲，三盲，盲法，隐蔽分组，分配隐藏，适应性临床试验，适应性临床试验，适应性试验，适应试验，适应性设计，适应设计，适应性研究，等效性临床试验，等效性试验，等效试验，等效性设计，等效设计，等效性研究，等效研究，优效性临床试验，优效性试验，优效试验，优效性设计，优效设计，优效性研究，优效研究，非劣效性临床试验，非劣效性试验，非劣效试验，非劣效性设计，非劣效设计，非劣效性研究，非劣效研究，实用性临床试验，实用临床试验，实用性研究，多中心试验，多中心研究等

续表

语种	主题词	同义词
英文	PubMed/ Cochrane Library: Randomized Controlled Trials, Equivalence Trials, Intention to Treat Analysis, Pragmatic Clinical Trials, Single-Blind Method, Random Allocation, Double-Blind Method, Adaptive Clinical Trials; Embase.com: randomized controlled trial, equivalence trial, non-inferiority trial, pragmatic trial, superiority trial, single blind procedure, double blind procedure, triple blind procedure, ntention to treat analysis, multicenter studies, adaptive clinical trial, adaptive clinical trial（topic）, multicenter study（topic）, phase 2 clinical trial（topic）, phase 3 clinical trial（topic）, phase 4 clinical trial（topic）	equivalence trial, equivalence clinical trial, equivalence design, non-inferiority trial, noninferiority trial, pragmatic trial, non-inferiority clinical trial, non-inferiority design, practical clinical trial, pragmatic clinical trial, superiority clinical trial, superiority design, superiority trial, intent to treat, intention to treat, adaptive design, adaptive trial 等

表5-3　主要数据库检索式

序号	检索式
PubMed	
#1	"Pulmonary Disease, Chronic Obstructive" [Mesh]
#2	"coad" [Title/Abstract] OR "copd" [Title/Abstract] OR "chronic airflow obstruction*" [Title/Abstract] OR "chronic airway obstruction*" [Title/Abstract] OR "chronic obstructive airway disease*" [Title/Abstract] OR "chronic obstructive airway disorder*" [Title/Abstract] OR "chronic obstructive bronchopulmonary disease*" [Title/Abstract] OR "chronic obstructive bronchopulmonary disorder*" [Title/Abstract] OR "chronic obstructive lung disease*" [Title/Abstract] OR "chronic obstructive lung disorder*" [Title/Abstract] OR "chronic obstructive pulmonary disease*" [Title/Abstract] OR "chronic obstructive pulmonary disorder*" [Title/Abstract] OR "chronic obstructive respiratory disease*" [Title/Abstract] OR "chronic obstructive respiratory disorder*" [Title/Abstract] OR "chronic pulmonary obstructive disease*" [Title/Abstract] OR "chronic pulmonary obstructive disorder*" [Title/Abstract] OR "lung chronic obstructive disease*" [Title/Abstract] OR "obstructive chronic lung disease*" [Title/Abstract] OR "obstructive chronic pulmonary disease*" [Title/Abstract]
#3	#1 OR #2
#4	"Randomized Controlled Trials as Topic" [Mesh] OR"Randomized Controlled Trial" [Publication Type] OR"Equivalence Trial" [Publication Type] OR"Pragmatic Clinical Trial" [Publication Type] OR"Equivalence Trials as Topic" [Mesh] OR"Intention to Treat Analysis" [Mesh] OR"Pragmatic Clinical Trials as Topic" [Mesh] OR"Single-Blind Method" [Mesh] OR"Random Allocation" [Mesh] OR"Double-Blind Method" [Mesh] OR"Random Allocation" [Mesh] OR"Adaptive Clinical Trial" [Publication Type] OR"Adaptive Clinical Trials as Topic" [Mesh] OR"Clinical Trials, Phase II as Topic" [Mesh] OR"Clinical Trials, Phase III as Topic" [Mesh] OR"Clinical Trials, Phase IV as Topic" [Mesh]
#5	"random*" [Title/Abstract] OR "equivalence trial" [Title/Abstract] OR "equivalence clinical trial" [Title/Abstract] OR "equivalence design" [Title/Abstract] OR "non-inferiority trial" [Title/Abstract] OR "noninferiority trial" [Title/Abstract] OR "pragmatic trial" [Title/Abstract] OR "non-inferiority clinical trial" [Title/Abstract] OR "non-inferiority design" [Title/Abstract] OR "practical clinical trial" [Title/Abstract] OR "pragmatic clinical trial" [Title/Abstract] OR "superiority clinical trial" [Title/Abstract] OR "superiority design" [Title/Abstract] OR "superiority trial" [Title/Abstract] OR "single masked" [Title/Abstract] OR "single blind" [Title/Abstract] OR "single-blind" [Title/Abstract] OR "double masked" [Title/Abstract] OR "double blind" [Title/Abstract] OR "double-blind" [Title/Abstract] OR "triple masked" [Title/Abstract] OR "triple blind" [Title/Abstract] OR "triple-blind'" [Title/Abstract] OR "singleblind*" [Title/Abstract] OR "doubleblind*" [Title/Abstract] OR "tripleblind*" [Title/Abstract] OR "'intent to treat" [Title/Abstract] OR "intention to treat" [Title/Abstract] OR "adaptive design" [Title/Abstract] OR "adaptive trial" [Title/Abstract]
#6	#4 OR #5
#7	#3 AND #6
Embase.com	
#1	'chronic obstructive lung disease'/exp

续表

序号	检索式
#2	coad:ab,ti,kw OR copd:ab,ti,kw OR 'chronic airflow obstruction*':ab,ti,kw OR 'chronic airway obstruction*':ab,ti,kw OR 'chronic obstructive airway disease*':ab,ti,kw OR 'chronic obstructive airway disorder*':ab,ti,kw OR 'chronic obstructive bronchopulmonary disease*':ab,ti,kw OR 'chronic obstructive bronchopulmonary disorder*':ab,ti,kw OR 'chronic obstructive lung disease*':ab,ti,kw OR 'chronic obstructive lung disorder*':ab,ti,kw OR 'chronic obstructive pulmonary disease*':ab,ti,kw OR 'chronic obstructive pulmonary disorder*':ab,ti,kw OR 'chronic obstructive respiratory disease*':ab,ti,kw OR 'chronic obstructive respiratory disorder*':ab,ti,kw OR 'chronic pulmonary obstructive disease*':ab,ti,kw OR 'chronic pulmonary obstructive disorder*':ab,ti,kw OR 'lung chronic obstructive disease*':ab,ti,kw OR 'obstructive chronic lung disease*':ab,ti,kw OR 'obstructive chronic pulmonary disease*':ab,ti,kw
#3	#1 OR #2
#4	'randomized controlled trial'/exp OR 'equivalence trial'/exp OR 'non-inferiority trial'/exp OR 'pragmatic trial'/exp OR 'superiority trial'/exp OR 'single blind procedure'/exp OR 'double blind procedure'/exp OR 'triple blind procedure'/exp OR 'intention to treat analysis'/exp OR 'multicenter studies'/exp OR 'adaptive clinical trial'/exp OR 'adaptive clinical trial (topic)'/exp OR 'multicenter study (topic)'/exp OR 'phase 2 clinical trial (topic)'/exp OR 'phase 3 clinical trial (topic)'/exp OR 'phase 4 clinical trial (topic)'/exp
#5	random*:ab,ti,kw OR 'equivalence trial':ab,ti,kw OR 'equivalence clinical trial':ab,ti,kw OR 'equivalence design':ab,ti,kw OR 'non-inferiority trial':ab,ti,kw OR 'nonInferiority trial':ab,ti,kw OR 'pragmatic trial':ab,ti,kw OR 'non-inferiority clinical trial':ab,ti,kw OR 'non-inferiority design':ab,ti,kw OR 'practical clinical trial':ab,ti,kw OR 'pragmatic clinical trial':ab,ti,kw OR 'superiority clinical trial':ab,ti,kw OR 'superiority design':ab,ti,kw OR 'superiority trial':ab,ti,kw OR 'single masked':ab,ti,kw OR 'single blind':ab,ti,kw OR 'single-blind':ab,ti,kw OR 'double masked':ab,ti,kw OR 'double blind':ab,ti,kw OR 'double-blind':ab,ti,kw OR 'triple masked':ab,ti,kw OR 'triple blind':ab,ti,kw OR 'triple-blind':ab,ti,kw OR singleblind*:ab,ti,kw OR doubleblind*:ab,ti,kw OR tripleblind*:ab,ti,kw OR 'intent to treat':ab,ti,kw OR 'intention to treat':ab,ti,kw OR 'adaptive design':ab,ti,kw OR 'adaptive trial':ab,ti,kw
#6	#4 OR #5
#7	#3 AND #6

Web of Science

#1	TS= (coad OR copd OR chronic airflow obstruction* OR chronic airway obstruction* OR chronic obstructive airway disease* OR chronic obstructive airway disorder* OR chronic obstructive bronchopulmonary disease* OR chronic obstructive bronchopulmonary disorder* OR chronic obstructive lung disease* OR chronic obstructive lung disorder* OR chronic obstructive pulmonary disease* OR chronic obstructive pulmonary disorder* OR chronic obstructive respiratory disease* OR chronic obstructive respiratory disorder* OR chronic pulmonary obstructive disease* OR chronic pulmonary obstructive disorder* OR lung chronic obstructive disease* OR obstructive chronic lung disease* OR obstructive chronic pulmonary disease*)（启动精确检索）
#2	TS= (random* OR equivalence trial OR equivalence clinical trial OR equivalence design OR non-inferiority trial OR nonInferiority trial OR pragmatic trial OR non-inferiority clinical trial OR non-inferiority design OR practical clinical trial OR pragmatic clinical trial OR superiority clinical trial OR superiority design OR superiority trial OR single masked OR single blind OR single-blind OR double masked OR double blind OR double-blind OR triple masked OR triple blind OR triple-blind OR singleblind* OR doubleblind* OR tripleblind* OR intent to treat OR intention to treat OR adaptive design OR adaptive trial)（启动精确检索）
#3	#1 AND #2

Cochrane Library

#1	MeSH descriptor: [Pulmonary Disease，Chronic Obstructive] explode all trees
#2	(coad) :ab,ti,kw OR (copd) :ab,ti,kw OR (chronic airflow NEXT obstruction*) :ab,ti,kw OR (chronic airway NEXT obstruction*) :ab,ti,kw OR (chronic obstructive airway NEXT disease*) :ab,ti,kw OR (chronic obstructive airway NEXT disorder*) :ab,ti,kw OR (chronic obstructive bronchopulmonary NEXT disease*) :ab,ti,kw OR (chronic obstructive bronchopulmonary NEXT disorder*) :ab,ti,kw OR (chronic obstructive lung NEXT disease*) :ab,ti,kw OR (chronic obstructive lung NEXT disorder*) :ab,ti,kw OR (chronic obstructive pulmonary NEXT disease*) :ab,ti,kw OR (chronic obstructive pulmonary NEXT disorder*) :ab,ti,kw OR (chronic obstructive respiratory NEXT disease*) :ab,ti,kw OR (chronic obstructive respiratory NEXT disorder*) :ab,ti,kw OR (chronic pulmonary obstructive NEXT disease*) :ab,ti,kw OR (chronic pulmonary obstructive NEXT disorder*) :ab,ti,kw OR (lung chronic obstructive NEXT disease*) :ab,ti,kw OR (obstructive chronic lung NEXT disease*) :ab,ti,kw OR (obstructive chronic pulmonary NEXT disease*) :ab,ti,kw
#3	#1 OR #2
#4	MeSH descriptor: [Randomized Controlled Trials] explode all trees

续表

序号	检索式
#5	(random*) :ab,ti,kw OR (equivalence trial) :ab,ti,kw OR (equivalence clinical trial) :ab,ti,kw OR (equivalence design) :ab,ti,kw OR (non-inferiority trial) :ab,ti,kw OR (nonInferiority trial) :ab,ti,kw OR (pragmatic trial) :ab,ti,kw OR (non-inferiority clinical trial) :ab,ti,kw OR (non-inferiority design) :ab,ti,kw OR (practical clinical trial) :ab,ti,kw OR (pragmatic clinical trial) :ab,ti,kw OR (superiority clinical trial) :ab,ti,kw OR (superiority design) :ab,ti,kw OR (superiority trial) :ab,ti,kw OR (single masked) :ab,ti,kw OR (single blind) :ab,ti,kw OR (single-blind) :ab,ti,kw OR (double masked) :ab,ti,kw OR (double blind) :ab,ti,kw OR (double-blind) :ab,ti,kw OR (triple masked) :ab,ti,kw OR (triple blind) :ab,ti,kw OR (triple-blind) :ab,ti,kw OR (singleblind*) :ab,ti,kw OR (doubleblind*) :ab,ti,kw OR (tripleblind*) :ab,ti,kw OR (intent to treat) :ab,ti,kw OR (intention to treat) :ab,ti,kw OR (adaptive design) :ab,ti,kw OR (adaptive trial) :ab,ti,kw
#6	#4 OR #5
#7	#3 AND #6

中国生物医学文献数据库

#1	"肺疾病，慢性阻塞性"[不加权：扩展]
#2	"COPD"[常用字段：智能]OR"COAD"[常用字段：智能]OR"慢性阻塞肺疾病"[常用字段：智能]OR"慢性气道阻塞性疾病"[常用字段：智能]OR"慢性阻塞性肺疾病"[常用字段：智能]OR"慢性阻塞型肺疾病"[常用字段：智能]OR"慢性气流阻塞"[常用字段：智能]OR"慢性气道阻塞"[常用字段：智能]OR"慢性肺"[常用字段：智能]
#3	#1 OR #2
#4	"随机对照试验"[不加权：扩展]OR"随机对照试验（主题）"[不加权：扩展]OR"等效性试验"[不加权：扩展]OR"实用性临床试验"[不加权：扩展]OR"随机对照试验（主题）"[不加权：扩展]OR"等效性试验（主题）"[不加权：扩展]OR"意向治疗分析"[不加权：扩展]OR"实用性临床试验（主题）"[不加权：扩展]）OR"单盲法"[不加权：扩展]OR"双盲法"[不加权：扩展]OR"随机分配"[不加权：扩展]OR"适应性临床试验（主题）"[不加权：扩展]OR"适应性临床试验"[不加权：扩展]OR"临床试验，Ⅱ期"[不加权：扩展]OR"临床试验，Ⅱ期（主题）"[不加权：扩展]
#5	"随机"[常用字段：智能]OR"单屏蔽"[常用字段：智能]OR"双屏蔽"[常用字段：智能]OR"三屏蔽"[常用字段：智能]OR"单盲"[常用字段：智能]OR"双盲"[常用字段：智能]OR"三盲"[常用字段：智能]OR"盲法"[常用字段：智能]OR"隐蔽分组"[常用字段：智能]OR"分配隐藏"[常用字段：智能]OR"适应性临床试验"[常用字段：智能]OR"适应临床试验"[常用字段：智能]OR"适应性试验"[常用字段：智能]OR"适应试验"[常用字段：智能]OR"适应性设计"[常用字段：智能]OR"适应设计"[常用字段：智能]OR"适应研究"[常用字段：智能]OR"等效性临床试验"[常用字段：智能]OR"等效性试验"[常用字段：智能]OR"等效试验"[常用字段：智能]OR"等效性设计"[常用字段：智能]OR"等效设计"[常用字段：智能]OR"等效性研究"[常用字段：智能]OR"等效研究"[常用字段：智能]OR"优效性临床试验"[常用字段：智能]OR"优效性试验"[常用字段：智能]OR"优效试验"[常用字段：智能]OR"优效性设计"[常用字段：智能]OR"优效设计"[常用字段：智能]OR"优效性研究"[常用字段：智能]OR"优效研究"[常用字段：智能]OR"非劣效性临床试验"[常用字段：智能]OR"非劣效性试验"[常用字段：智能]OR"非劣效试验"[常用字段：智能]OR"非劣效性设计"[常用字段：智能]OR"非劣效设计"[常用字段：智能]OR"非劣效性研究"[常用字段：智能]OR"非劣效研究"[常用字段：智能]OR"实用性临床试验"[常用字段：智能]OR"实用临床试验"[常用字段：智能]OR"实用性研究"[常用字段：智能]OR"多中心试验"[常用字段：智能]OR"多中心研究"[常用字段：智能]
#6	#4 OR #5
#7	#3 AND #6

中国知网

#1	TKA=('COPD' + 'COAD' + '慢性阻塞肺疾病' + '慢性气道阻塞性疾病' + '慢性阻塞性肺疾病' + '慢性阻塞型肺疾病' + '慢性气流阻塞' + '慢性气道阻塞' + '慢性肺')
#2	TKA=('随机' + '单屏蔽' + '双屏蔽' + '三屏蔽' + '单盲' + '双盲' + '三盲' + '盲法' + '隐蔽分组' + '分配隐藏' + '适应性临床试验' + '适应临床试验' + '适应性试验' + '适应试验' + '适应性设计' + '适应设计' + '适应研究' + '等效性临床试验' + '等效性试验' + '等效试验' + '等效性设计' + '等效设计' + '等效性研究' + '等效研究' + '优效性临床试验' + '优效性试验' + '优效试验' + '优效性设计' + '优效设计' + '优效性研究' + '优效研究' + '非劣效性临床试验' + '非劣效性试验' + '非劣效试验' + '非劣效性设计' + '非劣效设计' + '非劣效性研究' + '非劣效研究' + '实用性临床试验' + '实用临床试验' + '实用性研究' + '多中心试验' + '多中心研究')
#3	#1 AND #2

万方数据知识服务平台

#1	主题：("COPD" OR "COAD" OR "慢性阻塞肺疾病" OR "慢性气道阻塞性疾病" OR "慢性阻塞性肺疾病" OR "慢性阻塞型肺疾病" OR "慢性气流阻塞" OR "慢性气道阻塞" OR "慢性肺")

续表

序号	检索式
#2	主题：（"随机" OR "单屏蔽" OR "双屏蔽" OR "三屏蔽" OR "单盲" OR "双盲" OR "三盲" OR "盲法" OR "隐蔽分组" OR "分配隐藏" OR "适应性临床试验" OR "适应临床试验" OR "适应性试验" OR "适应试验" OR "适应性设计" OR "适应设计" OR "适应性研究" OR "等效性临床试验" OR "等效性试验" OR "等效试验" OR "等效性设计" OR "等效设计" OR "等效性研究" OR "等效研究" OR "优效性临床试验" OR "优效性试验" OR "优效试验" OR "优效性设计" OR "优效设计" OR "优效性研究" OR "优效研究" OR "非劣效性临床试验" OR "非劣效性试验" OR "非劣效试验" OR "非劣效性设计" OR "非劣效设计" OR "非劣效性研究" OR "非劣效研究" OR "实用性临床试验" OR "实用临床试验" OR "实用性研究" OR "多中心试验" OR "多中心研究"）
#3	#1 AND #2
维普网	
#1	M=（"COPD" OR "COAD" OR "慢性阻塞肺疾病" OR "慢性气道阻塞性疾病" OR "慢性阻塞性肺疾病" OR "慢性阻塞型肺疾病" OR "慢性气流阻塞" OR "慢性气道阻塞" OR "慢性肺"）
#2	M=（"随机" OR "单屏蔽" OR "双屏蔽" OR "三屏蔽" OR "单盲" OR "双盲" OR "三盲" OR "盲法" OR "隐蔽分组" OR "分配隐藏" OR "适应性临床试验" OR "适应临床试验" OR "适应性试验" OR "适应试验" OR "适应性设计" OR "适应设计" OR "适应性研究" OR "等效性临床试验" OR "等效性试验" OR "等效试验" OR "等效性设计" OR "等效设计" OR "等效性研究" OR "等效研究" OR "优效性临床试验" OR "优效性试验" OR "优效试验" OR "优效性设计" OR "优效设计" OR "优效性研究" OR "优效研究" OR "非劣效性临床试验" OR "非劣效性试验" OR "非劣效试验" OR "非劣效性设计" OR "非劣效设计" OR "非劣效性研究" OR "非劣效研究" OR "实用性临床试验" OR "实用临床试验" OR "实用性研究" OR "多中心试验" OR "多中心研究"）
#3	#1 AND #2

第四节　方法学质量评价

现已发表的RCT的质量评价工具有很多种，包括"质量评分、质量评价清单"，如Jadad记分法。可以利用Cochrane Handbook 5.0推荐的"偏倚风险评估（risk of bias，RoB）"工具（表5-4）或Cochrane Handbook 6.4推荐的"偏倚风险评估"工具RoB2（表5-5）评价RCT的方法学质量，其中RoB包括6个方面：①随机序列产生；②隐蔽分组；③对研究对象、干预方案实施者、研究结果测量者或统计人员采用盲法；④结果数据的完整性；⑤选择性报告研究结果；⑥其他偏倚来源。针对每个纳入研究，对上述6条做出"是"（低度偏倚）、"否"（高度偏倚）和"不清楚"（缺乏相关信息或偏倚情况不确定）的评价。RoB2包括5个模块：①随机过程中产生的偏倚；②偏离既定干预的偏倚；③结局数据缺失的偏倚；④结局测量的偏倚；⑤结果选择性报告的偏倚。每个模块下有多个选择性问题，每个选择性问题一般有5种备选答案：是（yes，Y）、可能是（probably yes，PY）、可能否（probably no，PN）、否（no，N）和没有信息（no information，NI）。与之前版本不同的是，某些选择性问题不允许答案为NI。另外，某些选择性问题间存在逻辑关联，当某选择性问题因其前面问题的特殊答案而被跳过时，该问题则被记为不适用（not appliocable，NA）。研究者可根据问题，结合实际情况判断整体偏倚风险。在对5个模块分别进行评价后，研究人员还可对纳入的RCT研究整体偏倚进行评价。

表5-4　Cochrane偏倚风险评价标准

条目	评价结果	评价标准
随机序列产生	存在选择性偏倚的可能性小	随机方法采用随机数字表或计算机软件，或采用抛硬币、掷骰子、抽签等方法
	存在选择性偏倚的高度可能性	采用不恰当或不充分的随机方法如按照生日、或就诊顺序、或病床号码单双号分组
	存在选择性偏倚的中度可能性	只提到"随机"分组，而未描述具体产生分配序列的方法

续表

条目	评价结果	评价标准
隐蔽分组	存在选择性偏倚的可能性小	● 由专人产生并决定分配序列，此人不能参与纳入受试者 ● 分配序列产生后加密保管，如采用密闭不透光信封存分配序列，保管在保险箱中；如为电子版文档，且计算机加密保管 ● 中央随机是最好的隐蔽分组措施，可同时满足以上两条要求。中央随机是指由专门机构产生随机分组序列，纳入受试者时，试验者用电话或网络通讯系统索取该受试者的入组编号
	存在选择性偏倚的高度可能性	未采用隐蔽分组或采用错误的方法分组和保存分配方案
	存在选择性偏倚的中度可能性	只提到隐蔽分组而未描述实施过程和方法，无法判断正确与否
盲法	发生实施偏倚和测量偏倚的可能性小	采用双盲或模拟剂，或采用没有必要施盲的测量指标
	存在实施偏倚和测量偏倚的高度可能性	未采用任何盲法，并且采用主观指标，或非劣效检验或等效检验试验未隐藏试验目的
	存在实施偏倚和测量偏倚的中度可能性	对于主观指标，或对心理暗示特别敏感的疾病，如仅采用单盲，或自称实施盲法，但未描述如何施盲及施盲对象
结果数据的完整性	不完整结果资料偏倚风险小	如果所有受试者都完成了试验，没有失访、退出、改变组别，并且也没有因不良反应未完成所有试验计划，或采用病死率、不良反应率作为结果测量指标
	存在不完整结果资料偏倚的高度可能性	失访率或因各种原因退出的比例大于20%，无论是否采用ITT分析
	存在不完整结果资料偏倚的中度可能性	失访率或因各种原因退出的比例不大于15%，无论是否采用ITT分析
选择性报告研究结果	无选择性报告结果偏倚	● 有研究方案，且系统评价关注的方案中预报告了指定的结果指标（主要和次要指标）均有报告 ● 没有研究方案，但所有期望的结局指标，包括在发表文献中预先指定的指标均有报告
	存在选择性报告结果偏倚的高度可能性	● 未报告所有预先指定的主要结局指标 ● 报告的一个或多个主要结局指标采用预先未指定的测量和分析方法 ● 未报告主要结局指标
	存在选择性报告结果偏倚的中度可能性	信息不全，难以判断是否存在选择性报告结果偏倚
其他偏倚	无其他偏倚	纳入研究无其他偏倚来源
	存在其他偏倚的高度可能性	至少存在一种重要偏倚风险 ● 利益相关：试验者是试验药物或新技术的发明人，可能会出于证明试验药物或新技术的疗效优于或不差于对照药物的目的，利用选择性偏倚、测量偏倚获得有利的结果；或药物生产者为了获得理想的结果影响结果测量或试验报告的发表；试验过程中受试者接受其他干预措施 ● 受试者不正确地服用试验药物 ● 试验过程中对照组接受了试验药物（沾染） ● 编造数据 ● 结果测量仪器或方法不准确 ● 不按照设计方案实施试验 ● 受试者报告的结果不真实
	存在其他偏倚的中度可能性	信息不全，难以判断是否存在其他偏倚

表5-5 Cochrane偏倚风险评价标准（RoB2）

模块	选择性问题	供选答案
随机过程中产生的偏倚	1.1 分配序列是否随机？	Y/PY/PN/N/NI
	1.2 分配序列是否隐藏？	Y/PY/PN/N/NI
	1.3 组间基线差异是否由随机化过程导致？	Y/PY/PN/N/NI

续表

模块	选择性问题	供选答案
偏离既定干预的偏倚（干预分配）	2.1 研究对象是否在试验过程中知晓自己的分组	Y/PY/PN/N/NI
	2.2 护理人员或试验实施者是否在试验过程中知晓分组	Y/PY/PN/N/NI
	2.3 当2.1或者2.2回答"Y/PY/NI"时：干预方式出现了与常规医疗不同的偏离吗？	NA/Y/PY/PN/N/NI
	2.4 当2.3回答"Y/PY"时：偏离既定干预的情况是否影响组间均衡性？	NA/Y/PY/PN/N/NI
	2.5 当2.4回答"N/PN/NI"时：这些偏离是否会影响结局？	NA/Y/PY/PN/N/NI
	2.6 是否采用了恰当的分析方法估计干预措施分配的效果？	Y/PY/PN/N/NI
	2.7 当2.6回答"N/PN/NI"时：无法按照事先随机分组对研究对象进行分析是否可能会对结果产生较大影响？	NA/Y/PY/PN/N/NI
偏离既定干预的偏倚（干预依从）	2.1 研究对象是否在试验过程中知晓自己的分组	Y/PY/PN/N/NI
	2.2 护理人员或试验实施者是否在试验过程中知晓分组	Y/PY/PN/N/NI
	2.3 [如果适用]当2.1或者2.2回答"Y/PY/NI"时：重要的协同干预措施组间是否均衡？	NA/Y/PY/PN/N/NI
	2.4 [如果适用]是否因未完成既定干预而影响了结局？	NA/Y/PY/PN/N/NI
	2.5 [如果适用]研究对象是否依从了分配的干预措施？	NA/Y/PY/PN/N/NI
	2.6 当2.3或者2.5回答"N/PN/NI"或2.4回答"Y/PY/NI"时：是否使用了恰当的统计学方法对依从干预的研究对象进行分析？	NA/Y/PY/PN/N/NI
结局数据缺失的偏倚	3.1 是否可以获取全部或者几乎全部受试者的结局数据？	Y/PY/PN/N/NI
	3.2 当3.1回答N/PN/NI时：是否有证据证明结局数据的缺失没有对结果造成偏倚？	NA/Y/PY/PN/N
	3.3 当3.2回答N/PN时：结局数据的缺失是否有可能依赖于其真值？	NA/Y/PY/PN/N/NI
	3.4 当3.3回答Y/PY/NI时：结局数据的缺失是否很可能依赖于其真值	NA/Y/PY/PN/N/NI
结局测量的偏倚	4.1 结局测量方法是否恰当？	Y/PY/PN/N/NI
	4.2 结局测量或认定是否有可能有组间差异？	Y/PY/PN/N/NI
	4.3 当4.1回答N/PN/NI时：结局测量者是否知道受试者接受到哪种干预措施？	NA/Y/PY/PN/N/NI
	4.4 当4.3回答Y/PY/NI时：如果知道接受哪种干预措施，是否有可能影响结局测量？	NA/Y/PY/PN/N/NI
	4.5 当4.4回答Y/PY/NI时：如果知道接受哪种干预措施，是否很可能影响结局测量？	NA/Y/PY/PN/N/NI
结果选择性报告的偏倚	5.1 结果的数据分析是否与在获取揭盲的结局数据之前就已预先确定的分析计划相一致？	Y/PY/PN/N/NI
	5.2 正在评价的数值结果是否很可能是从多个合格的结局测量（如多个分值、多个定义标准、多个时间点）的结果中选择性报告的？	Y/PY/PN/N/NI
	5.3 正在评价的数值结果是否很可能是从多个合格的数据分析的结果中选择性报告的？	Y/PY/PN/N/NI

注：Y. 是；PY. 可能是；PN. 可能否；N. 否；NI. 没有信息

第五节 报告质量评价

为了促进RCT报告质量的提高，20世纪90年代初，由医学期刊编辑、临床试验研究人员、流行病学家和方法学家组成的两个独立的工作组各自发表了如何报告临床试验的建议。1994年，以加拿大渥太华大学临床流行病学系David Moher为代表的试验报告规范（the standards of reporting trials，SORT）工作组发表了第1个关于临床试验报告标准的声明。随后，该小组与美国致力于改进RCT研究报告质量的Asilomar工作组合并，组成新的CONSORT（consolidated standards of reporting trials）工作组。1994年，临床试验报告标准组发表论文提出结构化报告随机对照试验的提议，临床试验报告的统一标准（consolidated standards of reporting trials）——CONSORT声明由此诞生。

CONSORT声明于1996年首次发表，并于1999年、2005年和2010年三次更新。CONSORT声明由一份报告RCT的清单和流程组成，提供了如何报告临床试验的建议。它为作者撰写临床试验提供必须报告的项目清单，以提高临床试验报告的质量，其条目重点关注于临床试验的内部真实性和外部真实性。CONSORT声明通过指导作者如何提高报告质量而便于人们严格评价RCT和解释结果。同行评审专家和编辑可利用CONSORT来发现那些难以解释或有潜在偏倚的报告。

当前发表的2010版CONSORT声明包括一个37个条目的清单（表5-6）和一个流程图。要点是研究报告要完全忠实于研究实施过程和研究结果，旨在帮助作者提高简单两组平行RCT的报告质量。CONSORT声明主要适用于报告两组平行设计试验，但其基本原则也可用于任何类型的试验设计。为了更好地适用于不同类型临床试验报告的规范，现已制定发表了其他CONSORT声明扩展版，包括研究设计（cluster trials，non-inferiority and equivalence trials，pragmatic trials，N-of-1），干预措施（herbal medicinal interventions，non-pharmacological treatment interventions，acupuncture Interventions）以及数据（patient-reported outcomes，harms，abstracts）方面扩展版。

群随机对照试验报告规范于2004年发表，包括一个21个条目的清单和流程图，清单增加了以下内容：采取群设计的原理，如何考虑到群设计效应进行样本量计算，如何考虑到群设计效应进行分析，从随机分配到分析过程中群和个体的流动情况。

关于非劣效性和等效性试验的CONSORT声明于2012年发表，根据非劣效性和等效性试验的特点设计，包括题目和摘要、引言、方法、结果、讨论和其他信息6个部分、共25个条目，对CONSORT声明的第1，2，4，5，6，7，12，17和22个条目进行了修订。

实效性随机对照试验（pragmatic randomized controlled trial，PRCT）的CONSORT声明扩展版于2008年发表，共包括22个条目的清单，对CONSORT声明的第2，3，4，6，7，11，13和21项，根据PRCT特点进行了补充。

CONSORT声明N-of-1扩展版（CONSORT extension for reporting N-of-1 trials，CENT 2015）于2015年发表，包括一个清单和一个流程图。它在CONSORT声明原有的25个条目基础上，根据单病例随机对照试验（N-of-1）特点对其中14个条目做了补充。

草药随机对照试验的报告：CONSORT声明细则（Reporting randomized controlled trials of herbal interventions: an elaborated CONSORT statement）于2006年发表，基于CONSORT声明，对其中8个条目（第1，2，3，4，6，15，20，21个条目）进一步细化，重点是条目4"干预"，增补了4a～4f共6项报告规范子条目，使其更适合于草药随机对照试验的规范报告。

非药物干预临床试验的报告规范（Extending the CONSORT statement to randomized trials of non pharmacologic treatment），即非药物干预临床试验扩展声明于2008年在 *Annals of Internal Medicine* 首次发表，基于CONSORT声明的条目1，3，4，7，8，11，12，20和21条内容根据非药物随机对照试验的特点进行了补充，同时新增了1个条目"干预措施的实施"，并对流程图进行了修改。

关于如何提高针刺平行试验干预措施报告质量的建议（Standards for reporting interventions in clinical trials of acupuncture，STRICTA）于2002年正式发表，并于2010年进行了更新。最新版（2010年）的STRICTA共包含6个条目及17个二级条目，这些条目对CONSORT声明2010版清单中的条目5"干预"进行了补充，为报告针刺治疗的合理性、针刺的细节、治疗方案、其他干预措施、治疗师的资质以及对照或对照干预提供了指南。

关于患者报告结局（patient reported outcome，PRO）的随机对照试验的CONSORT扩展声明（CONSORT-PRO）于2013年正式发表。该扩展版说明共25项，其中条目1"题目和摘要"、条目

2"引言"、条目6"结局"、条目12"统计方法"、条目13"受试者流程"、条目15"基线资料"、条目17"结局和估计"、条目20"局限性"和条目22"对结果的解读"部分根据PRO的RCT特点进行了修订。

随机对照试验中不良事件的CONSORT扩展版（CONSORT-Harm）主要针对RCT中的危害（harm）相关的报告问题，基于CONSORT声明提出报告危害相关问题的10条新推荐意见，于2004年发表。CONSORT-Harm对CONSORT声明的第1，2，6，12，13，16，18条目进行了修订，把CONSORT声明原有的条目17，18和19合并成一项，把条目20，21和22合并成一项进行描述。

随机对照试验摘要报告规范于2008年公开发表，是针对生物医学期刊和会议论文发表随机对照试验摘要（CONSORT for reporting randomized trials in journal and conference abstracts）制定的报告条目清单。它对于RCT报告中摘要的结构、撰写要求和相关条目给予了详细的解释和说明，共包含17个条目，旨在规范期刊与学术会议论文中RCT摘要的报告内容，提高其报告质量，帮助读者对研究结果的真实性和适用性进行快速判断。

除以上10个扩展版外，还有中医药临床随机对照试验报告规范（CONSORT for traditional Chinese medicine，CONSORT for TCM）和灸法干预性临床试验报告标准（The standards for reporting interventions in clinical trials of moxibustion，STRICTOM）发表。

CONSORT for TCM是以CONSORT声明2010修订版为基础，在原有的22个条目中，针对第1，2，3，4，5，6，15，18和20项补充了9项适合中医药特点的相关内容。STRICTOM即CONSORT-灸法扩展版，包括7个条目和16个亚条目清单。

CONSORT声明及其扩展版现已获得了越来越多的医学期刊和编辑组织的支持。CONSORT声明及其扩展版在其网站可免费下载，并被翻译为多国语种（如荷兰文、英文、法文、德文、日文、西班牙文和中文）发表。

表5-6　CONSORT声明清单（2010版）

条目	编号	内容
题目与摘要	1a	题目能识别是随机试验
	1b	结构式摘要，包括试验设计、方法、结果和结论
引言		
背景和目的	2a	科学背景与原理解释
	2b	研究目的或假设
方法		
试验设计	3a	描述试验设计（如平行设计、交叉设计），包括将受试者分配入各组的比例
	3b	试验开始后对试验方法所作的重要改变（如研究者的选择标准），并说明原因
研究对象	4a	受试者选择标准
	4b	资料收集的环境和地点
干预	5	详细描述各组干预措施的细节（以便他人重复），包括它们实际上是如何和何时实施的
结局	6a	完整定义事先确定的主要和次要结局指标，包括它们是如何和何时测评的
	6b	试验开始后对试验结局所做的任何变动，并说明原因
样本量	7a	样本量的确定方法
	7b	如果存在中期分析和试验中止的情况，则应对中期分析和试验中止的条件进行解释
随机化		
序列产生	8a	产生随机分配序列的方法
	8b	随机化类型；详细描述限制措施（如区组和区组大小）
分配隐藏	9	执行随机分配序列的方法（如顺序编码的容器），描述分配干预措施前为隐藏分配顺序所采取的步骤

续表

条目	编号	内容
实施	10	谁产生随机分配序列，谁招募受试者，谁将受试者分配到各干预组
盲法	11a	若实施了盲法，描述对谁实施了盲法（如受试者、医疗服务提供者、结局评价者、数据统计者），以及盲法是如何实施的
	11b	若有必要，描述组间干预措施的相似性
统计学方法	12a	比较各组主要和次要结局指标的统计学方法
	12b	附加分析方法，如亚组分析和校正分析
结果		
受试者流程（强烈推荐用流程图）	13a	各组接受随机分配、接受干预和进入分析的受试者例数
	13b	随机分组后各组失访和排除的例数，并说明原因
招募	14a	明确招募期和随访时间
	14b	试验结束或中止的原因
基线资料	15	用表格列出各组的基线资料，包括人口学资料和临床特征
分析的人数	16	各组纳入每一种分析的受试者例数（分母），是否按照最初分组进行分析
结局和估计	17a	报告各组每项主要和次要结局结果、估计效应量及其精确度（如95%可信区间）
	17b	对二分类结局，建议同时提供绝对和相对效应量
辅助分析	18	报告其他分析（包括亚组分析和校正分析）结果，并说明哪些分析是预先设定的、哪些是探索性分析
危害	19	各组发生的所有重要危害或未预期到的效应
讨论		
局限性	20	试验的局限性；阐述潜在偏倚的来源；不精确性；多重分析（如存在这种情况）
可推广性	21	试验结果的可推广性（外部真实性、适用性）
结果解释	22	与结果一致的解释，权衡利弊，并且考虑其他相关证据
其他信息		
注册	23	试验注册号和注册机构名称
研究方案	24	如有研究方案，何处可以获得完整的研究方案
资助	25	资助和其他支持（如提供药品）的来源，资助者的作用

第六章 非随机试验性研究检索与评价

> 【学习目标】
> 知识目标：
> 1. 掌握非随机试验性研究的方法学质量和报告质量评价工具。
> 2. 熟悉非随机试验性研究的偏倚来源。
> 3. 了解非随机试验性研究的定义和分类。
>
> **能力目标**：运用所学知识对非随机试验性研究进行评估。
> **素质目标**：具备非随机试验性研究评价的意识。
> **情感目标**：评价非随机试验性研究有助于正确设计和实施非随机试验性研究。
>
> 【本章导读】
> 本章系统介绍了非随机试验性研究的定义、分类、偏倚来源以及主要的方法学质量和报告质量评价工具。

第一节 概 述

非随机同期对照试验（non-randomized concurrent controlled trial）是临床常见的一种研究设计。系指试验组和对照组的受试对象不是采用随机的方法分组，而是由患者或医生根据病情及有关因素人为地纳入试验组或对照组，并进行同期、对照试验。

非随机对照试验常用于比较临床不同干预措施的效果。该研究由于研究对象的分组分配中存在人为因素影响，往往会造成试验和对照两组之间在试验前即处于不同的基线状态，缺乏可比性，试验过程中可能会产生许多已知和未知的偏倚影响观测结果的真实性，其研究结果的论证强度远不及随机对照试验。但在尚无随机对照试验结果或不能获得随机对照试验结果的情况下，非随机同期对照试验的结果仍需予以重视，但需谨慎对待其结果的价值和意义。

第二节 偏倚来源

非随机试验性研究最常见偏倚有：①选择性偏倚。在非随机研究中，采用非随机分配的方法将研究对象分配到试验组和对照组，这使得非随机研究的组间不太可能可比。这些不同干预组间研究对象的特征存在潜在的系统性差别，称为选择性偏倚。②混杂偏倚。如果选择性偏倚导致与研究结局相关的预后因素在组间分布不平衡，此时就会出现混杂，导致混杂偏倚。统计学方法有时能通过校正干预效果的估计值来处理产生的混杂偏倚，并且部分研究质量评估可能涉及对分析方法的适用性以及研究设计和执行做出判断。

与RCT一样，非随机对照试验的偏倚风险评估依然可以从以下几个方面考虑：选择性偏倚（涉及组间可比性，混杂和校正）、实施偏倚（涉及干预精确性、研究对象接受何种干预的信息，包括对研究对象和医务人员施盲)、测量偏倚(涉及无偏倚和正确的评估研究结果,包括对评估人员施盲)、减员偏倚(涉及样本完整性,随访数据)及报告偏倚(涉及发表偏倚和选择性报告结局)。对于以上几方面偏倚风险的评估,应结合研究计划书,判断为避免特定偏倚而采取的方法是否正确、充分或不清楚,并注意对混杂偏倚的评估。

第三节 检 索

本节以检索COPD相关非随机对照试验文献的检索,非随机对照试验相关检索词见表6-1,与之对应高敏感度检索式见表6-2。

表6-1 非随机对照试验检索词列表

语种	主题词	同义词
中文	**中国生物医学文献数据库**:临床对照试验,随机对照试验,非随机对照试验	非随机对照试验,非随机对照实验,非随机对照研究,非随机化对照试验,非随机化对照实验,非随机化对照研究,非随机控制试验,非随机控制实验,非随机控制研究,非随机化控制试验,非随机化控制实验,非随机化控制研究,非随机临床实验,非随机临床试验,非随机临床研究,非随机化临床实验,非随机化临床试验,非随机化临床研究,非随机比较试验,非随机比较实验,非随机比较研究,非随机化比较试验,非随机化比较实验,非随机化比较研究,非随机分组试验,非随机分组实验,非随机分组研究,非随机化分组试验,非随机化分组实验,非随机化分组研究,非随机分配试验,非随机分配实验,非随机分配研究,非随机化分配试验,非随机化分配实验,非随机化分配研究,对照组非随机试验,对照组非随机实验,对照组非随机研究,对照组非随机化试验,对照组非随机化实验,对照组非随机化研究,非随机试验,非随机实验,非随机化试验,非随机化实验,准实验设计,准实验研究,准试验设计,准试验研究,类实验研究,类实验设计,类试验研究,类试验设计等
英文	**PubMed/ Cochrane Library**:Randomized Controlled Trials,Controlled Clinical Trial,Non-Randomized Controlled Trials;**Embase.com**:controlled clinical trial,randomized controlled trial	non randomized controlled trial,nonrandomized controlled trial,non-randomized clinical trial,nonrandomized clinical trial,quasi-experimental stud*,quasi experimental stud*,quasiexperimental stud*等

表6-2 主要数据库检索式

序号	检索式
PubMed	
#1～#3	#1、#2与#3同第五章第三节"随机对照试验"PubMed数据库检索部分
#4	"Controlled Clinical Trials as Topic" [Mesh] OR "Controlled Clinical Trial" [Publication Type]
#5	"Randomized Controlled Trials as Topic" [Mesh] OR "Randomized Controlled Trial" [Publication Type]
#6	#4 NOT #5
#7	"Non-Randomized Controlled Trials as Topic" [Mesh]
#8	"non randomized controlled trial" [Title/Abstract] OR "nonrandomized controlled trial" [Title/Abstract] OR "non-randomized clinical trial" [Title/Abstract] OR "nonrandomized clinical trial" [Title/Abstract] OR "quasi-experimental stud*" [Title/Abstract] OR "quasi experimental stud*" [Title/Abstract] OR "quasiexperimental stud*" [Title/Abstract]
#9	#6 OR #7 OR #8
#10	#3 AND #9
Embase.com	
#1～#3	#1、#2与#3同第五章第三节"随机对照试验"Embase.com数据库检索部分
#4	'controlled clinical trial'/exp NOT 'randomized controlled trial'/exp

续表

序号	检索式
#5	'non randomized controlled trial':ab,ti,kw OR 'nonrandomized controlled trial':ab,ti,kw OR 'non-randomized clinical trial':ab,ti,kw OR 'nonrandomized clinical trial':ab,ti,kw OR 'quasi-experimental stud*':ab,ti,kw OR 'quasi experimental stud*':ab,ti,kw OR 'quasiexperimental stud*':ab,ti,kw
#6	#4 OR #5
#7	#3 AND #6

Web of Science

#1	#1同第五章第三节"随机对照试验"Web of Science数据库检索部分
#2	TS=（non randomized controlled trial OR nonrandomized controlled trial OR non-randomized clinical trial OR nonrandomized clinical trial OR quasi-experimental stud* OR quasi experimental stud* OR quasiexperimental stud*）（启动精确检索）
#3	#1 AND #2

Cochrane Library

#1~#3	#1、#2与#3同第5章第3节"随机对照试验"Cochrane Library数据库检索部分
#4	MeSH descriptor:［Controlled Clinical Trial］explode all trees
#5	MeSH descriptor:［Randomized Controlled Trial］explode all trees
#6	#4 NOT #5
#7	MeSH descriptor:［Non-Randomized Controlled Trials as Topic］explode all trees
#8	（non randomized controlled trial）:ab,ti,kw OR（nonrandomized controlled trial）:ab,ti,kw OR（non-randomized clinical trial）:ab,ti,kw OR（nonrandomized clinical trial）:ab,ti,kw OR（quasi-experimental NEXT stud*）:ab,ti,kw OR（quasi experimental NEXT stud*）:ab,ti,kw OR（quasiexperimental NEXT stud*）:ab,ti,kw
#9	#6 OR #7 OR #8
#10	#3 AND #9

中国生物医学文献数据库

#1~#3	#1、#2与#3同第五章第三节"随机对照试验"中国生物医学文献数据库检索部分
#4	"临床对照试验"［不加权：扩展］OR "临床对照试验（主题）"［不加权：扩展］
#5	"随机对照试验"［不加权：扩展］OR "随机对照试验（主题）"［不加权：扩展］
#6	#4 NOT #5
#7	"非随机对照试验（主题）"［不加权：扩展］
#8	"非随机对照试验"［常用字段：智能］OR "非随机对照实验"［常用字段：智能］OR "非随机对照研究"［常用字段：智能］OR "非随机化对照试验"［常用字段：智能］OR "非随机化对照实验"［常用字段：智能］OR "非随机化对照研究"［常用字段：智能］OR "非随机控制试验"［常用字段：智能］OR "非随机控制实验"［常用字段：智能］OR "非随机控制研究"［常用字段：智能］OR "非随机化控制试验"［常用字段：智能］OR "非随机化控制实验"［常用字段：智能］OR "非随机化控制研究"［常用字段：智能］OR "非随机临床试验"［常用字段：智能］OR "非随机临床试验"［常用字段：智能］OR "非随机临床研究"［常用字段：智能］OR "非随机化临床实验"［常用字段：智能］OR "非随机化临床试验"［常用字段：智能］OR "非随机化临床研究"［常用字段：智能］OR "非随机比较试验"［常用字段：智能］OR "非随机比较实验"［常用字段：智能］OR "非随机比较研究"［常用字段：智能］OR "非随机化比较试验"［常用字段：智能］OR "非随机化比较实验"［常用字段：智能］OR "非随机化比较研究"［常用字段：智能］OR "非随机分组试验"［常用字段：智能］OR "非随机分组实验"［常用字段：智能］OR "非随机分组研究"［常用字段：智能］OR "非随机化分组试验"［常用字段：智能］OR "非随机化分组实验"［常用字段：智能］OR "非随机化分组研究"［常用字段：智能］OR "非随机分配试验"［常用字段：智能］OR "非随机分配实验"［常用字段：智能］OR "非随机分配研究"［常用字段：智能］OR "非随机化分配试验"［常用字段：智能］OR "非随机化分配实验"［常用字段：智能］OR "非随机化分配研究"［常用字段：智能］OR "对照组非随机试验"［常用字段：智能］OR "对照组非随机实验"［常用字段：智能］OR "对照组非随机研究"［常用字段：智能］OR "对照组非随机化试验"［常用字段：智能］OR "对照组非随机化实验"［常用字段：智能］OR "对照组非随机化研究"［常用字段：智能］OR "非随机试验"［常用字段：智能］OR "非随机实验"［常用字段：智能］OR "非随机化试验"［常用字段：智能］OR "非随机化实验"［常用字段：智能］OR "准实验设计"［常用字段：智能］OR "准实验研究"［常用字段：智能］OR "准试验设计"［常用字段：智能］OR "准试验研究"［常用字段：智能］OR "类实验研究"［常用字段：智能］OR "类实验设计"［常用字段：智能］OR "类试验研究"［常用字段：智能］OR "类试验设计"［常用字段：智能］
#9	#6 OR #7 OR #8 OR #9
#10	#3 AND #9

续表

序号	检索式
中国知网	
#1	#1同第五章第三节"随机对照试验"中国知网检索部分
#2	TKA=('非随机对照试验'+'非随机对照实验'+'非随机对照研究'+'非随机化对照试验'+'非随机化对照实验'+'非随机化对照研究'+'非随机控制试验'+'非随机控制实验'+'非随机控制研究'+'非随机化控制试验'+'非随机化控制实验'+'非随机化控制研究'+'非随机临床实验'+'非随机临床试验'+'非随机临床研究'+'非随机化临床实验'+'非随机化临床试验'+'非随机化临床研究'+'非随机比较试验'+'非随机比较实验'+'非随机比较研究'+'非随机化比较试验'+'非随机化比较实验'+'非随机化比较研究'+'非随机分组试验'+'非随机分组实验'+'非随机分组研究'+'非随机化分组试验'+'非随机化分组实验'+'非随机化分组研究'+'非随机分配试验'+'非随机分配实验'+'非随机分配研究'+'非随机化分配试验'+'非随机化分配实验'+'非随机化分配研究'+'对照组非随机试验'+'对照组非随机实验'+'对照组非随机研究'+'对照组非随机化试验'+'对照组非随机化实验'+'对照组非随机化研究'+'非随机试验'+'非随机实验'+'非随机化试验'+'非随机化实验'+'准实验设计'+'准实验研究'+'准试验设计'+'准试验研究'+'类实验研究'+'类实验设计'+'类试验研究'+'类试验设计')
#3	#1 AND #2
万方数据知识服务平台	
#1	#1同第五章第三节"随机对照试验"万方数据知识服务平台检索部分
#2	主题:("非随机对照试验" OR "非随机对照实验" OR "非随机对照研究" OR "非随机化对照试验" OR "非随机化对照实验" OR "非随机化对照研究" OR "非随机控制试验" OR "非随机控制实验" OR "非随机控制研究" OR "非随机化控制试验" OR "非随机化控制实验" OR "非随机化控制研究" OR "非随机临床实验" OR "非随机临床试验" OR "非随机临床研究" OR "非随机化临床实验" OR "非随机化临床试验" OR "非随机化临床研究" OR "非随机比较试验" OR "非随机比较实验" OR "非随机比较研究" OR "非随机化比较试验" OR "非随机化比较实验" OR "非随机化比较研究" OR "非随机分组试验" OR "非随机分组实验" OR "非随机分组研究" OR "非随机化分组试验" OR "非随机化分组实验" OR "非随机化分组研究" OR "非随机分配试验" OR "非随机分配实验" OR "非随机分配研究" OR "非随机化分配试验" OR "非随机化分配实验" OR "非随机化分配研究" OR "对照组非随机试验" OR "对照组非随机实验" OR "对照组非随机研究" OR "对照组非随机化试验" OR "对照组非随机化实验" OR "对照组非随机化研究" OR "非随机试验" OR "非随机实验" OR "非随机化试验" OR "非随机化实验" OR "准实验设计" OR "准实验研究" OR "准试验设计" OR "准试验研究" OR "类实验研究" OR "类实验设计" OR "类试验研究" OR "类试验设计")
#3	#1 AND #2
维普网	
#1	#1同第五章第三节"随机对照试验"维普网检索部分
#2	M=("非随机对照试验" OR "非随机对照实验" OR "非随机对照研究" OR "非随机化对照试验" OR "非随机化对照实验" OR "非随机化对照研究" OR "非随机控制试验" OR "非随机控制实验" OR "非随机控制研究" OR "非随机化控制试验" OR "非随机化控制实验" OR "非随机化控制研究" OR "非随机临床实验" OR "非随机临床试验" OR "非随机临床研究" OR "非随机化临床实验" OR "非随机化临床试验" OR "非随机化临床研究" OR "非随机比较试验" OR "非随机比较实验" OR "非随机比较研究" OR "非随机化比较试验" OR "非随机化比较实验" OR "非随机化比较研究" OR "非随机分组试验" OR "非随机分组实验" OR "非随机分组研究" OR "非随机化分组试验" OR "非随机化分组实验" OR "非随机化分组研究" OR "非随机分配试验" OR "非随机分配实验" OR "非随机分配研究" OR "非随机化分配试验" OR "非随机化分配实验" OR "非随机化分配研究" OR "对照组非随机试验" OR "对照组非随机实验" OR "对照组非随机研究" OR "对照组非随机化试验" OR "对照组非随机化实验" OR "对照组非随机化研究" OR "非随机试验" OR "非随机实验" OR "非随机化试验" OR "非随机化实验" OR "准实验设计" OR "准实验研究" OR "准试验设计" OR "准试验研究" OR "类实验研究" OR "类实验设计" OR "类试验研究" OR "类试验设计")
#3	#1 AND #2

第四节 方法学质量评价

通常利用非随机对照试验方法学评价指标（methodological index for non-randomized studies，MINORS）评价非随机对照研究的方法学质量，尤其是外科领域。评价指标共12条，每一条分值为0～2分。前8条针对无对照组的研究，最高分为16分；后4条与前8条一起针对有对照组的研究，最高分共24分。0分表示未报道；1分表示报道了但信息不充分；2分表示报道了且提供了充分的信息（表6-3）。

表6-3　MINORS评价条目

编号	条目	内容
1	明确给出了研究目的	所定义的问题应该精确且与可获得文献有关
2	纳入患者的连贯性	所有具有潜在可能性的患者（满足纳入标准）都在研究期间被纳入（无排除或给出了排除的理由）
3	预期数据的收集	收集了根据研究开始前制定的研究方案中设定的数据
4	终点指标能恰当地反映研究目的	明确的解释用来评价与所定义的问题一致的结局指标的标准。同时，应在意向性治疗分析的基础上对终点指标进行评估
5	终点指标评价的客观性	对客观终点指标的评价采用评价者单盲法，对主观终点指标的评价采用评价者双盲法。否则，应给出未实施盲法评价的理由
6	随访时间是否充足	随访时间应足够长，以使得能对终点指标及可能的不良事件进行评估
7	失访率低于5%	应对所有的患者进行随访，失访的比例不能超过反映主要终点指标的患者比例
8	是否估算了样本量	根据预期结局事件的发生率，计算了可检测出不同研究结局的样本量及其95%可信区间；且提供的信息能够从统计学差异及估算出把握度水平对预期结果与实际结果进行比较
9～12条用于评价有对照组的研究的附加标准		
9	对照组的选择是否恰当	对于诊断准确性试验，应为诊断的"金标准"；对于干预性试验，应是能从已发表研究中获取的最佳干预措施
10	对照组是否同步	对照组与试验组应该同期进行（非历史对照）
11	组间基线是否可比	不同于研究终点，对照组与试验组起点的基线标准应该具有相似性。没有可能导致使结果解释产生偏倚的混杂因素
12	统计分析是否恰当	用于计算可信区间或相对危险度的统计资料是否与研究类型相匹配

第五节　报告质量评价

通常利用非随机对照设计透明报告规范（transparent reporting of evaluations with nonrandomized designs，TREND）评价非随机对照研究报告质量，TREND声明包含22个条目（表6-4），旨在规范非随机对照试验研究的报告内容，提高其报告质量。

表6-4　TREND清单

条目	编号	内容
题目与摘要		
	1	研究单位如何分配到各个干预组 推荐采用结构式摘要 目标人群或研究样本的信息
引言		
背景	2	科学背景与原理解释 行为干预设计中应用的理论
方法		
研究对象	3	研究对象的纳入标准，包括不同招募水平/抽样方案（如城市、诊所）的标准 招募方法（如推荐、自选），包括抽样方法（如采用了系统抽样方案） 招募环境 数据采集的环境和地点
干预措施	4	各组干预的细节以及何时、如何实施 内容：给予什么干预措施 实施方法：干预内容如何实施 实施单位：是否将研究对象分成小组来实施 干预分配者：谁负责分配干预措施 环境：干预是在什么地方实施 暴露的总量和持续时间：计划实施多少次干预？持续多长时间 时间跨度：计划每次干预实施多长时间 增加依从性的措施（如奖励）

续表

条目	编号	内容
目的	5	具体的目的和假设
结局指标	6	明确定义主要和次要结局指标 描述数据收集方法和提高测量质量的方法 经验证工具的相关信息，如心理和生物学特性的测量
样本量	7	样本量如何确定，解释中期分析和中止试验的条件（如存在这种情况）
分配方法	8	分配单位（各单位被分配到研究组的情况，如个体、组群、社群） 分配单位被分配到研究组的方法，包括任何限制细节（如区组、分层和最小化法） 为减少因非随机化而可能产生的偏倚所采取的措施（如配对）
盲法	9	研究对象、干预实施者和结局评估者是否不知晓分组情况？若是，盲法如何实现？如何评价？
分析单位	10	描述用于评估干预措施效果的最小分析单位（如个体、组群、社群） 如果分析单位和分配单位不同，给出换算方法（如通过设计效应调整标准误的估计值或采用多水平分析）
统计分析方法	11	比较各组主要结局使用的统计学方法，包括相关数据的复杂方法 其他分析方法，如亚组分析和校正分析 处理缺失数据的方法（若应用了具体方法） 使用的统计软件或程序
结果		
研究对象流程	12	各个阶段研究对象的流动情况，如登记、分配、实施干预、随访、分析（强烈推荐使用流程图） 登记：筛选研究对象数，发现合格和不合格研究对象数，拒绝参与和入选研究对象数 分配：分配到各研究组的研究对象数 分配和实施干预：分配到每个研究组的研究对象数和接受何种干预措施的研究对象数 随访：各组完成或未完成随访（如失访）的研究对象数 分析：各组主要分析纳入或排除的研究对象数 说明与研究方案的差异，并给出原因
招募	13	明确招募期和随访时间
基线数据	14	各研究组基线人口学和临床特征 与具体疾病预防研究有关的每个研究组的基线特征 在总体和研究组层面对失访与在访研究对象的基线比较 研究人群和关注目标人群的基线比较
基线相似性	15	各研究组基线相似性的数据和用于控制基线差异的统计方法
分析的数量	16	针对每个分析，纳入各研究组的研究对象数目，尤其是对不同结局研究对象要发生改变时，如果可行，用绝对数来表达结果 是否进行了意向性分析，若采用，应说明分析中如何处理不依从的研究对象
结局和效应估计	17	对每个主要和次要结局，报告各组综合结果，估计效应量大小及其可信区间 包含无效和阴性结果 包含测试预设的干预措施的因果路径所产生的结果
辅助分析	18	对所做的其他分析进行总结，包括亚组分析和限制性分析，说明哪些分析是事先设定的，哪些是探索性的
不良反应	19	对各组所有重要危害和非预期效应进行总结（包括对测量方法、估计效应量和可信区）
讨论		
解释	20	结合研究假说、潜在偏倚来源、测量的不精确性、多重分析和研究其他的局限性和缺点，对结果进行解释 关于结果的讨论，应考虑干预措施的作用机制（因果路径）或其他替代机制或解释 讨论实施干预的成功之处和障碍，干预的真实性 对研究、临床实践或决策意义的讨论
可推广性	21	结合研究人群、干预措施的特征、随访时间长短、激励措施、依从率、研究实施的具体场所和环境，以及其他相关因素，讨论试验结果的可推广性（外部真实性）
证据汇总	22	结合现有证据和理论，对结果进行解释

第七章　队列研究检索与评价

【学习目标】
　　知识目标：
　　1. 掌握队列研究的方法学质量和报告质量评价工具。
　　2. 熟悉队列研究的偏倚来源。
　　3. 了解队列研究的定义和分类。
　　能力目标：运用所学知识对队列研究进行评估。
　　素质目标：具备队列研究评价的意识。
　　情感目标：评价队列研究有助于正确设计和实施队列研究。
【本章导读】
　　本章系统介绍了队列研究的定义、分类、特点、偏倚来源，以及主要的方法学质量和报告质量评价工具。

第一节　概　　述

队列研究（cohort study），又称为前瞻性研究（prospective study）、发生率研究（incidence study）、随访研究（follow-up study）及纵向研究（longitudinal study）等，是将一个范围明确的人群按是否暴露于某可疑因素及其暴露程度分为不同的亚组，追踪其各自的结局，比较不同亚组之间结局的差异，从而判定暴露因子与结局之间有无因果关联及关联大小的一种观察性研究方法。可以分为三类。①前瞻性队列研究（prospective cohort study）：研究对象的确定与分组是根据研究开始时的状态确定的，研究的结局需随访观察一段时间才能得到，这是队列研究的基本形式；②历史性队列研究（historical cohort study）：又称回顾性队列研究，研究对象是过去某个时间进入队列，即研究的起点是过去某个时间，研究对象的确定与分析是根据进入队列时的暴露情况确定，研究的结局在研究开始时已经发生；③双向性队列研究（ambispective cohort study）：历史性队列研究之后，继续进行前瞻性队列研究叫作双向性队列研究。

队列研究特点：①是由因到果的研究，研究的暴露因素在研究开始前就已经存在，且研究者也知道每个研究对象的暴露情况，因此，队列研究能明确提出暴露与疾病的因果关系；②是基于观察人群自然暴露于可疑病因因素后疾病变化规律的研究，有时被称为自然实验（natural experiment），但是其本质是观察性研究，而不是实验研究；③其研究对象不应当患有所研究的疾病，但是要求每个研究对象都有可能成为所研究疾病的病例；④其资料可以直接用来计算疾病的发病率、累积发病率和归因危险度。

第二节 偏倚来源

队列研究常见的偏倚包括选择性偏倚、失访偏倚、混杂偏倚和信息偏倚等。

1. 选择性偏倚　由于研究对象的选择条件受限制或研究对象的选择方法有问题，使研究人群中某个或某些非研究因素的分布与目标人群中该因素的分布不一致，造成研究结果偏离真实情况，就产生选择性偏倚。

2. 失访偏倚　队列研究方法决定了它不可避免地要发生失访偏倚，在一定的随访观察期内，总会有研究对象迁移、外出、死于非终点疾病或拒绝继续参加观察而退出队列，以致在研究中丢失。

3. 混杂偏倚　由于混杂因素的影响造成的偏倚，致使暴露与疾病之间的联系的真实性被歪曲，联系强度被放大或缩小。

4. 信息偏倚　在收集和整理有关暴露和疾病的资料时所出现的系统误差称为信息偏倚，主要取决于调查的内容，受调查者的素质和被调查对象的合作程度以及资料收集过程中的质量影响。

第三节 检 索

本节以检索COPD相关队列研究文献的检索，队列研究相关检索词见表7-1，与之对应高敏感度检索式见表7-2。

表7-1　队列研究检索词列表

语种	主题词	同义词
中文	中国生物医学文献数据库：队列研究	队列研究，随访研究，纵向研究，同时性研究，定群研究，定群分析，发病率研究，追踪研究，前瞻性研究等
英文	PubMed/ Cochrane Library: Cohort Studies；Embase.com: cohort analysis	cohort stud*, concurrent stud*, incidence stud*, cohort analyses, cohort analysis, follow up stud*, follow-up stud*, followup stud*, longitudinal stud*, longitudinal survey*, prospective stud*等

表7-2　主要数据库检索式

序号	检索式
PubMed	
#1～#3	#1、#2与#3同第五章第三节"随机对照试验"PubMed数据库检索部分
#4	"Cohort Studies"［Mesh］
#5	"cohort stud*" [Title/Abstract] OR "concurrent stud*" [Title/Abstract] OR "incidence stud*" [Title/Abstract] OR "cohort analyses" [Title/Abstract] OR "cohort analysis" [Title/Abstract] OR "follow up stud*" [Title/Abstract] OR "follow-up stud*" [Title/Abstract] OR "followup stud*" [Title/Abstract] OR "longitudinal stud*" [Title/Abstract] OR "longitudinal survey*" [Title/Abstract] OR "prospective stud*" [Title/Abstract]
#6	#4 OR #5
#7	#3 AND #6
Embase.com	
#1～#3	#1、#2与#3同第五章第三节"随机对照试验"Embase.com数据库检索部分
#4	'cohort analysis'/exp
#5	'cohort stud*':ab,ti,kw OR 'concurrent stud*':ab,ti,kw OR 'incidence stud*':ab,ti,kw OR 'cohort analyses':ab,ti,kw OR 'cohort analysis':ab,ti,kw OR 'follow up stud*':ab,ti,kw OR 'follow-up stud*':ab,ti,kw OR 'followup stud*':ab,ti,kw OR 'longitudinal stud*':ab,ti,kw OR 'longitudinal survey*':ab,ti,kw OR 'prospective stud*':ab,ti,kw
#6	#4 OR #5
#7	#3 AND #6

续表

序号	检索式
Web of Science	
#1	#1同第五章第三节"随机对照试验"Web of Science数据库检索部分
#2	TS=（cohort stud* OR concurrent stud* OR incidence stud* OR cohort analyses OR cohort analysis OR follow up stud* OR follow-up stud* OR followup stud* OR longitudinal stud* OR longitudinal survey* OR prospective stud*）（启动精确检索）
#3	#1 AND #2
Cochrane Library	
#1～#5	#1、#2、#3、#4与#5同第五章第三节"随机对照试验"Cochrane Library数据库检索部分
#6	MeSH descriptor:［Cohort Studies］explode all trees
#7	（cohort NEXT stud*）:ab,ti,kw OR（concurrent NEXT stud*）:ab,ti,kw OR（incidence NEXT stud*）:ab,ti,kw OR（cohort analyses）:ab,ti,kw OR（cohort analysis）:ab,ti,kw OR（follow up NEXT stud*）:ab,ti,kw OR（follow-up NEXT stud*）:ab,ti,kw OR（followup NEXT stud*）:ab,ti,kw OR（longitudinal NEXT stud*）:ab,ti,kw OR（longitudinal NEXT survey*）:ab,ti,kw OR（prospective NEXT stud*）:ab,ti,kw
#8	#6 OR #7
#9	#5 AND #8
中国生物医学文献数据库	
#1～#3	#1、#2与#3同第五章第三节"随机对照试验"中国生物医学文献数据库检索部分
#4	"队列研究"［不加权：扩展］
#5	"队列研究"［常用字段：智能］OR"随访研究"［常用字段：智能］OR"纵向研究"［常用字段：智能］OR"同时性研究"［常用字段：智能］OR"定群研究"［常用字段：智能］OR"定群分析"［常用字段：智能］OR"发病率研究"［常用字段：智能］OR"追踪研究"［常用字段：智能］OR"前瞻性研究"［常用字段：智能］
#6	#4 OR #5
#7	#3 AND #6
中国知网	
#1	#1同第五章第三节"随机对照试验"中国知网检索部分
#2	TKA=（'队列研究' OR '随访研究' OR '纵向研究' OR '同时性研究' OR '定群研究' OR '定群分析' OR '发病率研究' OR '追踪研究' OR '前瞻性研究'）
#3	#1 * #2
万方数据知识服务平台	
#1	#1同第五章第三节"随机对照试验"万方数据知识服务平台检索部分
#2	主题：（"队列研究" OR "随访研究" OR "纵向研究" OR "同时性研究" OR "定群研究" OR "定群分析" OR "发病率研究" OR "追踪研究" OR "前瞻性研究"）
#3	#1 AND #2
维普网	
#1	#1同第五章第三节"随机对照试验"维普网检索部分
#2	M=（"队列研究" OR "随访研究" OR "纵向研究" OR "同时性研究" OR "定群研究" OR "定群分析" OR "发病率研究" OR "追踪研究" OR "前瞻性研究"）
#3	#1 AND #2

第四节　方法学质量评价

目前评价队列研究方法学质量的量表主要有：纽卡斯尔-渥太华量表（the Newcastle-Ottawa scale，NOS）和CASP（critical appraisal skill program）清单，其中NOS通过研究人群选择、组间可比性和结果测量3部分8个条目评价队列研究，采用星级系统半量化原则，满分为9颗星（表7-3）。CASP队列研究评价清单包括12个问题，其中前2个问题是筛选问题，后10个问题是细节问题；1～7和10～11个问题均用"是""否"及"不确定"判定（表7-4）。

表7-3 评价队列研究的NOS量表

项目	条目	评价
研究人群选择	暴露组的代表性如何（1分）	①真正代表人群中暴露组的特征*；②一定程度上代表了人群中暴露组的特征；③选择某类人群，如护士、志愿者；④未描述暴露组来源情况
	非暴露组的选择方法（1分）	①与暴露组来自同一人群*；②与暴露组来自不同人群；③未描述非暴露组来源情况
	暴露因素的确定方法（1分）	①固定的档案记录（如外科手术记录）*；②采用结构式访谈*；③研究对象自己写的报告；④未描述
	确定研究起始时尚无要观察的结局指标（1分）	①是*；②否
组间可比性	设计和统计分析时考虑暴露组和未暴露组的可比性（2分）	①研究控制了最重要的混杂因素*；②研究控制了任何其他的混杂因素（此条可以进行修改用以说明特定控制第二重要因素）
结果测量	研究对于结果的评价是否充分（1分）	①盲法独立评价*；②有档案记录*；③自我报告；④未描述
	结果发生后随访是否足够长（1分）	①是*（评价前规定恰当的随访时间）；②否
	暴露（评价前规定恰当的随访时间）和非暴露组的随访是否充分（1分）	①随访完整*；②有少量研究对象失访但不至于引入偏倚（规定失访率或描述失访情况）；③有失访（规定失访率）但未行描述；④未描述随访情况

*.给分点

表7-4 评价队列研究的CASP清单

条目	说明
研究结果可靠吗？	
1.研究是否提出了清晰明确的问题？	①研究的人群；②研究的危险因素；③可能的结局；④可能的有益或有害的效应
2.回答问题的方式是否合适？	①队列研究适合研究目的吗？②队列研究能解决问题吗？
3.队列研究人群的选择方式合适吗？	①是否可以代表研究的人群？②样本人群有什么特别的特征吗？③是否包含了所有应纳入的人群？
4.是否准确测量了暴露因素以减少偏倚？	①使用的是主观还是客观的测量方法？②测量结果的真实性如何（是否被验证）？③测量方式一样吗？
研究结果是什么？	
5.是否精确测量了研究结果以减少偏倚？	①使用的是主观还是客观的测量方法？②测量结果的真实性如何（是否被验证）？③有无可靠的系统方法来探查所有的病例（测量疾病的发生）？④不同组的诊断方式是否相似？⑤是否对研究对象及结果评价者采取盲法？
6. A.作者考虑到所有重要的混杂因素了吗？（列出作者忽略但您考虑到的因素）；B.在设计和（或）分析中对混杂因素采取措施了吗？	在设计阶段的严格控制；在分析阶段使用技术手段如建模、分层、回归、敏感性分析来纠正、控制、调整混杂因素。
7. A.对研究对象的随访是否完成？ B.随访时间是否足够长？	①不管效应的好坏，应该有足够的时间来显露；②失访的人群可能具有不同的结局；③在开放或动态队列中，对于离开和加入队列的研究对象有无特殊要求？
8.研究结果如何？	①基线的结果？②是否报道暴露组和非暴露组的比例或比率？两者有区别吗？③暴露因素与结局的关联强度如何［相对危险度（RR）值为多少］？④绝对危险度降低（ARR）值是多少？
9.研究结果的精确度如何？	可信区间是多少？
10.结果是否可信？	①无法忽略的大效应量；②有无偏倚、机遇或混杂因素的影响？③研究的设计和方法是否有缺陷导致结果不可靠？④考虑Bradford Hills标准（时间序列、剂量-效应梯度、生物学相似性、一致性）
研究结果适用吗？	
11.试验结果能否适用于当地人群？	①纳入试验的研究人群是否与你所研究的人群相似？②与当地环境和研究中的人群是否相似？③能否量化对当地人群的有益和有害效应？
12.研究结果与其他证据是否符合？	考虑所有可得到的来自随机对照试验、系统评价、队列研究及病例对照研究的一致性较好的证据

第五节 报告质量评价

STROBE（strengthening the reporting of observational studies in epidemiology）声明用来规范报告观察性研究，包括队列研究、病例对照研究和横断面研究，所涉及的条目分为题目和摘要、前言、方法、结果和讨论5个部分，共23个条目。其中题目和摘要1个条目，前言部分包括背景/原理和目标2个条目；方法部分包括研究设计、研究现场、研究对象、研究变量、测量、偏倚、样本大小、统计方法、计量变量和资助情况等10个条目；结果部分包括研究对象、描述性资料、结局资料、主要结果和其他分析等5个条目；讨论部分包括重要结果、局限性、可推广性和解释4个条目（表7-5）。

表7-5 STROBE清单

条目	编号	队列研究	病例对照研究	横断面研究
题目和摘要	1	题目或摘要中有"队列研究"	题目或摘要中有"病例对照研究"	题目或摘要中有"横断面研究"
		摘要内容要丰富，并且能准确流畅地表述研究中做了什么、发现了什么		
前言				
背景/原理	2	对所报告的研究背景和原理进行解释		
目标	3	阐明研究目标，包括任何预先确定的假设		
方法				
研究设计	4	在论文中陈述了研究设计的要素		
研究现场	5	描述研究现场、具体场所和相关时间范围（包括研究对象征集、暴露、随访和数据收集时间）		
研究对象	6	①描述选择研究对象的合格标准、源人群和选择方法，描述随访方法	①描述选择确诊病例和对照的合格标准、源人群和选择方法，描述选择病例和对照的原理	描述选择研究对象的合格标准、源人群和选择方法
		②对于配对设计：描述配对标准和暴露与非暴露数目	②对于配对设计：描述配对标准和每个病例对应的对照数目	
研究变量	7	明确定义结局、暴露、预测因子、潜在的混杂因子和效应修饰因子（若可能，给出诊断标准）		
数据来源/测量	8	对每个有意义的变量，描述其数据来源和详细的判定（测量）方法。如果有多组，应描述各组之间测量方法的可比性		
偏倚	9	描述和解释潜在偏倚的过程		
样本大小	10	解释样本的确定方法		
计量变量	11	解释分析中如何处理计量变量（若可能，描述怎样选择分组及分组原因）		
统计学方法	12	①描述采用统计学方法，包括控制混杂方法 ②描述亚组和交互作用检查方法 ③描述缺失值处理方法		
		④如果可能，解释失访的处理方法	④如果可能，解释病例和对照的匹配方法	④如果可能，描述根据抽样策略确定的统计方法
		⑤描述敏感性分析		
结果				
研究对象	13	①报告研究的各个阶段研究对象的数量，如可能合格的数量、被检验是否合格的数量、证实合格的数量、纳入研究的数量、完成随访的数量和分析的数量 ②描述各个阶段未能参与者的原因 ③推荐使用流程图		
描述性资料	14	①描述研究对象的特征（如人口学、临床和社会特征）及关于暴露和潜在混杂因子的信息 ②指出每个有意义变量有缺失值的研究对象数目 ③队列研究：总结平均的和总的随访数量及随访天数		
结局资料	15	报告发生结局事件的数量或根据时间总结发生结局事件的数量	报告各个暴露类别的数量或暴露的综合指标	报告结局事件的数量或总结暴露的测量结果

续表

条目	编号	内容		
		队列研究	病例对照研究	横断面研究
主要结果	16	①给出未校正的和校正混杂因子的关联强度估计值和精确度（如95%可信区间），阐明根据哪些混杂因子进行调整以及选择这些混杂因子的原因 ②当对连续性变量分组时报告分组界值 ③如果有关联，可将有意义时期内的相对危险度转换成绝对危险度		
其他分析	17	报告进行的其他分析，如亚组和交互作用分析及敏感性分析		
讨论				
重要结果	18	概括与研究假设有关的重要结果		
局限性	19	结合潜在偏倚和不精确的来源，讨论研究的局限性；讨论潜在偏倚的方向和大小		
解释	20	结合研究目的、局限性、多因素分析、类似研究结果和其他相关证据，谨慎给出一个总体的结果解释		
可推广性	21	讨论研究结果的可推广性（外推有效性）		
其他信息				
资助	22	给出研究的资金来源和资助者（若可能，给出原始研究的资助情况）		

第八章　病例对照研究检索与评价

【学习目标】
知识目标：
1. 掌握病例对照研究的方法学质量和报告质量评价工具。
2. 熟悉病例对照研究的偏倚来源。
3. 了解病例对照研究的定义和分类。

能力目标：运用所学知识对病例对照研究进行评估。
素质目标：具备病例对照研究评价的意识。
情感目标：评价病例对照研究有助于正确设计和实施病例对照研究。

【本章导读】
本章系统介绍了病例对照研究的定义、分类、特点、偏倚来源，以及主要的方法学质量和报告质量评价工具。

第一节　概　述

病例对照研究（case-control study）是以确诊的患有某特定疾病的一组患者作为病例，以不患有该病但具有可比性的一组个体作为对照，通过询问、实验室检查或复查病史，搜集既往各种可能的危险因素的暴露史，测量并比较病例组与对照组中各因素的暴露比例，经统计学检验，若两组差别有意义，则在人为因素与疾病之间存在着统计学上的关联。在评估了各种偏倚对研究结果的影响之后，借助病因推断技术，推断出某个或某些暴露因素是疾病的危险因素，从而达到探索和检验疾病病因假说的目的。

病例对照研究特点：①是一种回顾性调查研究，研究者不能主动控制病例组和对照组对危险因素的暴露，因为暴露与否已为既成事实；②是一种从果到因的调查方法，通过详尽的病历记录或对病例和对照作询问调查，通过他们的回忆或病史记录收集所需资料，了解两组对象中有无与该病有联系的可疑因素的暴露史；③其设有对照组，以比较患某病和不患该病者与可疑致病因素间的暴露情况。

第二节　偏倚来源

病例对照研究易产生四类主要偏倚，即选择偏倚、信息偏倚和混杂偏倚。

1. **选择偏倚**　病例对照研究中常因未能随机抽样，故易产生选择偏倚，特别是在医院选择病例和对照时，更易产生。由于医院收治患者时有不同的选择，患者进医院时也有不同的选择，不同病种亦有不同入院条件，造成了不同的进入率，后者使病例组与对照组缺乏可比性。这使研究的病例组或对照组不能代表有关人群。入院率不同实际上是选择概率的不同，从而引入了误差，使无关的某特征与疾病出现假联系,这种偏倚称选择偏倚。

2. 信息偏倚　常见的有回忆偏倚和调查者偏倚。①回忆偏倚:指比较组间在回忆过去的暴露史或既往史时,其完整性与准确性存在系统误差而引起的偏倚。在病例对照研究时,若选用的对照组是来自社区的一般人群,容易产生回忆偏倚,因其对过去的暴露经历易遗忘或不予重视,而病例组对过去暴露经历会认真回忆并提供有关信息。②调查者偏倚:由于调查者事先知道被调查者的患病情况,从而在调查收集资料时,自觉或不自觉地采取不同的方法或不同的深度和广度去询问,或者收集有关可疑致病因素,导致两组间产生系统误差。

3. 混杂偏倚　所研究因素的影响与其他外部因素的影响混在一起,不能分开的状况。它歪曲了暴露对疾病影响,这种歪曲是由于其他因素是疾病的危险因素并和暴露又有联系而引起的,这些其他因素称混杂因素。年龄、性别和许多疾病与许多暴露都有联系,这是最常见的混杂因素。如在研究吸烟与肺癌的关系中,年龄是一混杂因素,因为年龄与吸烟有联系,而且年龄是肺癌的危险因素。所以年龄因素会混杂或歪曲吸烟对肺癌的影响。

第三节　检　索

本节以检索COPD相关病例对照研究文献的检索,病例对照研究相关检索词见表8-1,与之对应高敏感度检索式见表8-2。

表8-1　病例对照研究检索词列表

语种	主题词	同义词
中文	中国生物医学文献数据库:病例对照研究	病例比较研究,病例对比研究,病例对照分析,病例-对照分析,病例对照研究,病例-对照研究,病例对照调查,病例-对照调查,病例对照组研究,病例-对照组研究,病例对照组分析,病例-对照组分析,病例对照组调查,病例-对照组调查,病例参照分析,病例-参照分析,病例参照研究,病例-参照研究,病例参照调查,病例-参照调查,病例匹配分析,病例-匹配分析,病例匹配研究,病例-匹配研究,病例匹配调查,病例-匹配调查,病例群对照分析,病例群-对照分析,病例群对照研究,病例群-对照研究,病例群对照调查,病例群-对照调查,病例关联研究、基于病例研究等
英文	PubMed/ Cochrane Library: Case-Control Studies; Embase.com: case control study	case control stud*, case-control stud*, case-comparison stud*, case comparison stud*, case-base stud*, case base stud*, case-referent stud*, case referent stud*, retrospective stud* 等

表8-2　主要数据库检索式

序号	检索式
PubMed	
#1～#3	#1、#2与#3同第五章第三节"随机对照试验"PubMed数据库检索部分
#4	"Case-Control Studies"［MeSH Terms］
#5	"case control stud*" [Title/Abstract] OR "case-control stud*" [Title/Abstract] OR "case-comparison stud*" [Title/Abstract] OR "case comparison stud*" [Title/Abstract] OR "case-base stud*" [Title/Abstract] OR "case base stud*" [Title/Abstract] OR "case-referent stud*" [Title/Abstract] OR "case referent stud*" [Title/Abstract] OR "retrospective stud*" [Title/Abstract]
#6	#4 OR #5
#7	#3 AND #6
Embase.com	
#1～#3	#1、#2与#3同第五章第三节"随机对照试验"Embase.com数据库检索部分
#4	'case control study'/exp

续表

序号	检索式
#5	'case control stud*':ab,ti,kw OR 'case-control stud*':ab,ti,kw OR 'case-comparison stud*':ab,ti,kw OR 'case comparison' stud*':ab,ti,kw OR 'case-base stud*':ab,ti,kw OR 'case base stud*':ab,ti,kw OR 'case-referent stud*':ab,ti,kw OR 'case referent stud*':ab,ti,kw OR 'retrospective stud*':ab,ti,kw
#6	#4 OR #5
#7	#3 AND #6

Web of Science

#1	#1同第五章第三节"随机对照试验"Web of Science数据库检索部分
#2	TS=（case control stud* OR case-control stud* OR case-comparison stud* OR case comparison stud* OR case-base stud* OR case base stud* OR case-referent stud* OR case referent stud* OR retrospective stud*）（启动精确检索）
#3	#1 AND #2

Cochrane Library

#1～#5	#1、#2、#3、#4与#5同第五章第三节"随机对照试验"Cochrane Library数据库检索部分
#6	MeSH descriptor:［Case-Control Studies］explode all trees
#7	（case control NEXT stud*）:ab,ti,kw OR（case-control NEXT stud*）:ab,ti,kw OR（case-comparison NEXT stud*）:ab,ti,kw OR（case comparison NEXT stud*）:ab,ti,kw OR（case-base NEXT stud*）:ab,ti,kw OR（case base NEXT stud*）:ab,ti,kw OR（case-referent NEXT stud*）:ab,ti,kw OR（case referent NEXT stud*）:ab,ti,kw OR（retrospective NEXT stud*）:ab,ti,kw
#8	#6 OR #7
#9	#5 AND #8

中国生物医学文献数据库

#1～#3	#1、#2与#3同第五章第三节"随机对照试验"中国生物医学文献数据库检索部分
#4	"病例对照研究"［不加权：扩展］
#5	"病例比较研究"［常用字段：智能］OR "病例对比研究"［常用字段：智能］OR "病例对照分析"［常用字段：智能］OR "病例-对照分析"［常用字段：智能］OR "病例对照研究"［常用字段：智能］OR "病例-对照研究"［常用字段：智能］OR "病例对照调查"［常用字段：智能］OR "病例-对照调查"［常用字段：智能］OR "病例对照组研究"［常用字段：智能］OR "病例-对照组研究"［常用字段：智能］OR "病例对照组分析"［常用字段：智能］OR "病例-对照组分析"［常用字段：智能］OR "病例对照组调查"［常用字段：智能］OR "病例-对照组调查"［常用字段：智能］OR "病例参照分析"［常用字段：智能］OR "病例-参照分析"［常用字段：智能］OR "病例参照研究"［常用字段：智能］OR "病例-参照研究"［常用字段：智能］OR "病例参照调查"［常用字段：智能］OR "病例-参照调查"［常用字段：智能］OR "病例匹配分析"［常用字段：智能］OR "病例-匹配分析"［常用字段：智能］OR "病例匹配研究"［常用字段：智能］OR "病例-匹配研究"［常用字段：智能］OR "病例匹配调查"［常用字段：智能］OR "病例-匹配调查"［常用字段：智能］OR "病例群对照分析"［常用字段：智能］OR "病例群-对照分析"［常用字段：智能］OR "病例群对照研究"［常用字段：智能］OR "病例群-对照研究"［常用字段：智能］OR "病例群对照调查"［常用字段：智能］OR "病例群-对照调查"［常用字段：智能］OR "病例关联研究"［常用字段：智能］OR "基于病例研究"［常用字段：智能］
#6	#4 OR #5
#7	#3 AND #6

中国知网

#1	#1同第五章第三节"随机对照试验"中国知网检索部分
#2	TKA=（'病例比较研究'+'病例对比研究'+'病例对照分析'+'病例-对照分析'+'病例对照研究'+'病例-对照研究'+'病例对照调查'+'病例-对照调查'+'病例对照组研究'+'病例-对照组研究'+'病例对照组分析'+'病例-对照组分析'+'病例对照组调查'+'病例-对照组调查'+'病例参照分析'+'病例-参照分析'+'病例参照研究'+'病例-参照研究'+'病例参照调查'+'病例-参照调查'+'病例匹配分析'+'病例-匹配分析'+'病例匹配研究'+'病例-匹配研究'+'病例匹配调查'+'病例-匹配调查'+'病例群对照分析'+'病例群-对照分析'+'病例群对照研究'+'病例群-对照研究'+'病例群对照调查'+'病例群-对照调查'+'病例关联研究'+'基于病例研究'）
#3	#1 AND #2

万方数据知识服务平台

#1	#1同第五章第三节"随机对照试验"万方数据知识服务平台检索部分

续表

序号	检索式
#2	主题:("病例比较研究" OR "病例对比研究" OR "病例对照分析" OR "病例-对照分析" OR "病例对照研究" OR "病例-对照研究" OR "病例对照调查" OR "病例-对照调查" OR "病例对照组研究" OR "病例-对照组研究" OR "病例对照组分析" OR "病例-对照组分析" OR "病例对照组调查" OR "病例-对照组调查" OR "病例参照分析" OR "病例-参照分析" OR "病例参照研究" OR "病例-参照研究" OR "病例参照调查" OR "病例-参照调查" OR "病例匹配分析" OR "病例-匹配分析" OR "病例匹配研究" OR "病例-匹配研究" OR "病例匹配调查" OR "病例-匹配调查" OR "病例群对照分析" OR "病例群-对照分析" OR "病例群对照研究" OR "病例群-对照研究" OR "病例群对照调查" OR "病例群-对照调查" OR "病例关联研究" OR "基于病例研究")
#3	#1 AND #2
维普网	
#1	#1同第五章第三节"随机对照试验"维普网检索部分
#2	M=("病例比较研究" OR "病例对比研究" OR "病例对照分析" OR "病例-对照分析" OR "病例对照研究" OR "病例-对照研究" OR "病例对照调查" OR "病例-对照调查" OR "病例对照组研究" OR "病例-对照组研究" OR "病例对照组分析" OR "病例-对照组分析" OR "病例对照组调查" OR "病例-对照组调查" OR "病例参照分析" OR "病例-参照分析" OR "病例参照研究" OR "病例-参照研究" OR "病例参照调查" OR "病例-参照调查" OR "病例匹配分析" OR "病例-匹配分析" OR "病例匹配研究" OR "病例-匹配研究" OR "病例匹配调查" OR "病例-匹配调查" OR "病例群对照分析" OR "病例群-对照分析" OR "病例群对照研究" OR "病例群-对照研究" OR "病例群对照调查" OR "病例群-对照调查" OR "病例关联研究" OR "基于病例研究")
#3	#1 AND #2

第四节　方法学质量评价

目前,评价病例对照研究方法学质量的量表主要有:NOS量表(表8-3)和CASP清单(表8-4)。

表8-3　评价病例对照研究的NOS量表

项目	条目	评价
研究人群选择	病例确定是否恰当(1分)	①恰当,有独立的确定方法或人员*;②恰当,如基于档案记录或自我报告;③未描述
	病例的代表性(1分)	①连续或有代表性的系列病例*;②有潜在选择偏倚或未描述
	对照的选择(1分)	①与病例同一人群的对照*;②与病例同一人群的住院人员为对照;③未描述
	对照的确定(1分)	①无目标疾病史(终点)*;②未描述来源
组间可比性	病例和对照的可比性(2分)	①研究控制了最重要的混杂因素*;②研究控制了任何其他的混杂因素*(此条可以进行修改用以说明特定控制第二重要因素)
暴露因素的测量	暴露因素的确定(1分)	①固定的档案记录(如外科手术记录);②采用结构式访谈且不知访谈者是病例或对照*;③采用未实施盲法的访谈(即知道病例或对照的情况);④未描述
	采用相同的方法确定病例和对照组暴露因素(1分)	①是*;②否
	无应答率(1分)	①病例组和对照组的无应答率相同*;②描述了无应答者的情况;③病例组和对照组的无应答率不同且未描述

*.给分点

表8-4　评价病例对照研究的CASP清单

条目	说明
研究结果可靠吗?	
1.研究是否提出了清晰明确的问题?	①研究的人群;②研究的危险因素;③研究是为了检测有益或有害的效应?

续表

条目	说明
2.回答问题的方式是否合适?	①在目前的情况下,病例对照研究是否符合研究目的(结局是否罕见或有害)?②病例对照研究能否解决研究问题?
3.病例的选择方法是否合适?	①是否准确定义了病例?②病例组具有代表性吗[地理环境上的和(或)暂时的]?③有无建立可靠的系统来选择病例?④是研究发病率还是患病率?⑤病例组有无特殊特征?⑥研究时间范围是否与疾病/暴露有关?⑦样本量充足吗?⑧计算把握度了吗?
4.对照组的选择方式是否合适?	①对照组具有代表性吗[人口学上和(或)暂时的]?②对照组有无特殊特征?③应答率高吗?不应答的人群是否具有不同特征?④使用匹配选择人群来源还是随机选择?⑤样本量充足吗?
研究结果是什么?	
5.是否准确测量暴露因素以减少偏倚?	①暴露因素是否有明确定义?测量方法是否准确?②研究者使用的是主观还是客观的测量方法?③测量方法的真实性如何(是否被验证)?④病例组和对照组使用的测量方法是否相似?⑤在适合使用盲法的地方是否使用了盲法?⑥时间顺序正确吗(研究的暴露因素是否在结局前)?
6. A.作者考虑了哪些混杂因素?列出作者忽略但您考虑到的因素,如基因、环境及社会经济等);B.在设计和(或)分析中,研究者对潜在混杂因素采取措施了吗?	在设计阶段的严格控制;在分析阶段使用技术手段如建模、分层、回归、敏感性分析来纠正、控制、调整混杂因素。
7.研究结果如何?	①基线的结果?②分析方法合适吗?③暴露因素与结局的关联强度如何(比值比是多少)?④调整混杂因素后,混杂因素是否还起作用?⑤调整混杂因素是否对比值比有很大的影响?
8.研究结果的精确度如何?危险效应的估计值精确度如何?	①P值是多少?②可信区间是多少?③研究者是否考虑所有重要的变量?④如何评估排除的人群的研究效应?
9.结果是否可信?	①无法忽略的大效应量;②有无偏倚、机遇或混杂因素的影响?③研究的设计和方法是否有缺陷导致结果不可靠?④考虑Bradford Hills标准(时间序列、剂量-效应梯度、生物学相似性、一致性)
研究结果适用吗?	
10.试验结果能否适用于当地人群?	①纳入的研究人群是否与你所研究的人群相似?②当地的环境和研究中的是否相似?③能否量化对当地人群的有益和有害效应?
11.研究结果与其他证据是否符合?	考虑所有可得到的、来自随机对照试验、系统评价、队列研究及病例-对照研究的一致性较好的证据

第五节 报告质量评价

建议采用STROBE声明中病例对照研究报告规范报告病例对照研究(表7-5)。

第九章 横断面研究检索与评价

> 【学习目标】
> 知识目标：
> 1.掌握横断面研究的方法学质量和报告质量评价工具。
> 2.熟悉横断面研究的偏倚来源。
> 3.了解横断面研究的定义。
> 能力目标：运用所学知识对横断面研究进行评估。
> 素质目标：具备横断面研究评价的意识。
> 情感目标：评价横断面研究有助于正确设计和实施横断面研究。
> 【本章导读】
> 本章系统介绍了横断面研究的定义、偏倚来源，以及主要的方法学质量和报告质量评价工具。

第一节 概 述

横断面研究（cross-sectional study）又称现况研究或患病率研究，指在特定人群中，通过应用普查（census）或抽样调查（sampling survey）等方法收集特定时间内的相关变量、疾病或健康资料，以描述目前疾病或健康状况的分布以及某因素与疾病关联的研究。由于是在某一特定时间点或时间段的状况研究，因此仅反映研究时间点或时间段的情况，属于描述性研究。

横断面研究一般通过研究目的确定研究对象，然后通过一定的方法查明该研究对象在某一时间点上的暴露或健康状态，以研究研究对象自身的不同时间点作为对照进行比较分析，故不需要设立对照组。同时由于所调查的疾病或健康状况与某些特征或因素同时存在，不能确定因与果的时间顺序，仅对病因研究提供线索。

第二节 偏倚来源

横断面研究常见的偏倚包括无应答偏倚、志愿者偏倚、信息偏倚、回忆偏倚、测量偏倚和预期偏倚等。

1.无应答偏倚 由于各种原因对访问调查或通信调查未提供答案者称为无应答者。如果无应答者比例达到30%，其调查结果就可能不同于真实情况而产生无应答偏倚。

2.志愿者偏倚 指来自特殊群体的志愿者（如肥胖、高血压），其心理因素和躯体状况与非志愿者有差别（关注健康、多锻炼、饮食控制等），且对研究的依从性可能优于一般人群，以该类人群作为研究对象所获得的资料会明显不同于非志愿者，进而影响结果的真实性。

3.信息偏倚 在资料收集阶段，由于观察和测量方法上有缺陷，使所获得的信息产生系统误差，主要是由于诊断或判断结果的标准不明确、既往资料不准确或遗漏、采用了不一致的观察或测量方法，获得错误的信息影响了结果的真实性。

4.回忆偏倚　当询问患者某种暴露史，患者因自己患病而对暴露史记忆犹新，而健康人则由于不在意而遗忘。由于调查对象不愿意提供敏感性的真实情况会引起报告偏倚。

5.测量偏倚　由于检查器械或仪器本身不准确，试剂不符合规格，或试验条件不稳定等引起测量误差。

6.预期偏倚　希望研究获得预期的结果而在调查时无意地、有选择性地收集材料。

第三节　检　　索

本节以检索COPD相关横断面研究文献的检索，横断面研究相关检索词见表9-1，与之对应高敏感度检索式见表9-2。

表9-1　横断面研究检索词列表

语种	主题词	同义词
中文	中国生物医学文献数据库：横断面研究	横断面研究，横断面分析，疾病频率调查，十字形切断分析，横断分析，截面调查，现患调查，横断面调查，现况研究，现况调查，患病率，现患率，率调查，率分析，发生率，发生现状，情况调查，影响因素调查，跨断面分析，一次性调查，同期群研究，点调查等
英文	PubMed/ Cochrane Library：Cross-Sectional Studies；Embase.com：cross-sectional study	cross-sectional stud*，cross sectional stud*，cross sectional analyses，cross sectional analysis，cross-sectional analyses，cross-sectional analysis，cross sectional survey*，cross-sectional survey*，cross-sectional design，cross sectional design，cross-sectional research，cross sectional research，disease frequency survey*，prevalence stud*等

表9-2　横断面研究主要数据库检索式

序号	检索式
PubMed	
#1～#3	#1、#2与#3同第五章第三节"随机对照试验"PubMed数据库检索部分
#4	"Cross-Sectional Studies"［MeSH Terms］
#5	"cross-sectional stud*" [Title/Abstract] OR "cross sectional stud*" [Title/Abstract] OR "cross sectional analyses" [Title/Abstract] OR "cross sectional analysis" [Title/Abstract] OR "cross-sectional analyses" [Title/Abstract] OR "cross-sectional analysis" [Title/Abstract] OR "cross sectional survey*" [Title/Abstract] OR "cross-sectional survey*" [Title/Abstract] OR "cross-sectional design" [Title/Abstract] OR "cross sectional design" [Title/Abstract] OR "cross-sectional research" [Title/Abstract] OR "cross sectional research" [Title/Abstract] OR "disease frequency survey*" [Title/Abstract] OR "prevalence stud*" [Title/abstract]
#6	#4 OR #5
#7	#3 AND #6
Embase.com	
#1～#3	#1、#2与#3同第五章第三节"随机对照试验"Embase.com数据库检索部分
#4	'cross-sectional study'/exp
#5	'cross-sectional stud*':ab,ti,kw OR 'cross sectional stud*':ab,ti,kw OR 'cross sectional analyses':ab,ti,kw OR 'cross sectional analysis':ab,ti,kw OR 'cross-sectional analyses':ab,ti,kw OR 'cross-sectional analysis':ab,ti,kw OR 'cross sectional survey*':ab,ti,kw OR 'cross-sectional survey*':ab,ti,kw OR 'cross-sectional design':ab,ti,kw OR 'cross sectional design':ab,ti,kw OR 'cross-sectional research':ab,ti,kw OR 'cross sectional research':ab,ti,kw OR 'disease frequency survey*':ab,ti,kw OR 'prevalence stud*':ab,ti,kw
#6	#4 OR #5
#7	#3 AND #6
Web of Science	
#1	#1同第五章第三节"随机对照试验"Web of Science数据库检索部分

续表

序号	检索式
#2	TS=（cross-sectional stud* OR cross sectional stud* OR cross sectional analyses OR cross sectional analysis OR cross-sectional analyses OR cross-sectional analysis OR cross sectional survey* OR cross-sectional survey* OR cross-sectional design OR cross sectional design OR cross-sectional research OR cross sectional research OR disease frequency survey* OR prevalence stud*）（启动精确检索）
#3	#1 AND #2

Cochrane Library

#1～#3	#1、#2与#3同第五章第三节"随机对照试验"Cochrane Library数据库检索部分
#4	MeSH descriptor: [Cross-Sectional Studies] explode all trees
#5	(cross-sectional NEXT stud*):ab,ti,kw OR (cross sectional NEXT stud*):ab,ti,kw OR (cross sectional analyses):ab,ti,kw OR (cross sectional analysis):ab,ti,kw OR (cross-sectional analyses):ab,ti,kw OR (cross-sectional analysis):ab,ti,kw OR (cross sectional NEXT survey*):ab,ti,kw OR (cross-sectional NEXT survey*):ab,ti,kw OR (cross-sectional design):ab,ti,kw OR (cross sectional design):ab,ti,kw OR (cross-sectional research):ab,ti,kw OR (cross sectional research):ab,ti,kw OR (disease frequency NEXT survey*):ab,ti,kw OR (prevalence NEXT stud*):ab,ti,kw
#6	#4 OR #5
#7	#3 AND #6

中国生物医学文献数据库

#1～#3	#1、#2与#3同第五章第三节"随机对照试验"中国生物医学文献数据库检索部分
#4	"横断面研究"[不加权：扩展]
#5	"横断面研究"[常用字段：智能]OR"横断面分析"[常用字段：智能]OR"疾病频率调查"[常用字段：智能]OR"十字形切断分析"[常用字段：智能]OR"横断分析"[常用字段：智能]OR"截面调查"[常用字段：智能]OR"现患调查"[常用字段：智能]OR"横断面调查"[常用字段：智能]OR"现况研究"[常用字段：智能]OR"现况调查"[常用字段：智能]OR"患病率"[常用字段：智能]OR"现患率"[常用字段：智能]OR"率调查"[常用字段：智能]OR"率分析"[常用字段：智能]OR"发生率"[常用字段：智能]OR"发生现状"[常用字段：智能]OR"情况调查"[常用字段：智能]OR"影响因素调查"[常用字段：智能]OR"跨断面分析"[常用字段：智能]OR"一次性调查"[常用字段：智能]OR"同期群研究"[常用字段：智能]OR"点调查"[常用字段：智能]
#6	#4 OR #5
#7	#3 AND #6

中国知网

#1	#1同第五章第三节"随机对照试验"中国知网检索部分
#2	TKA=（'横断面研究'+'横断面分析'+'疾病频率调查'+'十字形切断分析'+'横断分析'+'截面调查'+'现患调查'+'横断面调查'+'现况研究'+'现况调查'+'患病率'+'现患率'+'率调查'+'率分析'+'发生率'+'发生现状'+'情况调查'+'影响因素调查'+'跨断面分析'+'一次性调查'+'同期群研究'+'点调查'）
#3	#1 AND #2

万方数据知识服务平台

#1	#1同第五章第三节"随机对照试验"万方数据知识服务平台检索部分
#2	主题：("横断面研究" OR "横断面分析" OR "疾病频率调查" OR "十字形切断分析" OR "横断分析" OR "截面调查" OR "现患调查" OR "横断面调查" OR "现况研究" OR "现况调查" OR "患病率" OR "现患率" OR "率调查" OR "率分析" OR "发生率" OR "发生现状" OR "情况调查" OR "影响因素调查" OR "跨断面分析" OR "一次性调查" OR "同期群研究" OR "点调查")
#3	#1 AND #2

维普网

#1	#1同第五章第三节"随机对照试验"维普网检索部分
#2	M=("横断面研究" OR "横断面分析" OR "疾病频率调查" OR "十字形切断分析" OR "横断分析" OR "截面调查" OR "现患调查" OR "横断面调查" OR "现况研究" OR "现况调查" OR "患病率" OR "现患率" OR "率调查" OR "率分析" OR "发生率" OR "发生现状" OR "情况调查" OR "影响因素调查" OR "跨断面分析" OR "一次性调查" OR "同期群研究" OR "点调查")OR R=("横断面研究" OR "横断面分析" OR "疾病频率调查" OR "十字形切断分析" OR "横断分析" OR "截面调查" OR "现患调查" OR "横断面调查" OR "现况研究" OR "现况调查" OR "患病率" OR "现患率" OR "率调查" OR "率分析" OR "发生率" OR "发生现状" OR "情况调查" OR "影响因素调查" OR "跨断面分析" OR "一次性调查" OR "同期群研究" OR "点调查")
#3	#1 AND #2

第四节 方法学质量评价

美国卫生保健质量和研究机构（Agency for Healthcare Research and Quality，AHRQ）关于横断面研究的标准包括11个条目，分别用"是""否"或"不清楚"评价。

1. 是否明确了资料的来源（调查、文献回顾）？
2. 是否列出了暴露组和非暴露组（病例和对照）的纳入及排除标准或参考以往的出版物？
3. 是否给出了鉴别患者的时间阶段？
4. 如果不是人群来源的话，研究对象是否连续？
5. 评价者的主观因素是否掩盖了研究对象其他方面情况？
6. 描述了任何为保证质量而进行的评估（如对主要结局指标的检测/再检测）。
7. 解释了排除分析的任何患者的理由。
8. 描述了如何评价和（或）控制混杂因素的措施。
9. 如果可能，解释了分析中是如何处理丢失数据。
10. 总结了患者的应答率及数据收集的完整性。
11. 如果有随访，查明预期的患者不完整数据所占的百分比或随访结果。

第五节 报告质量评价

建议采用STROBE声明中横断面研究报告规范报告横断面研究（表7-5）。

第十章 诊断准确性研究检索与评价

【学习目标】
知识目标：
1.掌握诊断准确性研究的方法学质量和报告质量评价工具。
2.熟悉诊断准确性研究的偏倚来源。
3.了解诊断准确性研究的定义。
能力目标：运用所学知识对诊断准确性研究进行评估。
素质目标：具备诊断准确性研究评价的意识。
情感目标：评价诊断准确性研究有助于正确设计和实施诊断准确性研究。
【本章导读】
本章系统介绍了诊断准确性研究研究的定义、偏倚来源，以及主要的方法学质量和报告质量评价工具。

第一节 概 述

诊断试验（diagnosis test）指临床上用于疾病诊断的各种试验，涉及临床采用的各种诊断手段和方法，包括：病史和体检所获得的临床资料；各种实验室检查（如生化、血液学、免疫学、病理学检查等）；各种影像学检查（如X线、B超、CT、PET/PET-CT、MRI及放射性核素等）；其他特殊器械检查（如心电图、内镜等）；各种公认的诊断标准（如各种自身免疫性疾病的联合诊断标准等）。

其不仅用于诊断疾病，还可为疾病正确诊断及其鉴别诊断提供重要依据，同时也可用于判断疾病的严重程度，估计疾病的临床过程、治疗效果及其预后，筛选无症状的患者、检测药物不良反应和随访的监测等。

一个诊断准确性研究的优劣受许多条件和因素的影响，而这些因素可源于诊断方法本身的缺陷，也可是人类行为或环境方面的条件。好的诊断准确性研究离不开选择恰当的研究设计，并正确实施诊断准确性研究，目前诊断准确性研究可以采用病例对照研究设计，也可采用队列研究设计，而在诊试验准确性研究实施方面，至少包括以下步骤：①确立金标准；②选择研究对象；③估算样本量；④同步独立、盲法比较测量结果；⑤分析诊断准确性研究的可靠性；⑥统计分析评价指标并报告结果。

第二节 偏倚来源

1.疾病谱偏倚 疾病谱偏倚是选择性偏倚的一种，是在选择研究对象时很常见的一种偏倚。诊断试验纳入的患者需要有合适的疾病谱且具代表性，病例组应包括疾病的各个病期（早、中、晚）、各种临床类型（轻、中、重）、典型和不典型的病例等，对照组应选自确诊无疾病的病例，不仅包括正常人群，也应包括来自非研究的疾病，尤其应包括与该疾病易混淆的病例。若诊断试验研究所纳入的疾病谱在临床实践中不具有代表性，诊断试验就不能有效地运用到临床实际中去。

2. 病情检查偏倚　病情检查偏倚也称为"确认性偏倚"，指当研究者根据诊断试验结果来决定患者是否去做金标准试验时容易出现的偏倚。研究者常将诊断试验结果阳性者都做金标准试验，而阴性者只抽一部分去做金标准试验，结果就会夸大敏感度。如拟以乳腺癌活检阳性的对象为病例组和活检阴性的对象为对照组，评价一种检测乳腺癌基因的新DNA诊断试验。由于有乳腺癌家族史的女性一般优先考虑做病理活检诊断，因此，在收集的一组病例中，有乳腺癌家族史者就会增多，家族史与新的DNA试验有密切关系，必定导致敏感度报告值偏高。减少病情检查偏倚的有效方法，是连续收集接受诊断试验和金标准患者的医学资料，或让全部受试对象同时接受诊断试验和金标准诊断。

3. 参考试验偏倚　参考试验偏倚也称为金标准偏倚，诊断试验的各项评价指标都是诊断试验方法结果与金标准比较之后得出的，由于金标准选择不恰当，会造成错分，进而影响诊断试验的准确性。在参考试验偏倚中又常见以下几种情况：

（1）金标准与所评价的诊断试验不独立，如选用欲评价的诊断试验方法与另一诊断方法联合检测结果为"金标准"，其"金标准"结果必然不独立于所评价的诊断试验本身，易使敏感度、特异度较真实值偏高，发生合并偏倚。

（2）多重参照偏倚，当金标准是一组试验方法时，纳入样本病例并非每一个都接受这组金标准，而是仅接受其中一种或几种金标准证实，或这部分样本病例是由这种金标准证实，而另一部分病例是由另一种金标准证实，这时就会出现多重参照偏倚。

4. 评价偏倚　评价偏倚指临床诊断中大部分金标准或诊断试验的客观性是相对的，如果先做诊断试验，后由知情者判定金标准结果，必定导致敏感度和特异度值高于真实值，反之亦然。可采用盲法判定金标准与诊断试验结果克服评价偏倚。

5. 疾病进展偏倚　于同一时间在同一名患者身上进行待评价诊断试验和执行金标准并得出结论是最理想的。若待评价诊断试验需要推迟进行，就可能出现因疾病自愈、干预治疗、进展至更严重阶段或是新疾病的出现导致误诊。疾病进展偏倚用于描述这一种偏倚。如某些病例第一次检查结果呈阳性，但进行了有效治疗后，导致在后来的检查中结果呈阴性，若纳入这些病例而没有检查时间的界定时，就容易发生疾病进展偏倚。

第三节　检　索

本节以检索COPD相关诊断准确性研究文献为例，诊断准确性研究相关检索词见表10-1，与之对应高敏感度检索式见表10-2。

表10-1　诊断准确性研究检索词列表

语种	主题词	同义词
中文	**中国生物医学文献数据库**：诊断，敏感性与特异性，假阳性反应，假阴性反应，ROC曲线，试验预期值	真阳性，假阳性，假阴性，真阴性，敏感度，敏感性，灵敏度，特异度，特异性，诊断，似然比，预测值，ROC曲线，受试者工作特性曲线，曲线下面积，AUC，验前比，验前概率，验后比，验后概率，参考值，符合率，一致性，准确性，金标准等
英文	**PubMed/ Cochrane Library**：Diagnosis, Sensitivity and Specificity, False Positive Reactions, False Negative Reactions, ROC Curve, Predictive Value of Tests；**Embase.com**：diagnosis, sensitivity and specificity, reference value, false positive result, false negative result, receiver operating characteristic, predictive value, predictive validity	diagnoses, diagnosis, sensitivity, specificity, receiver operating characteristic, receiver operator characteristic, predictive value*, roc, pre-test odds, pretest odds, pre-test probabilit*, pretest probabilit*, post-test odds, posttest odds, post test probabilit*, posttest probabilit*, likelihood ratio*, positive predictive value*, negative predictive value*, false negative*, false positive*, true negative*, true positive*, accuracy, screen*, reference value*等

第十章 诊断准确性研究检索与评价

表 10-2 主要数据库检索式

序号	检索式
PubMed	
#1～#3	#1、#2 与 #3 同第五章第三节 "随机对照试验" PubMed 数据库检索部分
#4	"Diagnosis" [Mesh] OR "Sensitivity and Specificity" [Mesh] OR "False Positive Reactions" [Mesh] OR "False Negative Reactions" [Mesh] OR "ROC Curve" [Mesh] OR "Predictive Value of Tests" [Mesh]
#5	"diagnoses" [Title/Abstract] OR "diagnosis" [Title/Abstract] OR "sensitivity" [Title/Abstract] OR "specificity" [Title/Abstract] OR "receiver operating characteristic" [Title/Abstract] OR "receiver operator characteristic" [Title/Abstract] OR "predictive value*" [Title/Abstract] OR "roc" [Title/Abstract] OR "pre-test odds" [Title/Abstract] OR "pretest odds" [Title/Abstract] OR "pretest probabilit*" [Title/Abstract] OR "pretest probabilit*" [Title/Abstract] OR "posttest odds" [Title/Abstract] OR "posttest odds" [Title/Abstract] OR "posttest probabilit*" [Title/Abstract] OR "posttest probabilit*" [Title/Abstract] OR "likelihood ratio*" [Title/Abstract] OR "positive predictive value*" [Title/Abstract] OR "negative predictive value*" [Title/Abstract] OR "false negative*" [Title/Abstract] OR "false positive*" [Title/Abstract] OR "true negative*" [Title/Abstract] OR "true positive*" [Title/Abstract] OR "accuracy" [Title/Abstract] OR "screen*" [Title/Abstract] OR "reference value*" [Title/Abstract]
#6	#4 OR #5
#7	#3 AND #6
Embase.com	
#1～#3	#1、#2 与 #3 同第五章第三节 "随机对照试验" Embase.com 数据库检索部分
#4	'diagnosis'/exp OR 'sensitivity and specificity'/exp OR 'reference value'/exp OR 'false positive result'/exp OR 'false negative result'/exp OR 'receiver operating characteristic'/exp OR 'predictive value'/exp OR 'predictive validity'/exp
#5	'diagnoses':ab,ti,kw OR 'diagnosis':ab,ti,kw OR 'sensitivity':ab,ti,kw OR 'specificity':ab,ti,kw OR 'receiver operating characteristic':ab,ti,kw OR 'receiver operator characteristic':ab,ti,kw OR 'predictive value*':ab,ti,kw OR 'roc':ab,ti,kw OR 'pre-test odds':ab,ti,kw OR 'pretest odds':ab,ti,kw OR 'pre-test probabilit*':ab,ti,kw OR 'pretest probabilit*':ab,ti,kw OR 'post-test odds':ab,ti,kw OR 'posttest odds':ab,ti,kw OR 'post test probabilit*':ab,ti,kw OR 'posttest probabilit*':ab,ti,kw OR 'likelihood ratio*':ab,ti,kw OR 'positive predictive value*':ab,ti,kw OR 'negative predictive value*':ab,ti,kw OR 'false negative*':ab,ti,kw OR 'false positive*':ab,ti,kw OR 'true negative*':ab,ti,kw OR 'true positive*':ab,ti,kw OR 'accuracy':ab,ti,kw OR 'screen*':ab,ti,kw OR 'reference value*':ab,ti,kw
#6	#4 OR #5
#7	#3 AND #6
Web of Science	
#1	#1 同第五章第三节 "随机对照试验" Web of Science 数据库检索部分
#2	TS=（diagnoses OR diagnosis OR sensitivity OR specificity OR receiver operating characteristic OR receiver operator characteristic OR predictive value* OR roc OR pre-test odds OR pretest odds OR pre-test probabilit* OR pretest probabilit* OR post-test odds OR posttest odds OR post test probabilit* OR posttest probabilit* OR likelihood ratio* OR positive predictive value* OR negative predictive value* OR false negative* OR false positive* OR true negative* OR true positive* OR accuracy OR screen* OR reference value*）（启动精确检索）
#3	#1 AND #2
Cochrane Library	
#1～#3	#1、#2 与 #3 同第五章第三节 "随机对照试验" Cochrane Library 数据库检索部分
#4	MeSH descriptor: [Diagnosis] explode all trees
#5	MeSH descriptor: [Sensitivity and Specificity] explode all trees
#6	MeSH descriptor: [False Positive Reactions] explode all trees
#7	MeSH descriptor: [False Negative Reactions] explode all trees
#8	MeSH descriptor: [ROC Curve] explode all trees
#9	MeSH descriptor: [Predictive Value of Tests] explode all trees
#10	（diagnoses）:ab,ti,kw OR（diagnosis）:ab,ti,kw OR（sensitivity）:ab,ti,kw OR（specificity）:ab,ti,kw OR（receiver operating characteristic）:ab,ti,kw OR（receiver operator characteristic）:ab,ti,kw OR（predictive NEXT value*）:ab,ti,kw OR（roc）:ab,ti,kw OR（pre-test odds）:ab,ti,kw OR（pretest odds）:ab,ti,kw OR（pre-test NEXT probabilit*）:ab,ti,kw OR（pretest NEXT probabilit*）:ab,ti,kw OR（post-test odds）:ab,ti,kw OR（posttest odds）:ab,ti,kw OR（post test NEXT probabilit*）:ab,ti,kw OR（posttest NEXT probabilit*）:ab,ti,kw OR（likelihood NEXT ratio*）:ab,ti,kw OR（positive predictive NEXT value*）:ab,ti,kw OR（negative predictive NEXT value*）:ab,ti,kw OR（false NEXT negative*）:ab,ti,kw OR（false NEXT positive*）:ab,ti,kw OR（true NEXT negative*）:ab,ti,kw OR（true NEXT positive*）:ab,ti,kw OR（screen*）:ab,ti,kw OR（accuracy）:ab,ti,kw OR（reference NEXT value*）:ab,ti,kw

续表

序号	检索式
#11	#4 OR #5 OR #6 OR #7 OR #8 OR #9 OR #10
#12	#3 AND #11

中国生物医学文献数据库

#1～#3	#1、#2与#3同第五章第三节"随机对照试验"中国生物医学文献数据库检索部分
#4	"诊断"[不加权:扩展] OR "敏感性与特异性"[不加权:扩展] OR "假阳性反应"[不加权:扩展] OR "假阴性反应"[不加权:扩展] OR "ROC曲线"[不加权:扩展] OR "试验预期值"[不加权:扩展]
#5	"真阳性"[常用字段:智能] OR "假阳性"[常用字段:智能] OR "假阴性"[常用字段:智能] OR "真阴性"[常用字段:智能] OR "敏感度"[常用字段:智能] OR "敏感性"[常用字段:智能] OR "灵敏度"[常用字段:智能] OR "特异度"[常用字段:智能] OR "特异性"[常用字段:智能] OR "诊断"[常用字段:智能] OR "似然比"[常用字段:智能] OR "预测值"[常用字段:智能] OR "ROC曲线"[常用字段:智能] OR "受试者工作特性曲线"[常用字段:智能] OR "曲线下面积"[常用字段:智能] OR "AUC"[常用字段:智能] OR "验前比"[常用字段:智能] OR "验前概率"[常用字段:智能] OR "验后比"[常用字段:智能] OR "验后概率"[常用字段:智能] OR "参考值"[常用字段:智能] OR "符合率"[常用字段:智能] OR "一致性"[常用字段:智能] OR "准确性"[常用字段:智能] OR "金标准"[常用字段:智能]
#6	#4 OR #5
#7	#3 AND #6

中国知网

#1	#1同第五章第三节"随机对照试验"中国知网检索部分
#2	TKA=('真阳性'+'假阳性'+'假阴性'+'真阴性'+'敏感度'+'敏感性'+'灵敏度'+'特异度'+'特异性'+'诊断'+'似然比'+'预测值'+'ROC曲线'+'受试者工作特性曲线'+'曲线下面积'+'AUC'+'验前比'+'验前概率'+'验后比'+'验后概率'+'参考值'+'符合率'+'一致性'+'准确性'+'金标准')
#3	#1 AND #2

万方数据知识服务平台

#1	#1同第五章第三节"随机对照试验"万方数据知识服务平台检索部分
#2	主题:("真阳性" OR "假阳性" OR "假阴性" OR "真阴性" OR "敏感度" OR "敏感性" OR "灵敏度" OR "特异度" OR "特异性" OR "诊断" OR "似然比" OR "预测值" OR "ROC曲线" OR "受试者工作特性曲线" OR "曲线下面积" OR "AUC" OR "验前比" OR "验前概率" OR "验后比" OR "验后概率" OR "参考值" OR "符合率" OR "一致性" OR "准确性" OR "金标准")
#3	#1 AND #2

维普网

#1	#1同第五章第三节"随机对照试验"维普网检索部分
#2	M=("真阳性" OR "假阳性" OR "假阴性" OR "真阴性" OR "敏感度" OR "敏感性" OR "灵敏度" OR "特异度" OR "特异性" OR "诊断" OR "似然比" OR "预测值" OR "ROC曲线" OR "受试者工作特性曲线" OR "曲线下面积" OR "AUC" OR "验前比" OR "验前概率" OR "验后比" OR "验后概率" OR "参考值" OR "符合率" OR "一致性" OR "准确性" OR "金标准")
#3	#1 AND #2

第四节 方法学质量评价

目前，QUADAS（Quality Assessment for Diagnostic Accuracy Studies）标准是目前唯一一个经过严格评价和验证的诊断试验质量评价标准。随着QUADAS被广泛使用，一些使用者反馈并提出了该工具在使用过程中出现的一些问题，研发小组根据使用者的反馈信息在原版QUADAS工具的基础上研制了QUADAS-2。QUADAS-2主要由四部分组成（表10-3）：病例选择，待评价诊断试验，金标准试验，失访、金标准和待评价试验检测的间隔时间，所有组成部分在偏倚风险方面都会被评估，其中前三部分也会在临床适用性方面被评估。

表10-3　QUADAS-2评价诊断试验的标准

评价领域	病例选择	待评价诊断试验	金标准试验	失访、金标准和待评价试验检测的间隔时间
描述	描述病例选择的方法 描述纳入病例的情况（前期检查、当前的结果、计划采用的待评价试验和背景等）	描述待评价诊断试验及其实施的过程并对其结果进行解释	描述金标准及其实施的过程并对其结果进行解释	描述未接受待评价诊断试验和金标准的检测的病例以及未纳入2×2列联表的病例 描述进行待评价诊断试验和金标准的时间间隔和中间进行的干预情况
标志性问题（是/否/不确定）	选取病例的是连续入组还是随机抽样入组 是否避免病例对照研究设计 研究是否避免了不合理的排除标准	待评价诊断试验的结果解释是在不知晓金标准试验结果的情况下进行 若设定了阈值，是否为事先确定	金标准是否能准确区分有病、无病状态 金标准的结果解释是在不知晓待评价诊断试验结果的情况下进行	金标准和待评价诊断试验检测的间隔时间是否合理 是否所有的连续样本或随机选择的样本均接受了金标准 是否所有的连续样本或随机选择的样本均接受了待评价诊断试验 是否所有的连续样本或随机选择的样本均进行了统计分析
偏倚风险（高/低/不确定）	患者选择是否会引进偏倚	待评价诊断试验的实施和解释是否会引入偏倚	金标准的实施和解释是否会引入偏倚	失访或退出患者是否引入偏倚
临床适用性（高/低/不确定）	是否考虑纳入患者与系统评价中提出问题中的患者相匹配	是否考虑待评价诊断试验的实施和解释与系统评价中提出问题中的待评价试验相匹配	是否考虑金标准的实施和解释与系统评价中提出问题中的金标准相匹配	

第五节　报告质量评价

1. 诊断准确性研究报告标准　诊断准确性研究报告标准（Standards for Reporting Diagnostic Accuracy，STARD）指导委员会制定出一份诊断准确性研究报告清单（表10-4）和通用流程图（图10-1），旨在规范和提高诊断性试验研究报告的质量。

2. 诊断准确性研究摘要报告规范　诊断准确性研究摘要报告规范（Standards for Reporting of Diagnostic Accuracy for Abstracts，STARD for Abstracts）由STARD执行委员会撰写，用于规范期刊与学术会议论文摘要中诊断准确性研究的报告（表10-5）。

表10-4　STARD诊断准确性研究报告清单

内容及主题	条目	描述
标题、摘要与关键词		
	1	能够判断是一篇诊断准确性研究（建议采用医学主题词表中的敏感度和特异度）
前言		
	2	陈述研究问题或研究目的，如评估诊断试验的准确性或比较不同诊断试验的准确性，不同研究对象群体之间的准确性
方法		
研究对象	3	描述研究对象的纳入与排除标准，数据收集的机构和研究场所
	4	描述研究对象募集是基于存在某症状、各种检查结果，还是基于研究对象已经接受的被评价诊断试验或金标准
	5	描述研究对象的抽样是否根据上述条目3和条目4中纳入标准连续纳入研究对象，如果不是，需详细描述研究对象选择依据
	6	描述数据收集的设计是在被评价诊断试验和金标准前（前瞻性研究）还是之后（回顾性研究）

续表

内容及主题	条目	描述
诊断方法	7	描述金标准及其使用的合理性
	8	描述被评价诊断试验和金标准的材料和方法的技术要点，包括何时、何种方法进行各种测量，以及被评价诊断试验和（或）金标准的参考文献
	9	描述被评价诊断试验和金标准的定义、原理，所使用单位，以及采用的界值、结果分类方法
	10	描述实施和读取被评价诊断试验和金标准结果人员数量、是否经过培训及其技术专长
	11	描述被评价诊断试验和金标准评判结果的人员是否设盲（即盲法实施），同时描述结果评价者可能获得的其他任何相关临床信息
统计学方法	12	描述计算或比较被评价诊断试验准确性的各项指标的计算方法，描述结果的精确性（如95%可信区间）
	13	如果进行了可重复性研究，描述可重复性计算的方法
结果		
研究对象	14	描述研究实施的时间，包括研究对象募集的起止时间
	15	报告研究对象的人口学和临床特征（如年龄、性别、症状呈现的情况、有无并发症、当前治疗、研究对象入组的场所）
	16	报告满足纳入标准的研究对象人数、接受和未接受被评价诊断试验或金标准的人数、描述研究对象未能接受被评价诊断试验或金标准的原因（建议使用流程图）
试验结果	17	报告研究对象接受被评价诊断试验和金标准之间的时间间隔，以及在此期间接受的任何干预措施
	18	报告具有目标状态的研究对象中疾病严重程度（给出明确定义）的分布；没有目标状态的研究对象报告其他疾病分布
	19	按照金标准分类分别报告被评价诊断试验结果（包括不明确的和缺失的结果），列出四格表，对于连续性结果变量，按照金标准分类分别报告连续变量分布
	20	报告被评价诊断试验和金标准中出现的任何不良事件
效应估计	21	报告被评价诊断试验准确性的效应值以及统计学的不确定性的指标（如95%可信区间）
	22	报告被评价诊断试验无法解释的结果、不确定性结果和中间结果的处理方法
	23	报告被评价诊断试验准确性和有效性的不同亚组、不同读取结果者和不同分中心间不同
	24	如果可能，报告诊断试验可重复性的估计
讨论		
	25	对研究结果的临床适用性进行讨论

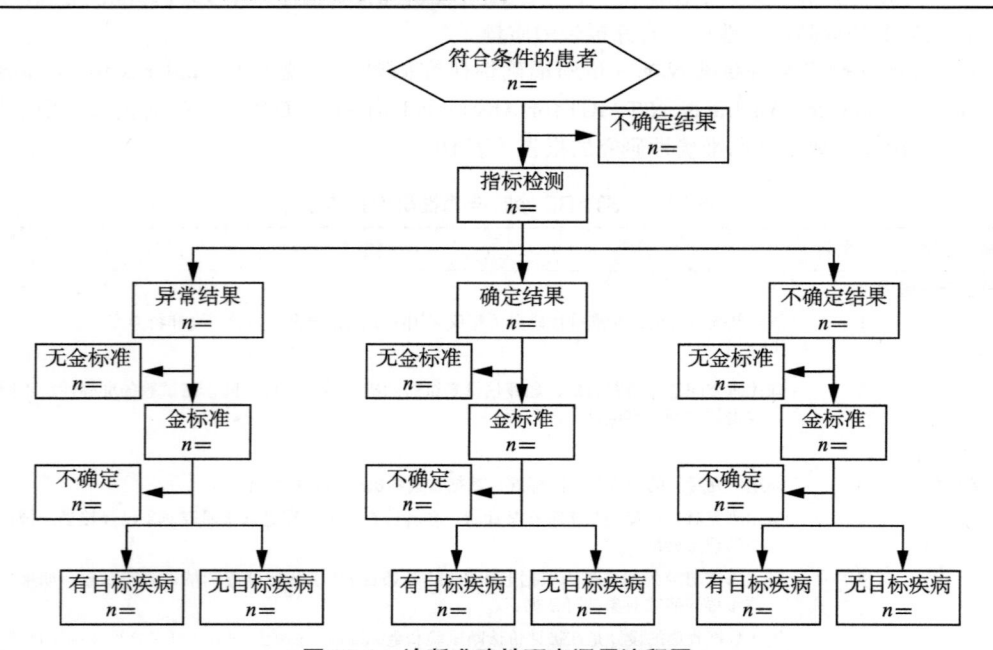

图10-1 诊断准确性研究通用流程图

表10-5　STARD for Abstracts报告规范条目

部分	编号	条目
	1	判为诊断准确性研究，至少使用一个准确性指标（如敏感度、特异度、预测值或受试者工作曲线下面积）
背景与目的	2	诊断准确性研究目的
方法	3	数据收集：前瞻性或回顾性研究
	4	研究对象纳入标准以及数据收集的场所
	5	招募研究对象是连续纳入、随机选择还是方便抽样
	6	描述待评价诊断试验和参考标准（金标准）
结果	7	纳入分析的研究对象中患和不患目标疾病的人数
	8	待评价诊断试验准确性指标的点估计及精度结果（如95%可信区间）
讨论	9	研究结果的总结与解释
	10	临床实践的意义，包括待评价诊断试验的预期用途
注册	11	注册号码和注册机构名称

第十一章　临床经济学研究检索与评价

【学习目标】
　　知识目标：
　　1.掌握临床经济学研究的方法学质量和报告质量评价工具。
　　2.熟悉临床经济学研究的偏倚来源。
　　3.了解临床经济学研究的定义。
　　能力目标：运用所学知识对临床经济学研究进行评估。
　　素质目标：具备临床经济学研究评价的意识。
　　情感目标：评价临床经济学研究有助于正确设计和实施临床经济学研究。
【本章导读】
　　本章系统介绍了临床经济学研究的定义、偏倚来源，以及主要的方法学质量和报告质量评价工具。

第一节　概　　述

　　临床医生在为患者做出决策时，在考虑到患者接受的诊断方法、干预措施和护理措施的有效性和安全性基础上，还需考虑患者的生命质量及所花费的成本等问题。对于医疗机构来说，同样也面临医疗保险、社会舆论的压力，客观上也自觉地遵循各项医疗服务的收费标准来控制医疗费用。在医疗实践中，经济学逐渐深入到临床中来，被广泛地应用在临床实践的各个方面，于是便形成了临床经济学。临床经济学（clinical economics）是临床医生及相关人员用经济学原理评价临床诊断方法、治疗技术和干预措施的经济学效果，提出影响合理利用有限医疗卫生资源的因素，指导临床医生做出决策。因此，通过临床经济学评价，能够从经济学角度对当前临床干预活动进行比较和评价，为临床医生提供决策依据，选择最能够充分利用医疗卫生资源的方案，以避免不必要的浪费和损失。

第二节　偏倚来源

　　临床经济学研究设计方法分为前瞻性研究设计、回顾性研究设计、模型法研究设计和混合研究设计，目前随机对照试验和基于临床相关资料数据的回顾性队列研究是应用最为广泛的研究设计方法，偏倚来源参见第五章和第六章相关内容。

第三节　检　　索

　　本节以检索COPD相关临床经济学研究文献为例，临床经济学研究相关检索词见表11-1，与之对应高敏感度检索式见表11-2。

表11-1　临床经济学研究检索词列表

语种	主题词	同义词
中文	**中国生物医学文献数据库**：成本及成本分析，费用效益分析，费用控制，患病代价，决策树，模型，经济学，Markov链	经济学评价，决策树，成本分析，成本比较，成本确定分析，最小成本分析，成本效益分析，成本效用分析，费用效益分析，费用效用分析，费用效果分析，成本效果比，增量比，增量成本，质量调整寿命年，质量调整生命年，伤残调整生命年，经济学模型，成本控制，费用控制，马可夫，马尔科夫等
英文	**PubMed/ Cochrane Library**：Costs and Cost Analysis, Cost Control, Cost-Benefit Analysis, Cost of Illness, Models, Economic, Decision Trees, Markov chain；**Embase.com**: economic evaluation, cost benefit analysis, cost benefit model, PRECEDE PROCEED model, cost control, cost effectiveness analysis, cost minimization analysis, cost of illness, cost utility analysis, economic model, econometric model, decision tree, Markov chain	cost analyses, cost analysis, cost audit, cost benefit, cost-benefit analyses, cost-benefit analysis, cost benefit analysis, cost benefit analyses, cost benefit assessment, cost benefit evaluation*, cost benefit model*, cost benefit ratio, cost comparison*, cost containment, cost control, cost effectiveness analyses, cost-effectiveness analyses, cost-effectiveness analysis, cost effectiveness analysis, cost effectiveness ratio, cost efficiency analysis, cost efficiency analyses, cost minimization, cost minimization analyses, cost-minimization analyses, cost-minimization analysis, cost minimization analysis, cost of illness, cost saving, cost utility analyses, cost utility analysis, cost-utility analyses, cost-utility analysis, decision tree*, econometric model*, econometrical model*, econometrics model*, economic aspects of illness, economic evaluation*, economic model*, decision tree*, markov chain*, markov model*, markov process 等

表11-2　主要数据库检索式

序号	检索式
PubMed	
#1～#3	#1、#2与#3同第五章第三节"随机对照试验"PubMed数据库检索部分
#4	"Costs and Cost Analysis"［Mesh］OR "Cost Control"［Mesh］OR "Cost-Benefit Analysis"［Mesh］OR "Cost of Illness"［Mesh］OR "Models, Economic"［Mesh］OR "Decision Tree"［Mesh］OR "Markov Chain"［Mesh］
#5	"cost analyses" [Title/Abstract] OR "cost analysis" [Title/Abstract] OR "cost audit" [Title/Abstract] OR "cost benefit" [Title/Abstract] OR "cost-benefit analyses" [Title/Abstract] OR "cost-benefit analysis" [Title/Abstract] OR "cost benefit analysis" [Title/Abstract] OR "cost benefit analyses" [Title/Abstract] OR "cost benefit assessment" [Title/Abstract] OR "cost benefit evaluation*" [Title/Abstract] OR "cost benefit model*" [Title/Abstract] OR "cost benefit ratio" [Title/Abstract] OR "cost comparison*" [Title/Abstract] OR "cost containment" [Title/Abstract] OR "cost control" [Title/Abstract] OR "cost-effectiveness analyses" [Title/Abstract] OR "cost-effectiveness analyses" [Title/Abstract] OR "cost-effectiveness analysis" [Title/Abstract] OR "cost-effectiveness analysis" [Title/Abstract] OR "cost-effectiveness ratio" [Title/Abstract] OR "cost-efficiency analysis" [Title/Abstract] OR "cost-efficiency analyses" [Title/Abstract] OR "cost-minimization" [Title/Abstract] OR "cost-minimization analyses" [Title/Abstract] OR "cost-minimization analyses" [Title/Abstract] OR "cost-minimization analysis" [Title/Abstract] OR "cost-minimization analysis" [Title/Abstract] OR "cost of illness" [Title/Abstract] OR "cost saving" [Title/Abstract] OR "cost-utility analyses" [Title/Abstract] OR "cost-utility analysis" [Title/Abstract] OR "cost-utility analyses" [Title/Abstract] OR "cost-utility analysis" [Title/Abstract] OR "decision tree*" [Title/Abstract] OR "econometric model*" [Title/Abstract] OR "econometrical model*" [Title/Abstract] OR "econometrics model*" [Title/Abstract] OR "economic aspects of illness" [Title/Abstract] OR "economic evaluation*" [Title/Abstract] OR "economic model*" [Title/Abstract] OR "decision tree*" [Title/Abstract] OR "markov chain*" [Title/Abstract] OR "markov model*" [Title/Abstract] OR "markov process" [Title/Abstract]
#6	#4 OR #5
#7	#3 AND #6
Embase.com	
#1～#3	#1、#2与#3同第五章第三节"随机对照试验"Embase.com数据库检索部分
#4	'economic evaluation'/exp OR 'cost benefit analysis'/exp OR 'cost benefit model'/exp OR 'PRECEDE PROCEED model'/exp OR 'cost control'/exp OR 'cost effectiveness analysis'/exp OR 'cost minimization analysis'/exp OR 'cost of illness'/exp OR 'cost utility analysis'/exp OR 'economic model'/exp OR 'econometric model'/exp OR 'decision tree'/exp OR 'Markov chain'/exp

续表

序号	检索式
#5	'cost analyses':ab,ti,kw OR 'cost analysis':ab,ti,kw OR 'cost audit':ab,ti,kw OR 'cost benefit':ab,ti,kw OR 'cost-benefit analyses':ab,ti,kw OR 'cost-benefit analysis':ab,ti,kw OR 'cost benefit analysis':ab,ti,kw OR 'cost benefit analyses':ab,ti,kw OR 'cost benefit assessment':ab,ti,kw OR 'cost benefit evaluation*':ab,ti,kw OR 'cost benefit model*':ab,ti,kw OR 'cost benefit ratio':ab,ti,kw OR 'cost comparison*':ab,ti,kw OR 'cost containment':ab,ti,kw OR 'cost control':ab,ti,kw OR 'cost effectiveness analyses':ab,ti,kw OR 'cost-effectiveness analyses':ab,ti,kw OR 'cost-effectiveness analysis':ab,ti,kw OR 'cost effectiveness analysis':ab,ti,kw OR 'cost effectiveness ratio':ab,ti,kw OR 'cost efficiency analysis':ab,ti,kw OR 'cost efficiency analyses':ab,ti,kw OR 'cost minimization':ab,ti,kw OR 'cost minimization analyses':ab,ti,kw OR 'cost-minimization analyses':ab,ti,kw OR 'cost-minimization analysis':ab,ti,kw OR 'cost minimization analysis':ab,ti,kw OR 'cost of illness':ab,ti,kw OR 'cost saving':ab,ti,kw OR 'cost utility analyses':ab,ti,kw OR 'cost utility analysis':ab,ti,kw OR 'cost-utility analyses':ab,ti,kw OR 'cost-utility analysis':ab,ti,kw OR 'decision tree*':ab,ti,kw OR 'econometric model*':ab,ti,kw OR 'econometrical model*':ab,ti,kw OR 'econometrics model*':ab,ti,kw OR 'economic aspects of illness':ab,ti,kw OR 'economic evaluation*':ab,ti,kw OR 'economic model*':ab,ti,kw OR 'decision tree*':ab,ti,kw OR 'markov chain*':ab,ti,kw OR 'markov model*':ab,ti,kw OR 'markov process':ab,ti,kw
#6	#4 OR #5
#7	#3 AND #6

Web of Science

#1	#1同第五章第三节"随机对照试验"Web of Science数据库检索部分
#2	TS=(cost analyses OR cost analysis OR cost audit OR cost benefit OR cost-benefit analyses OR cost-benefit analysis OR cost benefit analysis OR cost benefit analyses OR cost benefit assessment OR cost benefit evaluation* OR cost benefit model* OR cost benefit ratio OR cost comparison* OR cost containment OR cost control OR cost effectiveness analyses OR cost-effectiveness analyses OR cost-effectiveness analysis OR cost effectiveness analysis OR cost effectiveness ratio OR cost efficiency analysis OR cost efficiency analyses OR cost minimization OR cost minimization analyses OR cost-minimization analyses OR cost-minimization analysis OR cost minimization analysis OR cost of illness OR cost saving OR cost utility analyses OR cost utility analysis OR cost-utility analyses OR cost-utility analysis OR decision tree* OR econometric model* OR econometrical model* OR econometrics model* OR economic aspects of illness OR economic evaluation* OR economic model* OR decision tree* OR markov chain* OR markov model* OR markov process)（启动精确检索）
#3	#1 AND #2

Cochrane Library

#1~#3	#1、#2与#3同第五章第三节"随机对照试验"Cochrane Library数据库检索部分
#4	MeSH descriptor:［Costs and Cost Analysis］explode all trees
#5	MeSH descriptor:［Cost Control］explode all trees
#6	MeSH descriptor:［Cost-Benefit Analysis］explode all trees
#7	MeSH descriptor:［Cost of Illness］explode all trees
#8	MeSH descriptor:［Models，Economic］explode all trees
#9	MeSH descriptor:［Decision Trees］explode all trees
#10	MeSH descriptor:［Markov Chains］explode all trees
#11	（cost analyses）:ab,ti,kw OR（cost analysis）:ab,ti,kw OR（cost audit）:ab,ti,kw OR（cost benefit）:ab,ti,kw OR（cost-benefit analyses）:ab,ti,kw OR（cost-benefit analysis）:ab,ti,kw OR（cost benefit analysis）:ab,ti,kw OR（cost benefit analyses）:ab,ti,kw OR（cost benefit assessment）:ab,ti,kw OR（cost benefit NEXT evaluation*）:ab,ti,kw OR（cost benefit NEXT model*）:ab,ti,kw OR（cost benefit ratio）:ab,ti,kw OR（cost NEXT comparison*）:ab,ti,kw OR（cost containment）:ab,ti,kw OR（cost control）:ab,ti,kw OR（cost effectiveness analyses）:ab,ti,kw OR（cost-effectiveness analyses）:ab,ti,kw OR（cost-effectiveness analysis）:ab,ti,kw OR（cost effectiveness analysis）:ab,ti,kw OR（cost effectiveness ratio）:ab,ti,kw OR（cost efficiency analysis）:ab,ti,kw OR（cost efficiency analyses）:ab,ti,kw OR（cost minimization）:ab,ti,kw OR（cost minimization analyses）:ab,ti,kw OR（cost-minimization analyses）:ab,ti,kw OR（cost-minimization analysis）:ab,ti,kw OR（cost minimization analysis）:ab,ti,kw OR（cost of illness）:ab,ti,kw OR（cost saving）:ab,ti,kw OR（cost utility analyses）:ab,ti,kw OR（cost utility analysis）:ab,ti,kw OR（cost-utility analyses）:ab,ti,kw OR（cost-utility analysis）:ab,ti,kw OR（decision NEXT tree*）:ab,ti,kw OR（econometric NEXT model*）:ab,ti,kw OR（econometrical NEXT model*）:ab,ti,kw OR（econometrics NEXT model*）:ab,ti,kw OR（economic aspects of illness）:ab,ti,kw OR（economic NEXT evaluation*）:ab,ti,kw OR（economic NEXT model*）:ab,ti,kw OR（decision NEXT tree*）:ab,ti,kw OR（markov NEXT chain*）:ab,ti,kw OR（markov NEXT model*）:ab,ti,kw OR（markov process）:ab,ti,kw
#12	#4 OR #5 #6 OR #7 OR #8 OR #9 OR #10 OR #11

续表

序号	检索式
#13	#3 AND #10

中国生物医学文献数据库

#1～#3	#1、#2与#3同第五章第三节"随机对照试验"中国生物医学文献数据库检索部分
#4	"成本及成本分析"[不加权:扩展] OR "费用效益分析"[不加权:扩展] OR "费用控制"[不加权:扩展] OR "患病代价"[不加权:扩展] OR "模型,经济学"[不加权:扩展] OR "决策树"[不加权:扩展] OR "Markov链"[不加权:扩展]
#5	"经济学评价"[常用字段:智能] OR "决策树"[常用字段:智能] OR "成本分析"[常用字段:智能] OR "成本比较"[常用字段:智能] OR "成本确定分析"[常用字段:智能] OR "最小成本分析"[常用字段:智能] OR "成本效益分析"[常用字段:智能] OR "成本效用分析"[常用字段:智能] OR "费用效益分析"[常用字段:智能] OR "费用效用分析"[常用字段:智能] OR "费用效果分析"[常用字段:智能] OR "成本效果比"[常用字段:智能] OR "增量比"[常用字段:智能] OR "增量成本"[常用字段:智能] OR "质量调整寿命年"[常用字段:智能] OR "质量调整生命年"[常用字段:智能] OR "伤残调整生命年"[常用字段:智能] OR "经济学模型"[常用字段:智能] OR "成本控制"[常用字段:智能] OR "费用控制"[常用字段:智能] OR "马尔夫"[常用字段:智能] OR "马尔科夫"[常用字段:智能]
#6	#4 OR #5
#7	#3 AND #6

中国知网

#1	#1同第五章第三节"随机对照试验"中国知网检索部分
#2	TKA=('经济学评价'+'决策树'+'成本分析'+'成本比较'+'成本确定分析'+'最小成本分析'+'成本效益分析'+'成本效用分析'+'费用效益分析'+'费用效用分析'+'费用效果分析'+'成本效果比'+'增量比'+'增量成本'+'质量调整寿命年'+'质量调整生命年'+'伤残调整生命年'+'经济学模型'+'成本控制'+'费用控制'+'马尔可夫'+'马尔科夫')
#3	#1 AND #2

万方数据知识服务平台

#1	#1同第五章第三节"随机对照试验"万方数据知识服务平台检索部分
#2	主题:("经济学评价" OR 决策树 OR "成本分析" OR "成本比较" OR "成本确定分析" OR "最小成本分析" OR "成本效益分析" OR "成本效用分析" OR "费用效益分析" OR "费用效用分析" OR "费用效果分析" OR "成本效果比" OR "增量比" OR "增量成本" OR "质量调整寿命年" OR "质量调整生命年" OR "伤残调整生命年" OR "经济学模型" OR "成本控制" OR "费用控制" OR "马尔可夫" OR "马尔科夫")
#3	#1 AND #2

维普网

#1	#1同第五章第三节"随机对照试验"维普网检索部分
#2	M=("经济学评价" OR "决策树" OR "成本分析" OR "成本比较" OR "成本确定分析" OR "最小成本分析" OR "成本效益分析" OR "成本效用分析" OR "费用效益分析" OR "费用效用分析" OR "费用效果分析" OR "成本效果比" OR "增量比" OR "增量成本" OR "质量调整寿命年" OR "质量调整生命年" OR "伤残调整生命年" OR "经济学模型" OR "成本控制" OR "费用控制" OR "马尔可夫" OR "马尔科夫")
#3	#1 AND #2

第四节 方法学质量评价

目前,评价临床经济学研究质量量表很多,这里介绍QHES(Quality of Health Economic Studies)量表,该量表共16个条目,总分为100分,根据分值将质量划分为4个等级:高质量(75～100分)、一般质量(50～74分)、低质量(25～49分)、极低质量(0～24分),具体条目详见表11-3。

表 11-3　QHES量表

条目名称		分值
条目1	研究目的是否清晰和明确	0~7分
条目2	是否明确了分析角度（社会，付费方等）及选择依据？	0~4分
条目3	研究中所应用的数据是否来自当前可得最好来源（如随机对照试验"最好"或专家意见"最差"）？	0~8分
条目4	如果数据来自某一亚组人群，是否在分析前对该亚组人群进行了明确的界定与阐述？	0~1分
条目5	是否针对不确定性进行了合适的处理，包括：应用统计分析方法处理随机效应和应用敏感性分析方法对研究假设进行分析？	0~9分
条目6	是否采用增量分析方法对研究组和对照组的资源消耗和成本进行了分析？	0~6分
条目7	是否对数据采集方法（包括健康状况评估和其他效益）进行了明确的阐述？	0~5分
条目8	是否对研究时限进行了合理的设定，以囊括所有重要的相关事件？一年以上的成本和产出是否进行了贴现处理（3%~5%）？是否说明了贴现率取值的理由？	0~7分
条目9	成本测算方法是否合理？资源消耗的数量和单位成本是否进行了合理的核算，并给予了清晰的说明？	0~8分
条目10	是否对主要测量指标进行了明确的界定和阐述，包括计算中所用到的短期疗效指标及其计算方法？	0~6分
条目11	健康结果相关测量指标的测量方法是否有效和可靠？如果以前没有有效和可靠测量方法，则是否清晰表述了本研究中的技术方法？	0~7分
条目12	是否明确、清晰地表述了研究的经济模型（包括模型结构）和计划，分析方法及分子分母组成的界定？	0~8分
条目13	是否明确阐述了本研究中经济模型的选择理由、研究中的主要假设以及本研究的局限性？	0~7分
条目14	是否明确讨论了研究中潜在偏倚的大小和方向？	0~6分
条目15	研究的结论和相关建议是否明确基于数据和结果？	0~8分
条目16	是否明确表述了资金资助的来源	0~3分

第五节　报告质量评价

卫生经济学评价报告标准共识（Consolidated Health Economic Evaluation Reporting Standards，CHEERS）是国际药物经济学与结果研究协会（International Society for Pharmacoeconomics and Outcome Research，ISPOR）经过系统评价和两轮德尔菲专家咨询后，最终确立了CHEERS清单。CHEERS清单内容共包括6个部分，涵盖了标题和摘要、前言、研究方法、研究结果、讨论和其他，共计24条，适合原始研究和经济模型的报告，具体条目见表11-4。

表 11-4　CHEERS清单

条目	编号	内容描述
标题和摘要		
标题	1	确定研究是经济学评价，或使用相关的术语，如"成本效果分析"，并描述比较的干预措施
摘要	2	提供结构化摘要，包括目的、角度、情景、方法（包括研究设计和输入参数）、结果（包括基本情况和不确定性分析）和结论
前言		
背景和目的	3	明确阐述更广泛的研究背景 描述研究的问题及其与卫生政策或决策的相关性
研究方法		
目标人群和亚组	4	描述目标人群和亚组分析的特征，以及选择目标人群和亚组分析的原因
研究情景和地点	5	陈述需要在什么系统内做决策
研究角度	6	描述研究的角度及其相关成本的评估
对照	7	描述拟比较的干预措施（策略）并说明选择的原因
研究时间跨度	8	说明评估成本和结果的时间跨度，并说明选择时间跨度的原因

续表

条目	编号	内容描述
贴现率	9	报告选用何种贴现率来评价成本和结局,并说明选择的原因
健康结局的选择	10	描述在评价过程中用什么结局测量收益及相关的分析类型
效果测量	11a	基于单个研究估计:详细描述单个有效性研究的研究特征,并说明为什么单个研究能够充分提供临床有效性数据
	11b	基于多个研究估计:详细描述研究的纳入标准及临床有效数据的研究方法
基于偏好的结果测量和评价	12	如果适用,描述用于估计结局偏好测量的目标人群和方法
资源和成本评估	13a	基于单个研究的经济学评价:描述与不同干预措施相关的资源所使用的评估方法。描述评价每个资源项目的单位成本时所采用的主要和次要研究方法。描述任何用于近似估计机会成本所作出的任何调整
	13b	基于模型的经济学评价:描述与模型健康状态有关的资源使用的评估方法和数据来源。描述评价每个资源项目的单位成本时所采用的主要和次要研究方法。描述任何用于近似估计机会成本所作出的任何调整
货币价格日期和转换	14	报告估计的资源数量和单位成本的日期。如有必要,描述将估计的单位成本调整为年度成本的方法。描述将成本转换为通用货币的方法及其汇率
模型的选择	15	描述使用的决策分析模型的类型并给出理由。强烈建议利用图呈现模型结构
假设	16	描述支持决策分析模型的所有结构或其他假设
分析方法	17	描述评价中所采用的所有分析方法。应该包括:处理偏态、缺失值或截尾数据的方法;外推法;合并数据的方法;验证或调整数据(如半周期的修正)的方法;处理人群异质性和不确定性的方法
研究结果		
研究参数	18	报告所有参数值、范围、参考值,以及(如果使用的话)所有参数的概率分布。在合适的情况下,报告不确定性分析中参数分布的依据和来源。强烈建议使用表格来表示输入的参数值
增量成本和产出	19	对于每个干预措施,应该报告各种主要的成本和结果的均值,以及比较组之间的均数差值。如果可以,报告增量成本效果比
不确定性	20a	基于单个研究的经济学评价:描述增量成本和增量效果时抽样的不确定性,以及对方法学假设(如贴现率、研究角度)的影响
	20b	基于模型的经济学评价:描述所有输入参数的不确定性,以及和模型结构与假设有关的不确定性对结果的影响
异质性	21	如果适用,应报告成本、结果或成本效果方面的差异,可以用不同基线特征的患者亚组之间的变异来进行解释,或者解释通过额外的信息也不可能降低所观察到的效应变异来进行解释
讨论		
研究结果、局限性、适用性和现有知识	22	总结重要的研究结果,并描述研究结果如何支持研究结论。讨论研究结果的局限性、适用性,以及这些结果是否符合现有的知识
其他		
资助来源	23	描述研究受到的资助以及资助在选题、设计、实施和报告中的作用。描述其他非货币支持的来源
利益冲突	24	根据期刊的规定,描述研究参与者之间任何潜在的利益冲突。若没有相关期刊规定,建议作者应根据国际医学期刊编辑委员会的推荐意见进行报告

第十二章　动物实验检索与评价

【学习目标】
　　知识目标：
　　1.掌握动物实验的方法学质量和报告质量评价工具。
　　2.熟悉动物实验的偏倚来源。
　　3.了解动物实验的定义。
　　能力目标：运用所学知识对动物实验进行评估。
　　素质目标：具备动物实验评价的意识。
　　情感目标：评价动物实验有助于正确设计和实施动物实验。
【本章导读】
　　本章系统介绍了动物实验的定义、偏倚来源，以及主要的方法学质量和报告质量评价工具。

第一节　概　述

　　动物实验是指在实验室内，为了获得有关生物学、医学等方面的新知识或解决具体问题，使用动物开展的科学研究，与临床研究一起被认为是现代医学研究的两条基本途径。动物实验在基础研究中扮演重要的角色，是连接基础研究和临床试验的重要桥梁，其结果直接影响着研究课题成果的确立和水平的高低。动物实验的目的是初步验证干预措施的安全性和有效性，为新干预措施是否可以进入临床研究阶段提供科学证据，以保护Ⅰ期临床试验的志愿者。但在方法学方面普遍存在的一些问题大大降低了临床前动物实验的真实性和可靠性，如非随机的研究，对照设立欠佳，动物质量未标准化，观察指标单一，结果报告不完整、可重复性差等。

第二节　偏倚来源

　　动物实验是临床前试验的重要组成部分，两者在许多方面存在一定的相似性，实验设计类型类似于临床试验的各种设计类型，仅是前者的实验对象为动物而已。对偏倚风险来源而言，亦类似于临床试验，但又同时存在一定的特殊性差异。

　　临床试验中，要保证其结果的真实性和科学性，最有效的方法是要进行严格的科研设计，尽可能控制和减少偏倚和机遇对研究结果的影响。随机对照试验已被公认为是干预性研究设计的金标准方案。按照偏倚的来源，随机对照试验常见的偏倚分别为：选择性偏倚、实施偏倚、减员偏倚、测量性偏倚、选择性报告偏倚和其他偏倚6个方面。对动物实验而言偏倚风险来源亦是如此，只是在一些具体实施方面略有一些差异。如选择性偏倚同时受到随机序列产生方法、是否实施隐蔽分组以及基线特征的影响；实施偏倚除受盲法影响外，还受到动物安置随机化的影响；测量偏倚除受盲法影响外，还受到随机性结果评估的影响；失访偏倚主要产生于不完整数据的报告；报告偏倚产生于对研究结果的选择性报告时；而其他偏倚则需要根据研究的具体目的和实施过程确定。

第三节 检 索

本节以检索COPD相关动物实验研究文献为例，用于构建COPD模型的动物有很多种，如豚鼠、小鼠、大鼠、兔、犬、猴、羊、牛、雪貂、小型猪、果蝇等，其中应用最为广泛的为鼠类。动物实验研究相关检索词见表12-1，与之对应高敏感度检索式见表12-2。

表12-1 动物实验研究检索词列表

语种	主题词	同义词
中文	**中国生物医学文献数据库**：豚鼠，小鼠，大鼠，兔，狗，猕猴，绵羊，山羊，牛，雪貂，猪，果蝇	豚鼠，天竺鼠，小鼠，小家鼠，大鼠，褐家鼠，新西兰白兔，新西兰兔，兔，狗，犬，恒河猴，罗猴，猕猴，羊，牛，家鼬，貂，林鼬，欧洲臭鼬，猪，果蝇等
英文	**PubMed/ Cochrane Library**：Guinea Pigs, Mice, Rats, Rabbits, Dogs, Macaca mulatta, Sheep, Goats, Cattle, Ferrets, Swine, Drosophila; **Embase.com**：guinea pig, mouse, rat, Leporidae, dog, rhesus monkey, sheep, goat, bovine, Mustela putorius furo, pig, Drosophila	cavia, ginea pig*, guinapig*, guinea pig*, ginea pigs, guinapigs, guinea pigs, mice, mus, mouse, rattus, rats, rat, lepus, hare, leporid, leporids, rabbit, rabbits, hares, leporidae, dogs, dog, puppies, puppy, macaca mulatta, macaca mulatto, macaca rhesus, macacus rhesus, rhesus macaque*, rhesus monkey*, ovine, ovines, ovis, sheep, ewe, ewes, hoggets, hogget, lambs, lamb, mouflon, mouflons, rams, tup, ram, ibexes, ibex, capra, capra, caprine, caprines, goats, goat, bovinae, bovines, cattle, cattles, bovine, aurochsen, bos primigenius, aurochs, aurochsen, aurochs, banteng, guarus, gaurs, gayal, gayals, mithan, mithuns, mithun, bos mutus, zebu, zebus, buffaloes, buffalo, bison, bubalus, syncerus, steer, steers, bullock, bullocks, heifer, tragelaphus, eland, heifers, cows, cow, calves, calf, bulls, bull, domestic polecat*, mustela putorius, european polecat*, ferret, ferrets, mustela furo, putorius furo, hogs, hog, porcine, swine, pig, pigs, barrow, barrows, boars, boar, drosophile, drosophilia, fruit fly, drosophila 等

表12-2 动物实验研究主要数据库检索式

序号	检索式
PubMed	
#1～#3	#1、#2与#3同第五章第三节"随机对照试验"PubMed数据库检索部分
#4	"Guinea Pigs"［Mesh］OR "Mice"［Mesh］OR "Rats"［Mesh］OR "Rabbits"［Mesh］OR "Dogs"［Mesh］OR "Macaca mulatta"［Mesh］OR "Sheep"［Mesh］OR "Goats"［Mesh］OR "Cattle"［Mesh］OR "Ferrets"［Mesh］OR "Swine"［Mesh］OR "Drosophila"［Mesh］
#5	"cavia" [Title/Abstract] OR "ginea pig*" [Title/Abstract] OR "guinapig*" [Title/Abstract] OR "guinea pig*" [Title/Abstract] OR "ginea pigs" [Title/Abstract] OR "guinapigs" [Title/Abstract] OR "guinea pigs" [Title/Abstract] OR "mice" [Title/Abstract] OR "mus" [Title/Abstract] OR "mouse" [Title/Abstract] OR "rattus" [Title/Abstract] OR "rats" [Title/Abstract] OR "rat" [Title/Abstract] OR "lepus" [Title/Abstract] OR "hare" [Title/Abstract] OR "leporid" [Title/Abstract] OR "leporids" [Title/Abstract] OR "rabbit" [Title/Abstract] OR "rabbits" [Title/Abstract] OR "hares" [Title/Abstract] OR "leporidae" [Title/Abstract] OR "dogs" [Title/Abstract] OR "dog" [Title/Abstract] OR "puppies" [Title/Abstract] OR "puppy" [Title/Abstract] OR "macaca mulatta" [Title/Abstract] OR "macaca mulatto" [Title/Abstract] OR "macaca rhesus" [Title/Abstract] OR "macacus rhesus" [Title/Abstract] OR "rhesus macaque*" [Title/Abstract] OR "rhesus monkey*" [Title/Abstract] OR "ovine" [Title/Abstract] OR "ovines" [Title/Abstract] OR "ovis" [Title/Abstract] OR "sheep" [Title/Abstract] OR "ewe" [Title/Abstract] OR "ewes" [Title/Abstract] OR "hoggets" [Title/Abstract] OR "hogget" [Title/Abstract] OR "lambs" [Title/Abstract] OR "lamb" [Title/Abstract] OR "mouflon" [Title/Abstract] OR "mouflons" [Title/Abstract] OR "rams" [Title/Abstract] OR "tup" [Title/Abstract] OR "ram" [Title/Abstract] OR "ibexes" [Title/Abstract] OR "ibex" [Title/Abstract] OR "capra" [Title/Abstract] OR "capra" [Title/Abstract] OR "caprine" [Title/Abstract] OR "caprines" [Title/Abstract] OR "goats" [Title/Abstract] OR "goat" [Title/Abstract] OR "bovinae" [Title/Abstract] OR "bovines" [Title/Abstract] OR "cattle" [Title/Abstract] OR "cattles" [Title/Abstract] OR "bovine" [Title/Abstract] OR "aurochsen" [Title/Abstract] OR "bos primigenius" [Title/Abstract] OR "aurochs" [Title/Abstract] OR "aurochsen" [Title/Abstract] OR "aurochs" [Title/Abstract] OR "banteng" [Title/Abstract] OR "guarus" [Title/Abstract] OR "gaurs" [Title/Abstract] OR "gayal" [Title/Abstract] OR "gayals" [Title/Abstract] OR "mithan" [Title/Abstract] OR "mithuns" [Title/Abstract] OR "mithun" [Title/Abstract] OR "bos mutus" [Title/Abstract] OR "zebu" [Title/Abstract] OR "zebus" [Title/Abstract] OR "buffaloes" [Title/Abstract] OR "buffalo" [Title/Abstract] OR "bison" [Title/Abstract] OR "bubalus" [Title/Abstract] OR "syncerus" [Title/Abstract] OR "steer" [Title/Abstract] OR "steers" [Title/Abstract] OR "bullock" [Title/Abstract] OR "bullocks" [Title/Abstract] OR "heifer" [Title/Abstract] OR "tragelaphus" [Title/Abstract] OR "eland" [Title/Abstract] OR "heifers" [Title/Abstract] OR "cows" [Title/Abstract] OR "cow" [Title/Abstract] OR "calves" [Title/Abstract] OR "calf" [Title/Abstract] OR "bulls" [Title/Abstract] OR "bull" [Title/Abstract] OR "domestic polecat*" [Title/Abstract] OR "mustela putorius" [Title/Abstract] OR "european polecat*" [Title/Abstract] OR "ferret" [Title/Abstract] OR "ferrets" [Title/Abstract] OR "mustela furo" [Title/Abstract] OR "putorius furo" [Title/Abstract] OR "hogs" [Title/Abstract] OR "hog" [Title/Abstract] OR "porcine" [Title/Abstract] OR "swine" [Title/Abstract] OR "pig" [Title/Abstract] OR "pigs" [Title/Abstract] OR "barrow" [Title/Abstract] OR "barrows" [Title/Abstract] OR "boars" [Title/Abstract] OR "boar" [Title/Abstract] OR "drosophile" [Title/Abstract] OR "drosophilia" [Title/Abstract] OR "fruit fly" [Title/Abstract] OR "drosophila" [Title/Abstract]

续表

序号	检索式
#6	#4 OR #5
#7	#3 AND #6

Embase.com

#1～#3	#1、#2与#3同第五章第三节"随机对照试验"Embase.com数据库检索部分
#4	'guinea pig'/exp OR 'mouse'/exp OR 'rat'/exp OR 'Leporidae'/exp OR 'dog'/exp OR 'rhesus monkey'/exp OR 'sheep'/exp OR 'goat'/exp OR 'bovine'/exp OR 'Mustela putorius furo'/exp OR 'pig'/exp OR 'Drosophila'/exp
#5	'cavia':ab,ti,kw OR 'ginea pig*':ab,ti,kw OR 'guinapig*':ab,ti,kw OR 'guinea pig*':ab,ti,kw OR 'ginea pigs':ab,ti,kw OR 'guinapigs':ab,ti,kw OR 'guinea pigs':ab,ti,kw OR 'mice':ab,ti,kw OR 'mus':ab,ti,kw OR 'mouse':ab,ti,kw OR 'rattus':ab,ti,kw OR 'rats':ab,ti,kw OR 'rat':ab,ti,kw OR 'lepus':ab,ti,kw OR 'hare':ab,ti,kw OR 'leporid':ab,ti,kw OR 'leporids':ab,ti,kw OR 'rabbit':ab,ti,kw OR 'rabbits':ab,ti,kw OR 'hares':ab,ti,kw OR 'leporidae':ab,ti,kw OR 'dogs':ab,ti,kw OR 'dog':ab,ti,kw OR 'puppies':ab,ti,kw OR 'puppy':ab,ti,kw OR 'macaca mulatta':ab,ti,kw OR 'macaca mulatto':ab,ti,kw OR 'macaca rhesus':ab,ti,kw OR 'macacus rhesus':ab,ti,kw OR 'rhesus macaque*':ab,ti,kw OR 'rhesus monkey*':ab,ti,kw OR 'ovine':ab,ti,kw OR 'ovines':ab,ti,kw OR 'ovis':ab,ti,kw OR 'sheep':ab,ti,kw OR 'ewe':ab,ti,kw OR 'ewes':ab,ti,kw OR 'hoggets':ab,ti,kw OR 'hogget':ab,ti,kw OR 'lambs':ab,ti,kw OR 'lamb':ab,ti,kw OR 'mouflon':ab,ti,kw OR 'mouflons':ab,ti,kw OR 'rams':ab,ti,kw OR 'tup':ab,ti,kw OR 'ram':ab,ti,kw OR 'ibexes':ab,ti,kw OR 'ibex':ab,ti,kw OR 'capra':ab,ti,kw OR 'capra':ab,ti,kw OR 'caprine':ab,ti,kw OR 'caprines':ab,ti,kw OR 'goats':ab,ti,kw OR 'goat':ab,ti,kw OR 'bovinae':ab,ti,kw OR 'bovines':ab,ti,kw OR 'cattle':ab,ti,kw OR 'cattles':ab,ti,kw OR 'bovine':ab,ti,kw OR 'aurochsen':ab,ti,kw OR 'bos primigenius':ab,ti,kw OR 'aurochs':ab,ti,kw OR 'aurochsen':ab,ti,kw OR 'aurochs':ab,ti,kw OR 'banteng':ab,ti,kw OR 'guarus':ab,ti,kw OR 'gaurs':ab,ti,kw OR 'gayal':ab,ti,kw OR 'gayals':ab,ti,kw OR 'mithan':ab,ti,kw OR 'mithuns':ab,ti,kw OR 'mithun':ab,ti,kw OR 'bos mutus':ab,ti,kw OR 'zebu':ab,ti,kw OR 'zebus':ab,ti,kw OR 'buffaloes':ab,ti,kw OR 'buffalo':ab,ti,kw OR 'bison':ab,ti,kw OR 'bubalus':ab,ti,kw OR 'syncerus':ab,ti,kw OR 'steer':ab,ti,kw OR 'steers':ab,ti,kw OR 'bullock':ab,ti,kw OR 'bullocks':ab,ti,kw OR 'heifer':ab,ti,kw OR 'tragelaphus':ab,ti,kw OR 'eland':ab,ti,kw OR 'heifers':ab,ti,kw OR 'cows':ab,ti,kw OR 'cow':ab,ti,kw OR 'calves':ab,ti,kw OR 'calf':ab,ti,kw OR 'bulls':ab,ti,kw OR 'bull':ab,ti,kw OR 'domestic polecat*':ab,ti,kw OR 'mustela putorius':ab,ti,kw OR 'european polecat*':ab,ti,kw OR 'ferret':ab,ti,kw OR 'ferrets':ab,ti,kw OR 'mustela furo':ab,ti,kw OR 'putorius furo':ab,ti,kw OR 'hogs':ab,ti,kw OR 'hog':ab,ti,kw OR 'porcine':ab,ti,kw OR 'swine':ab,ti,kw OR 'pig':ab,ti,kw OR 'pigs':ab,ti,kw OR 'barrow':ab,ti,kw OR 'barrows':ab,ti,kw OR 'boars':ab,ti,kw OR 'boar':ab,ti,kw OR 'drosophile':ab,ti,kw OR 'drosophilia':ab,ti,kw OR 'fruit fly':ab,ti,kw OR 'drosophila':ab,ti,kw
#6	#4 OR #5
#7	#3 AND #6

Web of Science

#1	#1同第五章第三节"随机对照试验"Web of Science数据库检索部分
#2	TS=（cavia OR ginea pig* OR guinapig* OR guinea pig* OR ginea pigs OR guinapigs OR guinea pigs OR mice OR mus OR mouse OR rattus OR rats OR rat OR lepus OR hare OR leporid OR leporids OR rabbit OR rabbits OR hares OR leporidae OR dogs OR dog OR puppies OR puppy OR macaca mulatta OR macaca mulatto OR macaca rhesus OR macacus rhesus OR rhesus macaque* OR rhesus monkey* OR ovine OR ovines OR ovis OR sheep OR ewe OR ewes OR hoggets OR hogget OR lambs OR lamb OR mouflon OR mouflons OR rams OR tup OR ram OR ibexes OR ibex OR capra OR capra OR caprine OR caprines OR goats OR goat OR bovinae OR bovines OR cattle OR cattles OR bovine OR aurochsen OR bos primigenius OR aurochs OR aurochsen OR banteng OR guarus OR gaurs OR gayal OR gayals OR mithan OR mithuns OR mithun OR bos mutus OR zebu OR zebus OR buffaloes OR buffalo OR bison OR bubalus OR syncerus OR steer OR steers OR bullock OR bullocks OR heifer OR tragelaphus OR eland OR heifers OR cows OR cow OR calves OR calf OR bulls OR bull OR domestic polecat* OR mustela putorius OR european polecat* OR ferret OR ferrets OR mustela furo OR putorius furo OR hogs OR hog OR porcine OR swine OR pig OR pigs OR barrow OR barrows OR boars OR boar OR drosophile OR drosophilia OR fruit fly OR drosophila）（启动精确检索）
#3	#1 AND #2

中国生物医学文献数据库

#1～#3	#1、#2与#3同第五章第三节"随机对照试验"中国生物医学文献数据库检索部分
#4	"豚鼠"[不加权:扩展]OR"小"[不加权:扩展]OR"大"[不加权:扩展]OR"兔"[不加权:扩展]OR"狗"[不加权:扩展]OR"猕猴"[不加权:扩展]OR"绵羊"[不加权:扩展]OR"山羊"[不加权:扩展]OR"牛"[不加权:扩展]OR"雪貂"[不加权:扩展]OR"猪"[不加权:扩展]OR"果蝇"[不加权:扩展]
#5	"豚鼠"[常用字段:智能]OR"天竺鼠"[常用字段:智能]OR"小鼠"[常用字段:智能]OR"小家鼠"[常用字段:智能]OR"大鼠"[常用字段:智能]OR"褐家鼠"[常用字段:智能]OR"新西兰白兔"[常用字段:智能]OR"新西兰兔"[常用字段:智能]OR"兔"[常用字段:智能]OR"狗"[常用字段:智能]OR"犬"[常用字段:智能]OR"恒河猴"[常用字段:智能]OR"罗猴"[常用字段:智能]OR"猕猴"[常用字段:智能]OR"羊"[常用字段:智能]OR"牛"[常用字段:智能]OR"家鼬"[常用字段:智能]OR"貂"[常用字段:智能]OR"林鼬"[常用字段:智能]OR"欧洲臭鼬"[常用字段:智能]OR"猪"[常用字段:智能]OR"果蝇"[常用字段:智能]

续表

序号	检索式
#6	#4 OR #5
#7	#3 AND #6

中国知网

#1	#1同第五章第三节"随机对照试验"中国知网检索部分
#2	TKA=('豚鼠'+'天竺鼠'+'小鼠'+'小家鼠'+'大鼠'+'褐家鼠'+'新西兰白兔'+'新西兰兔'+'兔'+'狗'+'犬'+'恒河猴'+'罗猴'+'猕猴'+'羊'+'牛'+'家鼬'+'貂'+'林鼬'+'欧洲臭鼬'+'猪'+'果蝇')
#3	#1 AND #2

万方数据知识服务平台

#1	#1同第五章第三节"随机对照试验"万方数据知识服务平台检索部分
#2	主题：("豚鼠" OR "天竺鼠" OR "小鼠" OR "小家鼠" OR "大鼠" OR "褐家鼠" OR "新西兰白兔" OR "新西兰兔" OR "兔" OR "狗" OR "犬" OR "恒河猴" OR "罗猴" OR "猕猴" OR "羊" OR "牛" OR "家鼬" OR "貂" OR "林鼬" OR "欧洲臭鼬" OR "猪" OR "果蝇")
#3	#1 AND #2

维普网

#1	#1同第五章第三节"随机对照试验"维普网检索部分
#2	M=("豚鼠" OR "天竺鼠" OR "小鼠" OR "小家鼠" OR "大鼠" OR "褐家鼠" OR "新西兰白兔" OR "新西兰兔" OR "兔" OR "狗" OR "犬" OR "恒河猴" OR "罗猴" OR "猕猴" OR "羊" OR "牛" OR "家鼬" OR "貂" OR "林鼬" OR "欧洲臭鼬" OR "猪" OR "果蝇")
#3	#1 AND #2

第四节 方法学质量评价

动物实验系统评价研究中心（the SYstematic Review Centre for Laboratory animal Experimentation，SYRCLE）2014年发布了SYRCLE动物实验风险评估工具（SYRCLE's risk of bias tool for animal studies），该工具是目前唯一一个专门适用于动物实验内在真实性评估的工具。

SYRCLE动物实验偏倚风险评估工具是在Cochrane偏倚风险评估工具的基础上发展而来，其差异主要来自RCT与动物实验在设计方面的不同。SYRCLE动物实验偏倚风险评估工具共包括10个条目，偏倚类型包括选择性偏倚、实施偏倚、测量偏倚、失访偏倚、报告偏倚和其他偏倚，与Cochrane偏倚风险评估工具一致，但涉及领域略有不同，其中条目2、4、5、6、7为在Cochrane偏倚风险评估工具的基础上修改或新增的条目。SYRCLE偏倚风险评估工具中10个条目的评估结果最终以"是""否"或"不确定"表示，其中"是"代表低风险偏倚，"否"代表高风险偏倚，"不确定"代表不确定风险偏倚，SYRCLE偏倚风险评估工具解读见表12-3。

表12-3 SYRCLE偏倚风险评估工具

条目	偏倚类型	涉及领域	具体描述	结果判断
1	选择性偏倚	序列生产	描述分配序列产生的方法，以评价组间可比性	分配序列的产生或应用是否充分/正确？*
2	选择性偏倚	基线特征	为保证实验开始时两组基线可比，需描述所有可能的预后因素或动物特征	各组基线是否相同或是否对混杂因素进行了调整？
3	选择性偏倚	分配隐藏	描述分配隐藏的方法，以判断动物入组前/或入组过程中干预分配可见	分配隐藏是否充分/正确？*
4	实施偏倚	动物安置随机化	描述动物房中随机安置动物的方法	实验过程中动物是否被随机安置？

续表

条目	偏倚类型	涉及领域	具体描述	结果判断
5	实施偏倚	盲法	描述对动物饲养者和研究者施盲，以避免其知晓动物接受何种干预措施的具体方法；提供所实施盲法的有效性的任何信息	实验中是否对动物饲养者和研究者施盲，以使其不知晓动物所接受的干预措施？
6	测量偏倚	随机性结果评估	描述是否随机选择动物以用于结果评估，及选择动物的方法	结果评价中的动物是否经过随机选择？
7	测量偏倚	盲法	描述对结果评价者施盲，以避免其知晓动物接受何种干预措施的具体方法；提供所实施盲法的有效性的任何信息	是否对结果评价者施盲？
8	失访偏倚	不完整数据报告	描述每个主要结局数据的完整性，包括失访和在分析阶段排除的数据；说明这些数据是否被报告以及每个干预组下（与最初随机分组的总数相比）失访或排除及任何重新纳入分析的原因	不完整数据是否被充分/正确说明和解释？ *
9	报告偏倚	选择性结果报告	说明如何审查选择性报道结果的可能性及审查结果	研究报告是否与选择性结果报告无关？ *
10	其他偏倚	其他偏倚来源	说明不包括在上述偏倚中的其他一些重要偏倚	研究是否无其他会导致高偏倚风险的问题？ *

*. 与Cochrane偏倚风险评估工具中一致的条目

第五节 报告质量评价

目前ARRIVE指南（the Animals in Research: Reporting In Vivo Experiments）和GSPC清单（Gold Standard Publication Checklist）可用于评价动物实验报告质量。其中，ARRIVE指南包括题目、摘要、引言、方法、结果和讨论六部分，共20个条目及其近30项细则，评估内容包括动物的数量和特点，饲养场所和饲养，采用的实验方法、统计方法和分析方法等，各条目内容及其简要解释见表12-4。GSPC清单包括引言、方法、结果和讨论四部分，各条目内容及其解释细节详见表12-5。

表12-4 ARRIVE指南清单

内容	条目	具体描述
题目	1	对文章内容的精确而简明的描述
摘要	2	内容包括研究背景、目的、动物的种系、关键方法、主要结果和结论
引言		
背景	3	①充分、科学的背景（既往工作的相关参考文献），以明确研究目的和内容，并解释实验方法和基本原理；②解释所用动物种类和模型的选择依据，阐述科学目的、适用范围，该研究与人体生物学的关联程度
目的	4	描述研究的主要和次要目的，或者被验证的具体研究假设
方法		
伦理声明	5	伦理审查权限的性质，相关证书[如动物（科学程序）法案1986]，与研究相关的国家或机构的动物护理和使用指南
研究设计	6	①实验组和对照组的数量；②为降低主观性偏倚的影响而采取的所有措施，如分配实验动物（如随机化分组程序），评估结果（如是否实施盲法并描述施盲对象和时机）；③实验单元，如单个动物、组群或一笼动物为单位；④用时线图或流程图解释实验实施的全过程
实验步骤	7	对每个实验或每个实验组（包括对照组），提供所有实施过程中准确的详细资料，包括：①何法（药物配方和剂量，给药部位和途径，麻醉镇痛药物的应用和检测，手术步骤，动物处死方法），描述所使用的专业设备的详细信息，如供应商等；②何时（实验日期）；③何处（饲养笼、实验室和水迷宫）；何因（特定麻醉药物的选择缘由、给药途径和药物剂量）

续表

内容	条目	具体描述
实验动物	8	①描述实验动物的详细资料,包括种类、品系、雌雄、发育阶段（年龄均值或中位数）和体重（年龄均值或中位数）；②提供进一步的相关信息,如动物来源、国际命名、遗传修饰状态（如基因敲除或转基因）、基因型、健康/免疫状态、未使用药物或未进行测试和先前的程序等
饲养场所和饲养	9	①饲养场所（如设备类型、无特定病原、笼舍类型、垫底材料、同笼同伴数量、饲养鱼类水箱的形状和材料等）；②饲养条件（如繁殖计划、光/暗周期、温度和水质；鱼类饲养食物的种类、食物和水的获取和环境净化等）；③实验前、中和后期动物福利有关的评估和干预
样本量	10	①特别说明实验中使用的动物总数和每个实验组中分配的动物数；②解释动物实验所需样本量的计算方法/公式；③标明每个实验的独立重复的动物数量
动物实验组的分配	11	①详细描述动物如何分配到各实验组的详细信息,包括随机化分组,如果进行配对,应介绍匹配条件；②描述各实验组对实验动物进行处理和评估的顺序
实验结果	12	明确界定主要和次要实验测量指标的评估（如细胞死亡、分子标记和行为改变）
统计方法	13	①提供每种分析所使用统计方法的详细信息；②特别说明每个数据集的分析单位（如单个动物、一组动物和单神经元）；③描述用来评估数据是否满足统计学方法的假设及所采用的方法
结果		
基线数据	14	对于每个实验组,报告干预或测试前动物的有关特征和健康状况（如体重、微生物状况和药物测试）,以表格形式表示
数据分析	15	①报告进入每一项分析中每组的动物数量,报告绝对数（如10/20,而不是50%）；②对于分析中未纳入的任何动物或数据,需说明原因
结果和评价	16	报告每一项分析的结果及精确度测量（如标准误或置信区间）
不良反应	17	①给出每个实验组所有重要不良反应详细信息；②描述为减少不良反应而对实验计划书所做出的修改
讨论		
诠释/科学内涵	18	①解释结果时需考虑研究目的、假设以及文献报道的当前理论和其他相关的研究；②评价研究的局限性,包括造成偏倚的任何潜在来源,动物模型的局限性以及与结果相关的不精确性；③描述该研究方法或研究发现对于替代、优化或减少动物使用（3R原则）的意义
概括/转化	19	评论是否或如何使本研究成果转化到其他物种或系统,包括与人体生物学相关的研究
基金支持	20	列出本研究涉及的所有资金来源（包括授权号）和研究资助者及其作用

表12-5 GSPC清单

内容	条目	具体描述
引言		
背景信息	1	①说明与文章主题相关的文献,包括全球目前已得到什么样的结果；②描述所关注主题当前知识存在的不足；③本研究的目的或者目标
研究问题及假设	2	①明确、具体；②如果可能,使用PICO(T),P：患者组或动物物种；T：干预措施（或暴露）；C：比较/对照组；O：结局指标及测量；如适用,T：干预持续时间
临床关联或其他研究的相关性	3	①选择特定动物模型的依据；②所使用动物模型的特异性
方法		
实验设计（如可能）	4	如完全随机化设计、区组设计、析因设计、重复测量设计和序贯设计

续表

内容	条目	具体描述
实验分组和控制	5	①运输动物设施后检疫和适应时期，动物种类，品系命名（准确的遗传学编码），动物的起源和来源，遗传背景（远亲杂交、近亲交配、子一代杂种、突变体、转基因、同基因型和染色体取代等）与生殖，实验单位的定义（单个动物/一笼动物），每组动物的数量（可能的检验效能或样本量计算）、雌雄、年龄（实验开始和结束时）和体重（实验开始时）；②微生物状况：常规/无特定病原体/限菌、无菌；保护微生物状况的措施，如开放式系统，封闭系统，独立通风笼架，隔离；③饲养场所：温度和湿度范围及调节与否，通风，加压或减压，每小时换气，灯光（自然光或灯光、每24h光照时间、光强度、开灯时间和光强度的逐渐下降），噪声（音乐等）；④笼子：样式和大小，每个笼子的动物数量及独立饲养的原因，垫料（参照或类型）是否有分批次的检验证明，有无笼子的排泄物收集和类型，更换笼子的频次，频次处理；⑤营养：类型（天然成分的膳食、按化学成分合成的膳食或纯化膳食），成分或批号（如可能，需标注参考文献），预处理，饲养方式（自由采食、饲料喂养和限制喂饲等），如果不是随意进食需说明，提供食物的量，饲养的频率和时间；⑥水：类型（分析证书可用与否），预处理（酸化或氯化的浓度），饮水时间表，饮水量（随意否），供水频率（如有限制），变化频率，瓶或自动给水系统；⑦动物分配到各实验组的方法：如动物随机分配到某个特定实验组的方法；⑧描述在动物中如何定义疾病和干预措施；⑨描述从实验中剔除动物的原因；⑩描述对照组，解释设置该对照组对回答研究问题的重要性
法规与伦理	6	①遵守国家监管原则的说明；②一个独立的组织机构来描述伦理和质量评估（如伦理委员会机构）
干预措施	7	①时间表：实验中干预的日期和时间、在干预与采样或采样过程之间的时间；②干预类型；③描述操作技术或使用的其他技术和材料；④剂量和（或）干预频率（适用时）；⑤给药途径：肠内（口服或直肠）、肠外和经皮；⑥药物和剂量测试（产品名称、制造商、浓度）；⑦其他使用的产品（产品名称、制造商、浓度）；⑧采样方法和时间（血、尿等）；⑨麻醉（持续时间、用药类型和方法）；⑩镇痛（用药类型和方法）；⑪安乐死（用药类型和方法）；⑫描述动物在干预结束后的总体福利和折中福利；⑬补救措施的应用
结局指标	8	①描述目标参数和测定方法：包含重要的生理参数和参考值来定义动物福利；②描述是否和（或）如何对实验工作人员施盲；③描述所使用的统计方法
结果		
结果	9	①描述主要结果；②实验中提前死亡动物的数量和原因（尸检结果的简短说明）；③剔除动物（说明数量和原因）；④进入统计分析的动物总数；⑤简短描述纳入动物的特性；⑥因患病或剔除动物调整后的效能分析（判定研究的可靠性）；⑦描述干预中最重要的相关生理参数（如温度、体重和心率等）
讨论		
讨论	10	①对主要发现进行讨论；②讨论结局的（间接）临床意义和整个科学意义；③确定是否继续研究的必要性

第十三章 定性研究检索与评价

【学习目标】
知识目标：
1. 掌握定性研究的方法学质量和报告质量评价工具。
2. 了解定性研究的定义。
能力目标：运用所学知识对定性研究进行评估。
素质目标：具备定性研究评价的意识。
情感目标：评价定性研究有助于正确设计和实施定性研究。
【本章导读】
本章系统介绍了定性研究的定义，以及主要的方法学质量和报告质量评价工具。

第一节 概 述

定性研究（qualitative research）指通过观察法、个人访谈、焦点组讨论以及参与性研究等方法，或是分析文字或影音记录资料等方法获取资料，目的是从研究对象的角度去了解与解释如行为、观点、态度和经验等现象。部分文献中也将定性研究译为质性研究。有学者认为定性研究可溯源到人类学的田野调查。受到诠释学（hermeneutics）与现象学（phenomenology）的影响，定性研究也呈现出多样化的趋势。

第二节 检 索

本节以检索COPD相关定性研究文献为列，定性研究相关检索词见表13-1，与之对应高敏感度检索式见表13-2。

表13-1 定性研究检索词列表

语种	主题词	同义词
中文	**中国生物医学文献数据库**：定性研究，扎根理论，病例报告，卫生服务研究，采访，解释学	定性研究，质性研究，质的研究，质化研究，定质研究，文本分析，观察法，参与式观察，非参与式观察，参与观察，采访，访谈法，结构式访谈，半结构式访谈，无结构式访谈，深度访谈，焦点小组访谈，焦点小组讨论，小组访谈，集体调查法，集体会见，集体采访，电话访谈，口述历史主题，扎根理论，个案研究，案例研究，案例分析，民族志，人种志，民俗志，现象学，常人方法学，叙事研究，叙事分析，行动研究，卫生服务研究，健康服务评估，卫生保健研究，医疗保健研究，历史研究，田野调查，话语分析，谈话分析，对话分析，内容分析，人种学研究，解释学，诠释学等

语种	主题词	同义词
英文	PubMed/ Cochrane Library：Qualitative Research, Grounded Theory Case Reports, Health Services Research, Interviews, Hermeneutics Embase.com：qualitative research, document analysis, hermeneutics, interview, grounded theory, medical literature, cultural anthropology, health services research, folklore, observational method, non participant observation,'participant observation, ethnography, phenomenology, action research, historical research, field work	case histor*, case stud*, case analysis, case analyses, qualitative stud*, qualitative research, document analyses, document analysis, text analysis, textual analysis, text analyses, textual analyses, hermeneutic*, interview*, audio interview*, audiointerview*, group interview*, group discussion, oral history, semi-structured interview*, semi structured interview*, semistructured interview*, unstructured interview*, informal interview*, in-depth interview*, face-to-face interview*, in person interview*, in-person interview*, structured interview*, collective investigation, collective interview*, telephone interview*, telephone survey, teleconsultation, telephone consultation, remote consultation, tele-consultation, cyberconsultation, e-consultation, econsultation, email-based consultation, internet consultation, internet-based consultation, online consultation, web consultation, web-based consultation, webbased consultation, electronic consultation, video interview*, videointerview*, grounded theory, folklore*, observation method, participant observation, nonparticipant observation, non participant observation, eaterial culture*, ethnogeograph*, ethnograph*, cultural anthropology, cultural evolution, culture pattern, phenomenolog*, ethnomethodolog*, narrative research, narrative analysis, narrative analyses, action research, health services research, health service research, health services evaluation*, health service evaluation*, health care research, medical care research, organisational case stud*, historical research 等

表13-2 定性研究主要数据库检索式

序号	检索式
PubMed	
#1～#3	#1、#2与#3同第五章第三节"随机对照试验"PubMed数据库检索部分
#4	"Qualitative Research"［Mesh］OR "Document Analysis"［Mesh］OR "Hermeneutics"［Mesh］OR "Interview"［Publication Type］OR "Interviews as Topic"［Mesh］OR "Grounded Theory"［Mesh］OR "Anthropology, Cultural"［Mesh］OR "Health Services Research"［Mesh］
#5	"case histor*"［Title/Abstract］OR "case stud*"［Title/Abstract］OR "case analysis"［Title/Abstract］OR "case analyses "［Title/Abstract］OR "qualitative stud*"［Title/Abstract］OR "qualitative research"［Title/Abstract］OR "document analyses"［Title/Abstract］OR "document analysis"［Title/Abstract］OR "text analysis"［Title/Abstract］OR "textual analysis"［Title/Abstract］OR "text analyses"［Title/Abstract］OR "textual analyses"［Title/Abstract］OR "hermeneutic*"［Title/Abstract］OR "interview*"［Title/Abstract］OR "audio interview*"［Title/Abstract］OR "audiointerview*"［Title/Abstract］OR "group interview*"［Title/Abstract］OR "group discussion"［Title/Abstract］OR "oral history"［Title/Abstract］OR "semi-structured interview*"［Title/Abstract］OR "semi structured interview*"［Title/Abstract］OR "semistructured interview*"［Title/Abstract］OR "unstructured interview*"［Title/Abstract］OR "informal interview*"［Title/Abstract］OR "in-depth interview*"［Title/Abstract］OR "face-to-face interview*"［Title/Abstract］OR "in person interview*"［Title/Abstract］OR "in-person interview*"［Title/Abstract］OR "structured interview*"［Title/Abstract］OR "collective investigation"［Title/Abstract］OR "collective interview*"［Title/Abstract］OR "telephone interview*"［Title/Abstract］OR "telephone survey"［Title/Abstract］OR "teleconsultation"［Title/Abstract］OR "telephone consultation"［Title/Abstract］OR "remote consultation"［Title/Abstract］OR "tele-consultation"［Title/Abstract］OR "cyberconsultation"［Title/Abstract］OR "e-consultation"［Title/Abstract］OR "econsultation"［Title/Abstract］OR "email-based consultation"［Title/Abstract］OR "internet consultation"［Title/Abstract］OR "internet-based consultation"［Title/Abstract］OR "online consultation"［Title/Abstract］OR "web consultation"［Title/Abstract］OR "web-based consultation"［Title/Abstract］OR "webbased consultation"［Title/Abstract］OR "electronic consultation"［Title/Abstract］OR "video interview*"［Title/Abstract］OR "videointerview*"［Title/Abstract］OR "grounded theory"［Title/Abstract］OR "folklore*"［Title/Abstract］OR "observation method"［Title/Abstract］OR "participant observation"［Title/Abstract］OR "nonparticipant observation"［Title/Abstract］OR "non participant observation"［Title/Abstract］OR "eaterial culture*"［Title/Abstract］OR "ethnogeograph*"［Title/Abstract］OR "ethnograph*"［Title/Abstract］OR "cultural anthropology"［Title/Abstract］OR "cultural evolution"［Title/Abstract］OR "culture pattern"［Title/Abstract］OR "phenomenolog*"［Title/Abstract］OR "ethnomethodolog*"［Title/Abstract］OR "narrative research"［Title/Abstract］OR "narrative analysis"［Title/Abstract］OR "narrative analyses"［Title/Abstract］OR "action research"［Title/Abstract］OR "health services research"［Title/Abstract］OR "health service research"［Title/Abstract］OR "health services evaluation*"［Title/Abstract］OR "health service evaluation*"［Title/Abstract］OR "health care research"［Title/Abstract］OR "medical care research"［Title/Abstract］OR "organisational case stud*"［Title/Abstract］OR "historical research"［Title/Abstract］

续表

序号	检索式
#6	#4 OR #5
#7	#3 AND #6

Embase.com

#1～#3	#1、#2与#3同第五章第三节"随机对照试验"Embase.com数据库检索部分
#4	'qualitative research'/exp OR 'document analysis'/exp OR 'hermeneutics'/exp OR 'interview'/exp OR 'grounded theory'/exp OR 'medical literature'/exp OR 'cultural anthropology'/exp OR 'health services research'/exp OR 'folklore'/exp OR 'observational method'/exp OR 'non participant observation'/exp OR 'participant observation'/exp OR 'ethnography'/exp OR 'phenomenology'/exp OR 'action research'/exp OR 'historical research'/exp OR 'field work'/exp OR 'discourse analysis'/exp OR 'content analysis'/exp OR 'ethnographic research'/exp
#5	'case histor*':ab,ti,kw OR 'case stud*':ab,ti,kw OR 'case analysis':ab,ti,kw OR 'case analyses':ab,ti,kw OR 'qualitative stud*':ab,ti,kw OR 'qualitative research':ab,ti,kw OR 'document analyses':ab,ti,kw OR 'document analysis':ab,ti,kw OR 'text analysis':ab,ti,kw OR 'textual analysis':ab,ti,kw OR 'text analyses':ab,ti,kw OR 'textual analyses':ab,ti,kw OR 'hermeneutic*':ab,ti,kw OR 'interview*':ab,ti,kw OR 'audio interview*':ab,ti,kw OR 'audiointerview*':ab,ti,kw OR 'group interview*':ab,ti,kw OR 'group discussion':ab,ti,kw OR 'oral history':ab,ti,kw OR 'semi-structured interview*':ab,ti,kw OR 'semi structured interview*':ab,ti,kw OR 'semistructured interview*':ab,ti,kw OR 'unstructured interview*':ab,ti,kw OR 'informal interview*':ab,ti,kw OR 'in-depth interview*':ab,ti,kw OR 'face-to-face interview*':ab,ti,kw OR 'in person interview*':ab,ti,kw OR 'in-person interview*':ab,ti,kw OR 'structured interview*':ab,ti,kw OR 'collective investigation':ab,ti,kw OR 'collective interview*':ab,ti,kw OR 'telephone interview*':ab,ti,kw OR 'telephone survey':ab,ti,kw OR 'teleconsultation':ab,ti,kw OR 'telephone consultation':ab,ti,kw OR 'remote consultation':ab,ti,kw OR 'tele-consultation':ab,ti,kw OR 'cyberconsultation':ab,ti,kw OR 'e-consultation':ab,ti,kw OR 'econsultation':ab,ti,kw OR 'email-based consultation':ab,ti,kw OR 'internet consultation':ab,ti,kw OR 'internet-based consultation':ab,ti,kw OR 'online consultation':ab,ti,kw OR 'web consultation':ab,ti,kw OR 'web-based consultation':ab,ti,kw OR 'webbased consultation':ab,ti,kw OR 'electronic consultation':ab,ti,kw OR 'video interview*':ab,ti,kw OR 'videointerview*':ab,ti,kw OR 'grounded theory':ab,ti,kw OR 'folklore*':ab,ti,kw OR 'observation method':ab,ti,kw OR 'participant observation':ab,ti,kw OR 'nonparticipant observation':ab,ti,kw OR 'non participant observation':ab,ti,kw OR 'eaterial culture*':ab,ti,kw OR 'ethnogeograph*':ab,ti,kw OR 'ethnograph*':ab,ti,kw OR 'cultural anthropology':ab,ti,kw OR 'cultural evolution':ab,ti,kw OR 'culture pattern':ab,ti,kw OR 'phenomenolog*':ab,ti,kw OR 'ethnomethodolog*':ab,ti,kw OR 'narrative research':ab,ti,kw OR 'narrative analysis':ab,ti,kw OR 'narrative analyses':ab,ti,kw OR 'action research':ab,ti,kw OR 'health services research':ab,ti,kw OR 'health service research':ab,ti,kw OR 'health services evaluation*':ab,ti,kw OR 'health service evaluation*':ab,ti,kw OR 'health care research':ab,ti,kw OR 'medical care research':ab,ti,kw OR 'organisational case stud*':ab,ti,kw OR 'historical research':ab,ti,kw
#6	#4 OR #5
#7	#3 AND #6

Web of Science

#1	#1同第五章第三节"随机对照试验"Web of Science数据库检索部分
#2	TS=（case histor* OR case stud* OR case analysis OR case analyses OR qualitative stud* OR qualitative research OR document analyses OR document analysis OR text analysis OR textual analysis OR text analyses OR textual analyses OR hermeneutic* OR interview* OR audio interview* OR audiointerview* OR group interview* OR group discussion OR oral history OR semi-structured interview* OR semi structured interview* OR semistructured interview* OR unstructured interview* OR informal interview* OR in-depth interview* OR face-to-face interview* OR in person interview* OR in-person interview* OR structured interview* OR collective investigation OR collective interview* OR telephone interview* OR telephone survey OR teleconsultation OR telephone consultation OR remote consultation OR tele-consultation OR cyberconsultation OR e-consultation OR econsultation OR email-based consultation OR internet consultation OR internet-based consultation OR online consultation OR web consultation OR web-based consultation OR webbased consultation OR electronic consultation OR video interview* OR videointerview* OR grounded theory OR folklore* OR observation method OR participant observation OR nonparticipant observation OR non participant observation OR eaterial culture* OR ethnogeograph* OR ethnograph* OR cultural anthropology OR cultural evolution OR culture pattern OR phenomenolog* OR ethnomethodolog* OR narrative research OR narrative analysis OR narrative analyses OR action research OR health services research OR health service research OR health services evaluation* OR health service evaluation* OR health care research OR medical care research OR organisational case stud* OR historical research）（启动精确检索）
#3	#1 AND #2

Cochrane Library

#1～#3	#1、#2与#3同第五章第三节"随机对照试验"Cochrane Library数据库检索部分

续表

序号	检索式
#4	MeSH descriptor:［Qualitative Research］explode all trees
#5	MeSH descriptor:［Document Analysis］explode all trees
#6	MeSH descriptor:［Hermeneutics］explode all trees
#7	MeSH descriptor:［Interview］explode all trees
#8	MeSH descriptor:［Grounded Theory］explode all trees
#9	MeSH descriptor:［Case Reports］explode all trees
#10	MeSH descriptor:［Anthropology, Cultural］explode all trees
#11	MeSH descriptor:［Health Services Research］explode all trees
#12	（case NEXT histor*）:ab,ti,kw OR（case NEXT stud*）:ab,ti,kw OR（case analysis）:ab,ti,kw OR（case analyses）:ab,ti,kw OR（qualitative NEXT stud*）:ab,ti,kw OR（qualitative research）:ab,ti,kw OR（document analyses）:ab,ti,kw OR（document analysis）:ab,ti,kw OR（text analysis）:ab,ti,kw OR（textual analysis）:ab,ti,kw OR（text analyses）:ab,ti,kw OR（textual analyses）:ab,ti,kw OR（hermeneutic*）:ab,ti,kw OR（interview*）:ab,ti,kw OR（audio NEXT interview*）:ab,ti,kw OR（audiointerview*）:ab,ti,kw OR（group NEXT interview*）:ab,ti,kw OR（group discussion）:ab,ti,kw OR（oral history）:ab,ti,kw OR（semi-structured NEXT interview*）:ab,ti,kw OR（semi structured NEXT interview*）:ab,ti,kw OR（semistructured NEXT interview*）:ab,ti,kw OR（unstructured NEXT interview*）:ab,ti,kw OR（informal NEXT interview*）:ab,ti,kw OR（in-depth NEXT interview*）:ab,ti,kw OR（face-to-face NEXT interview*）:ab,ti,kw OR（in person NEXT interview*）:ab,ti,kw OR（in-person NEXT interview*）:ab,ti,kw OR（structured NEXT interview*）:ab,ti,kw OR（collective investigation）:ab,ti,kw OR（collective NEXT interview*）:ab,ti,kw OR（telephone NEXT interview*）:ab,ti,kw OR（telephone survey）:ab,ti,kw OR（teleconsultation）:ab,ti,kw OR（telephone consultation）:ab,ti,kw OR（remote consultation）:ab,ti,kw OR（tele-consultation）:ab,ti,kw OR（cyberconsultation）:ab,ti,kw OR（e-consultation）:ab,ti,kw OR（econsultation）:ab,ti,kw OR（email-based consultation）:ab,ti,kw OR（internet consultation）:ab,ti,kw OR（internet-based consultation）:ab,ti,kw OR（online consultation）:ab,ti,kw OR（web consultation）:ab,ti,kw OR（web-based consultation）:ab,ti,kw OR（webbased consultation）:ab,ti,kw OR（electronic consultation）:ab,ti,kw OR（video NEXT interview*）:ab,ti,kw OR（videointerview*）:ab,ti,kw OR（grounded theory）:ab,ti,kw OR（folklore*）:ab,ti,kw OR（observation method）:ab,ti,kw OR（participant observation）:ab,ti,kw OR（nonparticipant observation）:ab,ti,kw OR（non participant observation）:ab,ti,kw OR（eaterial NEXT culture*）:ab,ti,kw OR（ethnogeograph*）:ab,ti,kw OR（ethnograph*）:ab,ti,kw OR（cultural anthropology）:ab,ti,kw OR（cultural evolution）:ab,ti,kw OR（culture pattern）:ab,ti,kw OR（phenomenolog*）:ab,ti,kw OR（ethnomethodolog*）:ab,ti,kw OR（narrative research）:ab,ti,kw OR（narrative analysis）:ab,ti,kw OR（narrative analyses）:ab,ti,kw OR（action research）:ab,ti,kw OR（health services research）:ab,ti,kw OR（health service research）:ab,ti,kw OR（health services NEXT evaluation*）:ab,ti,kw OR（health service NEXT evaluation*）:ab,ti,kw OR（health care research）:ab,ti,kw OR（medical care research）:ab,ti,kw OR（organisational case NEXT stud*）:ab,ti,kw OR（historical research）:ab,ti,kw
#13	#4 OR #5 OR #6 OR #7 OR #8 OR #9 OR #10 OR #11 OR #12
#14	#3 AND #13

中国生物医学文献数据库

#1～#3	#1、#2与#3同第五章第三节"随机对照试验"中国生物医学文献数据库检索部分
#4	"定性研究"［不加权:扩展］OR"扎根理论"［不加权:扩展］OR"病例报告"［不加权:扩展］OR"卫生服务研究"［不加权:扩展］OR"采访"［不加权:扩展］OR"解释学"［不加权:扩展］
#5	"定性研究"［常用字段:智能］OR"质性研究"［常用字段:智能］OR"质的研究"［常用字段:智能］OR"质化研究"［常用字段:智能］OR"定质研究"［常用字段:智能］OR"文本分析"［常用字段:智能］OR"观察法"［常用字段:智能］OR"参与式观察"［常用字段:智能］OR"非参与式观察"［常用字段:智能］OR"参与观察"［常用字段:智能］OR"采访"［常用字段:智能］OR"访谈法"［常用字段:智能］OR"结构式访谈"［常用字段:智能］"半结构式访谈"［常用字段:智能］OR"无结构式访谈"［常用字段:智能］OR"深度访谈"［常用字段:智能］OR"焦点小组访谈"［常用字段:智能］OR"焦点小组讨论"［常用字段:智能］OR"小组访谈"［常用字段:智能］OR"集体调查法"［常用字段:智能］OR"集体会见"［常用字段:智能］OR"集体采访"［常用字段:智能］OR"电话访谈"［常用字段:智能］OR"口述历史主题"［常用字段:智能］OR"扎根理论"［常用字段:智能］OR"个案研究"［常用字段:智能］OR"案例研究"［常用字段:智能］OR"案例分析"［常用字段:智能］OR"民族志"［常用字段:智能］OR"人种志"［常用字段:智能］OR"民俗志"［常用字段:智能］OR"现象学"［常用字段:智能］OR"常人方法学"［常用字段:智能］OR"叙事研究"［常用字段:智能］OR"叙事分析"［常用字段:智能］OR"行动研究"［常用字段:智能］OR"卫生服务研究"［常用字段:智能］OR"健康服务评估"［常用字段:智能］OR"卫生保健研究"［常用字段:智能］OR"医疗保健研究"［常用字段:智能］OR"历史研究"［常用字段:智能］OR"田野调查"［常用字段:智能］OR"话语分析"［常用字段:智能］OR"谈话分析"［常用字段:智能］OR"对话分析"［常用字段:智能］OR"内容分析"［常用字段:智能］OR"人种学研究"［常用字段:智能］OR"解释学"［常用字段:智能］OR"诠释学"［常用字段:智能］

续表

序号	检索式
#6	#4 OR #5
#7	#3 AND #6

中国知网

#1	#1同第五章第三节"随机对照试验"中国知网检索部分
#2	TKA=('定性研究'+'质性研究'+'质的研究'+'质化研究'+'定质研究'+'文本分析'+'观察法'+'参与式观察'+'非参与式观察'+'参与观察'+'采访'+'访谈法'+'结构式访谈'+'半结构式访谈'+'无结构式访谈'+'深度访谈'+'焦点小组访谈'+'焦点小组讨论'+'小组访谈'+'集体调查法'+'集体会见'+'集体采访'+'电话访谈'+'口述历史主题'+'扎根理论'+'个案研究'+'案例研究'+'案例分析'+'民族志'+'人种志'+'民俗志'+'现象学'+'常人方法学'+'叙事研究'+'叙事分析'+'行动研究'+'卫生服务研究'+'健康服务评估'+'卫生保健研究'+'医疗保健研究'+'历史研究'+'田野调查'+'话语分析'+'谈话分析'+'对话分析'+'内容分析'+'人种学研究'+'解释学'+'诠释学')
#3	#1 * #2

万方数据知识服务平台

#1	#1同第五章第三节"随机对照试验"万方数据知识服务平台检索部分
#2	主题:("定性研究" OR "质性研究" OR "质的研究" OR "质化研究" OR "定质研究" OR "文本分析" OR "观察法" OR "参与式观察" OR "非参与式观察" OR "参与观察" OR "采访" OR "访谈法" OR "结构式访谈" OR "半结构式访谈" OR "无结构式访谈" OR "深度访谈" OR "焦点小组访谈" OR "焦点小组讨论" OR "小组访谈" OR "集体调查法" OR "集体会见" OR "集体采访" OR "电话访谈" OR "口述历史主题" OR "扎根理论" OR "个案研究" OR "案例研究" OR "案例分析" OR "民族志" OR "人种志" OR "民俗志" OR "现象学" OR "常人方法学" OR "叙事研究" OR "叙事分析" OR "行动研究" OR "卫生服务研究" OR "健康服务评估" OR "卫生保健研究" OR "医疗保健研究" OR "历史研究" OR "田野调查" OR "话语分析" OR "谈话分析" OR "对话分析" OR "内容分析" OR "人种学研究" OR "解释学" OR "诠释学")
#3	#1 AND #2

维普网

#1	#1同第五章第三节"随机对照试验"维普网检索部分
#2	M=("定性研究" OR "质性研究" OR "质的研究" OR "质化研究" OR "定质研究" OR "文本分析" OR "观察法" OR "参与式观察" OR "非参与式观察" OR "参与观察" OR "采访" OR "访谈法" OR "结构式访谈" OR "半结构式访谈" OR "无结构式访谈" OR "深度访谈" OR "焦点小组访谈" OR "焦点小组讨论" OR "小组访谈" OR "集体调查法" OR "集体会见" OR "集体采访" OR "电话访谈" OR "口述历史主题" OR "扎根理论" OR "个案研究" OR "案例研究" OR "案例分析" OR "民族志" OR "人种志" OR "民俗志" OR "现象学" OR "常人方法学" OR "叙事研究" OR "叙事分析" OR "行动研究" OR "卫生服务研究" OR "健康服务评估" OR "卫生保健研究" OR "医疗保健研究" OR "历史研究" OR "田野调查" OR "话语分析" OR "谈话分析" OR "对话分析" OR "内容分析" OR "人种学研究" OR "解释学" OR "诠释学")
#3	#1 AND #2

第三节 方法学质量评价

定性研究的评价要点包括研究目的(研究的目的是什么,为什么开展研究)、研究方法(能否解释或说明参与者的行为或经验)、研究设计(研究者是否选择了合适的研究设计)等方面,同时还包括如何评价偏倚风险和如何在系统评价结果分析中处理和报告偏倚风险。评价定性研究偏倚风险时,可使用的评估工具有CASP清单和澳大利亚Joanna Briggs Institute(JBI)循证卫生保健研究中心的JBI-QARI评价清单等。CASP清单包括三部分10个问题,其中1、2为筛查性问题。若结果评判为"是"则完成后续条目的评价,"否"则停止评价(表13-3)。JBI-QARI评价清单共计10个条目,每个条目以"是""否""不清楚""不适用"进行评价。质量评价结果所有条目都满足标准评定为A,满足部分标准评定为B,均不满足评定为C(表13-4)。

表13-3 CASP清单

条目	编号	内容
第一部分：研究结果真实吗？		
是否清楚地描述了研究的目的？	1	● 研究的目的是什么 ● 为什么研究目的很重要 ● 相关性
应用定性研究的方法是否恰当？	2	● 研究是否旨在解释或说明参与者的行为和（或）主观经验
（通过对上述2条质量评价）是否值得继续？		
研究的设计是否适合于解决研究目的？	3	● 研究者是否合理地选择了研究设计（如是否经过讨论来决定采用哪种研究设计方法？）
研究对象的招募策略是否恰当？	4	● 研究者是否对如何选择参与者进行了解释 ● 研究者是否对所选择的研究对象最适合于该研究的原因进行了解释 ● 关于研究对象的招募是否存在争论（如为什么有些人选择不参与研究）
资料收集方法能否解决研究的问题？	5	● 资料收集的方法是否合理 ● 是否清楚地描述了资料收集的方法（如焦点小组访谈、半结构式访谈等） ● 研究者是否合理地选择研究方法 ● 研究者是否详细地描述了研究方法（如对于访谈方法，有没有说明访谈是如何进行的？是否有访谈提纲？） ● 研究过程中是否对研究方法进行修订？如果是，研究者是否对如何修订以及为什么修订做出解释？ ● 资料的形式是否明确地描述（如录音资料、视频资料、笔记等） ● 研究者是否讨论了资料饱和问题
是否充分考虑了研究者与参与者之间的关系？	6	● 研究者是否严格地审视自己发挥的作用、潜在的偏倚及产生的相应的影响 ● 研究问题的格式化、标准化 ● 资料收集，包括样本采集和研究场所设定 ● 研究者如何应对研究中的突发事件，是否考虑了研究设计的变化所产生的影响
是否充分考虑了伦理学问题？	7	● 研究是否详细地描述了知情同意的过程，以供读者判断是否符合伦理学标准 ● 研究者是否讨论了研究所提出的问题（如知情同意的相关问题、保密性问题以及研究者如何处理研究过程中和结束后对参与者产生的影响） ● 是否取得了伦理委员会的批准
资料分析是否足够严谨？	8	● 是否深入描述了资料分析的过程 ● 是否应用了主题分析法？如果是，是否清楚地描述了从资料中抽提主题的方法？ ● 研究者是否解释了从原始样本中提取资料的方法，用以说明分析的过程 ● 研究资料是否充分用以支持研究的结果 ● 在什么程度上需要考虑资料的相互矛盾 ● 研究者是否严格审视自己发挥的作用，潜在的偏倚以及在资料分析和选择过程中的影响
第二部分：研究结果是否明确？		
是否清楚地描述了研究的结果？	9	● 是否充分地讨论了支持和反对研究者观点的证据 ● 研究者是否讨论了研究结果的可靠性（如三角互证法、被研究者论证、多个分析者等） ● 研究结果是否为针对研究的问题进行的讨论
第三部分：研究结果适用吗？		
研究有多大的价值？	10	● 研究者是否讨论了该研究对现有知识和理解的贡献（如研究者是否认为研究结果与当前实际、政策或以研究为基础的文献具有相关性？） ● 新领域研究的必要性是否得到认证 ● 研究者是否讨论了研究结果能否以及如何应用于其他人群，是否考虑了其他研究方法的可行性

表13-4 JBI-QARI评价清单

条目	名称
1	研究方法与所描述的哲学观点是否一致？
2	研究方法与研究问题、目的是否一致？

续表

条目	名称
3	研究方法与数据收集方法是否一致？
4	研究方法与数据的代表性及分析方法是否一致？
5	研究方法与研究结果解释是否一致？
6	是否可以从文化或理论层面说明研究者的情况？
7	是否描述研究者对研究的影响，或研究对研究人员的影响？
8	参与者及其观点是否得到了充分的体现？
9	按照现行标准来，该研究是否符合伦理规范？对于近期的研究而言，是否有适当机构批准其符合伦理规范的证据？
10	研究报结论是否源于对数据的分析或解读？

第四节 报告质量评价

COREQ（Consolidated Criteria for Reporting Qualitative Research）报告清单由澳大利亚悉尼大学公共卫生学院 Allison Tong 组织，并与另外两位澳大利亚医学科研人员携手，综合参考之前已发表的定性研究报告规范基础上制定，是用于规范定性研究报告的工具，包括研究团队和过程反映、研究设计、资料分析和报告三部分（表 13-5）。

表 13-5 COREQ 报告清单

条目	编号	内容
第一部分：研究团队和过程反映		
研究者个人特征		
访谈者/组织者	1	哪位/些文章作者实施的访谈或焦点组访谈？
学位/学历	2	研究者的学位是什么？如哲学博士或医学博士
职业	3	在研究进行时，研究者的职业是什么？
性别	4	研究者是男性还是女性？
经验和培训	5	研究者的经验和培训情况如何？
研究者与参与者的关系		
关系建立	6	与参与者的关系是在开始研究前就建立了吗？
参与者对访谈者的了解	7	参与者了解访谈者的哪些信息？个人目标及研究依据和理由
访谈者特征	8	文中报告了访谈者/组织者的哪些特征？如偏倚、研究结果猜测、进行研究的原因和兴趣
第二部分：研究设计		
理论框架		
方法学观念和理论	9	文章报告了何种在研究中被应用的方法学观念、理论方法？如扎根理论、话语分析、人种学和内容分析选择参与者
选择参与者		
抽样	10	如何选择参与者？如目的性抽样、便利性抽样、连续性抽样、滚雪球抽样
与参与者沟通的方法	11	如何与参与者沟通？如面对面、电话、信件或电子邮件
样本量	12	研究中有多少参与者？
拒绝参加研究或中途脱落	13	多少人拒绝参加研究或中途脱落？原因何在？
场所		
资料收集场所	14	在哪里收集资料？如家里、诊所、工作场所
在场的非参与者	15	除了参与者与访谈者外，是否还有其他人在场？
样本描述	16	样本的主要特征都是什么？如人口学信息、日期

续表

条目	编号	内容
收集资料		
访谈提纲	17	访谈中所用到的问题、提示和提纲等是否由文章作者提供？是否经过预访谈检验？
重复访谈	18	是否进行过重复访谈？如果进行过，有多少次？
音/像录制研究	19	是否通过录音或录像收集资料？
场记	20	在个体访谈/焦点组访谈过程中和（或）结束后是否作了场记？
时长	21	个体访谈或焦点组访谈的时长是多少？
信息饱和	22	是否讨论了信息饱和问题？
转录文字及返还	23	访谈转录成文字后是否返还给参与者征询意见和（或）纠正错误？
第三部分：资料分析和报告		
资料分析		
资料编码的数量	24	共用了多少个代码对资料进行编码？
描述编码树	25	作者是否描述了编码树？
主题来源	26	主题是预设的，还是源自获得的资料？
软件	27	用了软件来管理资料，软件的名称和必要信息是什么？
参与者检查	28	参与者是否提供了对研究结果的反馈？
报告		
报告引文	29	是否用了参与者引文来说明主题/结果？每条引文是否都有身份记录？如参与者编号
资料和结果的一致性	30	根据报告的资料能否得出研究的结果？
重要主题的清晰报告	31	研究结果中是否清晰报告了重要主题？
次要主题的清晰报告	32	是否有对特殊案例的描述和对次要主题的讨论？

第三篇 二次研究检索与评价篇

第十四章 系统评价/Meta分析检索与评价

二次研究是指基于已有的研究数据或文献进行系统性整合、分析与总结的研究类型。其核心特点是不直接收集原始数据，而是通过批判性评估和综合现有研究成果，回答特定科学问题或验证假设。本篇重点介绍系统评价/Meta分析的检索思路与评价量表。

【学习目标】
知识目标：
1. 掌握系统评价/Meta分析的方法学质量和报告质量评价工具。
2. 熟悉系统评价/Meta分析的偏倚来源。
3. 了解系统评价/Meta分析的定义。
能力目标：运用所学知识对系统评价/Meta分析进行评估。
素质目标：具备系统评价/Meta分析评价的意识。
情感目标：评价系统评价/Meta分析有助于正确设计和实施系统评价/Meta分析。
【本章导读】
本章系统介绍了系统评价/Meta分析的定义，以及主要的方法学质量和报告质量评价工具。

第一节 概 述

一、系统评价与Meta分析起源

12世纪，我国著名的哲学家和思想家朱熹通过总结一系列相关的文献来凝练自己的哲学理论，提出了道统论。17世纪，西方天文学家采用一系列单一数据进行合并以便得出更准确、可靠的结果。1904年，Karl Pearson在研究血清接种对伤寒的预防作用时，由于各个研究的样本量太小，可能存在误差和得不到科学、准确、可靠的结论，为此，他对不同研究的数据进行合并。1935年，英国统计学家Ronald Fisher出版的 *The Design of Experiments* 一书中给出了在农业研究中合并多个研究的恰当方法，并鼓励科学家们采用这样的方法比较不同研究之间的差异，并对相似的研究进行合并。William Cochran对Ronald Fisher的方法进行了拓展，采用加权平均效应合并研究结果。此后，该方法在心理学和教育学研究中得到了广泛应用，但在医学研究领域中却没有得到普及。1976年，Gene Glass提出了"Meta分析"这个术语。1974年，Peter Elwood开展了第一个评价阿司匹林预防心肌梗死复发效果的随机对照试验，研究显示，阿司匹林可以减少心肌梗死的复发，但差异无统计学意义。随着其他类似研究结论的公开发表，Elwood和Cochrane采用Meta分析的方法对阿司匹林预防心肌梗死复发效果进行了评估，明确了阿司匹林对心肌梗死复发的预防效果，这一研究结果发表在1980年的 *Lancet* 上。20世纪80年代，英国医学统计学家Richard Peto对研究间固定的权重持有异议，认为研究间结果差异是由随机误差造成的。随后，DerSimonian和Laird对传统的随机效应模型进行改进，这就形成了现在常用的随机效应模型。英国内科医生和流行病学家Archie Cochrane指出进行临床决策的人员并不能对当前所有的信息进行评估，因此，无法得到可靠的证据。为此，在1974—1985年，Archie Cochrane带领他的团队完成了600多篇系统评价，共收集3500多项临床对照研究。至此，系统评价才被广泛接受。20世纪90年代，制作和更新系统评价的国际组织Cochrane协作网成立，进一步推动了医学各个领域系统评价和Meta分析的生产。

二、系统评价与Meta分析定义

（一）系统评价定义

系统评价（systematic review，SR）是一种按照一定的纳入标准广泛收集关于某一医疗卫生问题的研究，对纳入研究进行严格的偏倚风险和证据质量评估，将各研究结果进行定量合并分析或定性分析，以对该问题进行系统总结的研究方法。Chalmers和Altman将其定义为：采用各种方法以减少偏倚和随机误差并将其记录在案和研究报告的方法部分里的一种证据合成方法。美国医疗保健研究与质量局（The Agency for Healthcare Research and Quality，AHRQ）将SR定义为临床文献的总结。研究人员就某一特定临床问题，系统全面地收集证据，采用一定的标准评价和总结证据。通过对研究的客观评价和总结，进而解决一个特定的临床问题，也可包含定量数据分析。Cochrane协作网认为SR是全面收集符合纳入标准的证据，以期解决某一特定研究问题，采用严格和系统的方法收集证据，尽最大的可能降低偏倚，呈现可靠的证据，进而得出可信的结论。

虽然不同组织对SR的定义不同，但所有SR通常包括：制订全面的检索策略和严格的纳入、排除标准；评估纳入研究的偏倚风险；对纳入研究资料进行定量或定性分析，获得纳入研究的合并效应量或定性结果证据；估计所获证据的质量，在此基础上形成对临床实践的应用建议。

（二）Meta分析定义

不同组织对Meta分析（Meta analysis，MA）的定义略有所不同，见表14-1。

表14-1 不同组织对MA的定义一览表

个人/组织名称	MA定义
Cochrane协作网	采用统计方法将不同研究的数据进行合并。这种方法可以充分利用系统评价收集的所有信息，进而增加统计检验的效能。通过采用统计方法合并相似研究，可以提高结果效应量的精确性
美国国家医学图书馆（National Library of Medicine，NLM）	合并不同独立研究（通常基于发表文献）、总结不同研究结果的统计方法，指导临床实践和科研，以便评估治疗效果和开展新的研究
Himmelfarb健康科学图书馆	是SR之一，是一种统计方法，可以系统地合并不同研究的定量或定性数据，进而得到一个具有更好统计学效能和精确性的结论
AHRQ	对不同研究数据合并的统计学方法
Salters-Pedneault	一种研究类型，可以对某一个研究问题的所有研究进行分析和合并，进而发现这些研究结果间的一般趋势。可以克服原始研究样本量较小的问题，帮助确定一个研究领域的研究趋势

续表

个人/组织名称	MA定义
Gene Glass	是对一系列研究结果进行统计学分析，进而整合这些研究结果
Crombie等	合并不同研究的统计学方法，其通过合并两个及以上的随机对照试验来评估治疗措施的临床有效性；MA可以提供一个精确的治疗效应，且根据纳入研究的大小和精确程度赋予不同的权重

通过比较上述的定义，不难发现，MA首先是一种统计学方法，该方法可以对不同研究的结果进行合并，进而得到一个更精确、统计效能更高的结果。这种统计方法可以对研究结果间的相似性进行定量或定性的评价，可以克服原始研究样本量较小的问题。

（三）系统评价与Meta分析的关系

MA对多个纳入研究的资料进行合并分析得到定量结果，也可是单个研究的统计学效应量结果。并非所有SR都必须做MA，是否做MA要视纳入研究是否具有足够的相似性。如果纳入研究不具有同质性，则不进行MA，而仅进行描述性的SR，此类SR称为定性SR；若纳入研究具有足够相似性，则进行合并分析，此类SR称为定量SR。

由此可见，SR可以包含MA，MA可能是SR的一部分，但并不是所有的MA都是SR。当收集了一些研究，并进行了数据的定量合并，这时，研究的收集并不系统、全面，这样就不是SR。但是，SR不一定必须对纳入的研究进行定量分析，若纳入研究存在明显的临床异质性，这时候对数据进行定量合并就会产生偏倚，此时就需要对纳入的研究进行定性描述，分析其应用的不同范围。

三、系统评价与Meta分析的应用

1. 制定临床实践指南　2011年，美国医学科学院（Institute of Medicine，IOM）组织国际专家对1990年指南的定义进行更新，即指南是基于系统评价的证据和平衡了不同干预措施的利弊，在此基础上形成的能为患者提供最佳保健服务的推荐意见。由此可见，系统评价与Meta分析是制定临床实践指南的证据基础。

2. 评价上市药品临床安全性　国家药品监督管理局《关于药品上市许可持有人直接报告不良反应事宜的公告》（2018年第66号）第四款规定，持有人应当定期对药品不良反应监测数据、临床研究、文献等资料进行评价。针对上市药品临床安全性文献评价，国家药品监督管理局发布上市药品临床安全性文献评价指导原则（试行）的通告，明确要求上市药品临床安全性文献评价采用系统评价的方法。

3. 开展系统评价再评价　系统评价再评价针对临床和卫生保健问题，基于系统评价进行综合研究的一种方法，其可以为证据使用者提供更为集中的高质量证据，SR/MA为系统评价再评价的顺利开展奠定了基础。

4. 指导临床循证决策　SR/MA作为循证临床实践最主要的证据源之一，可以指导临床实践决策。在使用之前，需要对SR/MA进行评价，只有通过科学、严格的制作方法产生的SR/MA才能为临床实践提供真实和准确信息。但是我们也要注意到，由于患者个体差异和疾病的复杂性，SR/MA不可能解决临床所有问题。

第二节　偏倚来源

偏倚主要产生于检索或收集文献时、筛选文献时、从原始文献中提取数据时，详见表14-2。

表14-2 偏倚来源

1. 检索或收集文献过程中产生的偏倚
- 发表偏倚：有统计学意义的阳性结果较无统计学意义的阴性结果更容易发表
- 用电子数据库检索已发表的文献时的偏倚：①标引偏倚。数据库中标引不准确或错误导致相关文献未被检出。②查找偏倚：检索词不准确或检索策略有问题导致的漏检
- 参考文献或引文偏倚：若回溯检到文献的引文，可能原作者在引用文献时有主观偏好
- 重复发表偏倚：将同一篇文献或同一篇文献的主要数据在不同的期刊或会议论文中进行发表，可由原作者原单位或联合其他作者其他单位重新发表。
- 剽窃或造假偏倚：盗用他人已发表的数据或完全凭空捏造数据发表文章
- 重复使用研究对象偏倚：由不同研究人员使用了同一研究对象，发表相似的论文
- 限制语种偏倚：指研究人员对于不熟悉的语种在检索阶段进行限制导致的偏倚

2. 筛选文献过程中产生的偏倚
- 纳入标准偏倚：由于专业局限性或主观倾向研究人员在选择纳入标准时产生的偏倚
- 排除标准偏倚：排除了不该排的文献
- 筛选者偏倚：在判断文献是否符合纳入排除标准时由于筛选者的局限性导致判断错误
- 无法获取全文偏倚：各种原因导致的无法得到符合标准的全文文献而导致的偏倚

3. 资料提取阶段产生的偏倚
- 来源于研究人员的偏倚：资料提取偏倚、质量评分偏倚与数据录入偏倚
- 来源于原始研究的偏倚：报告不充分或原始记录有错误

4. 利用冲突偏倚

第三节 检 索

本节以检索COPD相关系统评价/Meta分析文献为例，系统评价/Meta分析相关检索词见表14-3，与之对应高敏感度检索式见表14-4。

表14-3 系统评价/Meta分析检索词列表

语种	主题词	同义词
中文	**中国生物医学文献数据库**：系统评价，Meta分析	Meta分析，系统评价，荟萃分析，系统综述，元分析，系统性综述，数据合并，临床试验总结，数据汇总，整合分析等
英文	**PubMed**: Meta-Analysis, Systematic Review; **Embase.com**: meta analysis, systematic review	meta analysis, meta analyses, metaanalysis, metanalysis, met-analysis, metaanalyses, metanalyses, met-analyses, systematic review*, data pooling*, clinical trial overview* 等。

表14-4 系统评价/Meta分析主要数据库检索式

序号	检索式
PubMed	
#1～#3	#1、#2与#3同第五章第三节"随机对照试验"PubMed数据库检索部分
#4	"Meta-Analysis"［Publication Type］OR "Meta-Analysis as Topic"［Mesh］OR "Systematic Review"［Publication Type］OR "Systematic Reviews as Topic"［Mesh］
#5	"meta analysis" [Title/Abstract] OR "meta analyses" [Title/Abstract] OR "metaanalysis" [Title/Abstract] OR "metanalysis" [Title/Abstract] OR "met-analysis" [Title/Abstract] OR "metaanalyses" [Title/Abstract] OR "metanalyses" [Title/Abstract] OR "met-analyses" [Title/Abstract] OR "systematic review*" [Title/Abstract] OR "data pooling*" [Title/Abstract] OR "clinical trial overview*" [Title/Abstract]
#6	#4 OR #5
#7	#3 AND #6

续表

序号	检索式
Embase.com	
#1~#3	#1、#2与#3同第五章第三节"随机对照试验"Embase.com数据库检索部分
#4	'meta analysis'/exp OR 'meta analysis (topic)'/exp OR 'systematic review'/exp OR 'systematic review (topic)'/exp
#5	'meta analysis':ab,ti,kw OR 'meta analyses':ab,ti,kw OR 'metaanalysis':ab,ti,kw OR 'metanalysis':ab,ti,kw OR 'met-analysis':ab,ti,kw OR 'metaanalyses':ab,ti,kw OR 'metanalyses':ab,ti,kw OR 'met-analyses':ab,ti,kw OR 'systematic review*':ab,ti,kw OR 'data pooling*':ab,ti,kw OR 'clinical trial overview*':ab,ti,kw
#6	#4 OR #5
#7	#3 AND #6
Web of Science	
#1	#1同第五章第三节"随机对照试验"Web of Science数据库检索部分
#2	TS=(meta analysis OR meta analyses OR metaanalysis OR metanalysis or met-analysis OR metaanalyses OR metanalyses OR met-analyses OR systematic review* OR data pooling* OR clinical trial overview*)（启动精确检索）
#3	#1 AND #2
Cochrane Library	
#1~#3	#1、#2与#3同第五章第三节"随机对照试验"PubMed数据库检索部分
#4	#3限制在Cochrane Reviews和/或Cochrane Protocols
中国生物医学文献数据库	
#1~#3	#1、#2与#3同第五章第三节"随机对照试验"中国生物医学文献数据库检索部分
#4	"系统评价（主题）"［不加权:扩展］OR"Meta分析"［不加权:扩展］OR"Meta分析（主题）"［不加权:扩展］
#5	"Meta分析"［常用字段:智能］OR"系统评价"［常用字段:智能］OR"荟萃分析"［常用字段:智能］OR"系统综述"［常用字段:智能］OR"元分析"［常用字段:智能］OR"系统性综述"［常用字段:智能］OR"数据合并"［常用字段:智能］OR"临床试验总结"［常用字段:智能］OR"数据汇总"［常用字段:智能］OR"整合分析"［常用字段:智能］
#6	#4 OR #5
#7	#3 AND #6
中国知网	
#1	#1同第五章第三节"随机对照试验"中国知网检索部分
#2	TKA=（'Meta分析'+'系统评价'+'荟萃分析'+'系统综述'+'元分析'+'系统性综述'+'数据合并'+'临床试验总结'+'数据汇总'+'整合分析'）
#3	#1 AND #2
万方数据知识服务平台	
#1	#1同第五章第三节"随机对照试验"万方数据知识服务平台检索部分
#2	主题:("Meta分析" OR "系统评价" OR "荟萃分析" OR "系统综述" OR "元分析" OR "系统性综述" OR "数据合并" OR "临床试验总结" OR "数据汇总" OR "整合分析")
#3	#1 AND #2
维普网	
#1	#1同第五章第三节"随机对照试验"维普网检索部分
#2	M=("Meta分析" OR "系统评价" OR "荟萃分析" OR "系统综述" OR "元分析" OR "系统性综述" OR "数据合并" OR "临床试验总结" OR "数据汇总" OR "整合分析") OR R=("Meta分析" OR "系统评价" OR "荟萃分析" OR "系统综述" OR "元分析" OR "系统性综述" OR "数据合并" OR "临床试验总结" OR "数据汇总" OR "整合分析")
#3	#1 AND #2

第四节　方法学质量评价

目前，已超过40多种测量工具被报道用于系统评价偏倚风险评估。这里主要介绍AMSTAR量表和ROBIS工具。

（一）AMSTAR量表

2007年由荷兰阿姆斯特丹自由大学医学研究中心和加拿大渥太华大学的临床流行病学专家组成的研发团队，基于如OQAQ（the Overview Quality Assessment Questionnaire）等已有的一些具有参考价值和代表性的评估工具，在长期使用过程中所形成的实践证据和专家共识，共同研发了专门用于评估系统评价方法质量的AMSTAR（A Measurement Tool to Assess Systematic Reviews）量表，AMSTAR由11个领域组成，AMSTAR-2保留了原始版本的10个领域，并对其进行修改和扩展，其中2个领域（"研究选择和数据提取是否具有可重复性""是否说明相关的利益冲突"）被扩展为4个领域，对"研究选择的可重复性"和"数据提取的重复性"分开评估，对"系统评价的基金资助情况"和"系统评价纳入研究的基金资助情况"从"是否说明相关利益冲突"中独立出并分开评估。细化和分开评估随机和非随机研究的偏倚风险。AMSTAR-2由16个领域组成（表14-5），其中2个领域直接来自ROBINS-I工具，分别为"PICO问题的构建"和"证据合成时偏倚风险的处理方法的描述"；其余2个新的领域分别为"异质性的处理和原因""研究设计的选择依据"。

表14-5　AMSTAR-2评价清单

序号	领域	评价
1	系统评价的研究问题和纳入标准是否基于PICO构建？	□符合　□不符合
2	制作系统评价前是否制订前期研究方案，若有修订，报告修订的细节？	□符合　□部分符合　□不符合
3	研究设计的选择依据是否给予解释？	□符合　□不符合
4	是否使用了全面的检索策略？	□符合　□部分符合　□不符合
5	研究筛选是否具有可重复性？	□符合　□不符合
6	数据提取是否具有可重复性？	□符合　□不符合
7	是否提供排除研究的清单以及排除理由？	□符合　□不符合
8	是否描述纳入研究详细的基本信息？	□符合　□部分符合　□不符合
9	纳入研究的偏倚风险评估方法是否合理？	□符合　□部分符合　□不符合　□仅纳入NRSI或RCT
10	是否报告系统评价纳入研究的基金资助信息？	□符合　□不符合
11	如果执行Meta分析，结果合成的统计学分析方法是否合适？	□符合　□不符合　□未执行Meta分析
12	如果执行Meta分析，是否评价单个研究偏倚风险对Meta分析结果的影响？	□符合　□不符合　□未执行Meta分析
13	在解释和讨论系统评价的结果时是否考虑了单个研究的偏倚风险？	□符合　□不符合
14	是否对存在的异质性进行满意的解释和讨论？	□符合　□不符合
15	如果进行定量合并，是否充分地调查了存在发表偏倚的可能性，并讨论发表偏倚对结果的影响？	□符合　□不符合　□未执行Meta分析
16	是否报告潜在的利益冲突来源，包括目前系统评价收到的基金资源？	□符合　□不符合

注：RCT.随机对照试验（randomized controlled trial）；NRSI.非随机干预性研究（non-randomized studies of interventions）

（二）ROBIS工具

2014年英国布里斯托尔大学（University of Bristol）社会医学部制定了一种全新的评价工具——ROBIS（Risk of Bias in Systematic Review）工具，其针对系统评价的偏倚风险，不仅用于评估包括干预性、诊断性、病因性、预后性等多种系统评价制作过程和结果解释过程中的偏倚风险，还用于评价系统评价问题与其使用者要解决的实践问题的相关性。

ROBIS评估系统评价偏倚风险的过程包括三个阶段：①评估相关性（根据情况选择）；②确定系统评价制定过程中的偏倚风险程度；③判断系统评价的偏倚风险。ROBIS工具清单详见表14-6、表14-7。

表14-6 不同类型系统评价的评估表（阶段一）

系统评价类型				目标问题	系统评价问题
干预性	病因性	诊断准确性试验	预后性		
患者或人群	患者或人群	患者	患者		
干预措施	暴露因素和对照因素	待评价试验	要预测的结局		
对照措施		金标准试验	计划使用的模型		
结局指标	结局指标	目标疾病	计划的时间点		
系统评价要解决的问题与目标问题匹配吗？				是/否/部分/不确定	

表14-7 评估领域及标志性问题（阶段二、三）

	阶段二				阶段三
标志性问题*	领域1：研究的纳入排除标准	领域2：研究的检索和筛选	领域3：数据提取和质量评价	领域4：数据合成和结果呈现	系统评价的偏倚风险
	1.1 系统评价遵循了预先确定的目的和纳入标准吗？	2.1 检索已发表和未发表的研究时所包含的数据库或电子资源的范围合适吗？	3.1 数据提取中尽可能地减小了误差吗？	4.1 数据合成包括了所有应该包括的研究吗？	A 结果解释中处理了领域1~4中所有偏倚风险吗？
	1.2 纳入标准适合系统评价的问题吗？	2.2 使用了除数据库检索以外的其他方法来确定相关研究吗？	3.2 系统评价作者和读者能获取足够的研究特征来解读结果吗？	4.2 遵循了所有预先确定的分析吗？未遵循的部分解释了吗？	
	1.3 纳入标准明确吗？	2.3 检索策略的检索词和结构能尽可能多地检索到符合的研究吗？	3.3 提取了所有相关的研究结果来进行数据合成吗？	4.3 鉴于纳入研究的研究问题、研究设计和结局指标的性质和相似性，数据合成方法恰当吗？	B 合理地考虑到了纳入研究与系统评价研究问题的相关性吗？
	1.4 纳入标准中所有基于研究特征的限制合适吗？	2.4 基于时间、发表形式、语言的限制合适吗？	3.4 使用了合适的工具来正规地评价偏倚风险（或方法学质量）吗？	4.4 数据合成中研究之间的差异（异质性）是最小的或者经过处理了吗？	
	1.5 纳入标准中所有与研究来源相关的限制合适吗？	2.5 研究的筛选中尽可能地减小了误差吗？	3.5 偏倚风险评价中尽可能地减小了误差吗？	4.5 结果稳定吗？如是否通过敏感性分析来证明？	C 评价者避免强调有统计学意义的结果吗？
				4.6 原始研究的偏倚最小吗？或者在数据合成中处理了吗？	
判断**	对纳入标准的描述的偏倚风险程度	研究检索和（或）筛选所使用方法的偏倚风险程度	数据提取和质量评价所使用方法的偏倚风险程度	数据合成和结果呈现的偏倚风险程度	系统评价的偏倚风险

*. 标志性问题的回答：是/可能是/否/可能否/无信息；**. 偏倚风险程度判断：低/高/不确定

第五节　报告质量评价

（一）PRISMA系列

1. 系统评价/Meta分析优先报告条目——PRISMA2020清单　20世纪90年代，国外一些医学专家就开始关注如何提高Meta分析的报告质量。1996年，来自加拿大的David Moher教授等30位临床流行病学专家、临床专家、统计学专家和医学编辑，成立了QUOROM（Quality of Reporting of Meta-analyses）制定委员会，致力于从证据的检索、纳入何种证据的决策、原始研究特征的描述、定量数据的合并、可靠性和与内在真实性（即偏倚风险）相关的问题及与外在真实性（即可推广性）相关的临床意义，共6个方面来规范Meta分析的报告标准。最终，制定委员会发表了QUOROM标准，包括一个21个项目的清单及一个文献检索与筛选的流程图。2005年，来自加拿大的David Moher教授、Douglas G. Altman教授等临床流行病学、统计学、临床医学方面的专家，成立了PRISMA（Preferred Reporting Items for Systematic reviews and Meta-Analyses）制定委员会，修订并扩充QUOROM清单条目及流程图，于2009年首次发布。PRISMA2009发布后迅速得到广泛认可，被国内外期刊广泛采用作为系统评价的报告规范。PRISMA 2009也被改编和修订，衍生出许多不同的版本，以适应不同类型系统评价的报告。过去10多年中，系统评价制作出现了许多创新，在方法和术语方面取得很大进展。为了适应新的需求，Page等对PRIMSA 2009进行了更新和修订，形成PRISMA 2020并于2021年3月在线发表。PRISMA2020清单包括：标题，摘要（结构式摘要），前言（理论基础、目的），方法（纳入标准、信息来源、检索、研究选择、资料提取、资料条目、单个研究存在的偏倚、合并效应指标、结果综合、研究偏倚、其他分析），结果（研究选择、研究特征、研究内部偏倚风险、单个研究结果、结果的综合、研究间风险偏倚、其他分析），讨论，其他信息（方案和注册、资金、利益冲突、数据、代码和其他资料获取）共7个方面的27个细则条目（表14-8）。

表14-8　系统评价/Meta分析优先报告条目——PRISMA2020清单

评估内容	具体条目	内容描述
题目	1.题目	明确报告该研究为系统评价
摘要	2.结构式摘要	提供结构式摘要，包括背景、目的、资料来源、研究纳入标准、研究对象和干预措施、研究评价和合并方法、结果、局限性、结论和主要发现、系统评价的注册号
前言	3.理论基础	阐述已知背景下系统评价的理论基础
	4.目的	对系统评价的目的或问题进行清晰阐述
方法	5.纳入标准	明确纳入和排除标准及如何将研究分组以进行合成
	6.信息来源	明确所有检索或查询的数据库、注册平台、网站、组织机构、参考文献清单或其他资源，以及每个资料来源最后检索的日期
	7.检索	呈现所有数据库、注册平台、网站的全部检索策略，包括所使用的过滤器和限定条件
	8.研究选择	明确筛选过程使用的方法，包括筛选的研究人员数量，是否独立筛选。如果适用，应详细说明过程中使用的自动化工具
	9.资料提取	明确数据提取使用的方法，包括提取数据的研究人员数量，是否独立提取，任何向原文作者获取或确认资料的过程。如果适用，应详细说明过程中使用的自动化工具
	10.资料条目	10a.列出并定义所有需要获取数据的结局指标。明确是否提取每个研究中与设定结局指标相符（如测量方法、时间点、分析方法）的所有结果。若不是，则应描述收集特定结果的方法
		10b.列出并定义需要获取数据的所有其他变量（如参与者和干预措施的特征、资金来源）。描述针对缺失数据或模糊信息做出的任何假设

续表

评估内容	具体条目	内容描述
	11.单个研究存在的偏倚	明确描述用于评价纳入研究偏倚风险的方法，包括使用的评价工具，评价人员数量及评价人员是否独立评价。如果适用，应详细说明过程中使用的自动化工具
	12.合并效应指标	说明每个结局数据合成或结果呈现时使用的效应指标（如相对危险度、均数差）
	13.结果综合	13a.描述确定每个数据合成中所纳入研究的方法［如将研究特征制成表格并与每个计划的数据合成组进行比较（条目5）］ 13b.描述数据合并前的预处理，如处理缺失数据、数据转换 13c.描述用于展示单个研究结果及综合结果图或表的方法 13d.描述用于结果合成的方法并说明选择相应方法的理由。如果进行了Meta分析，应描述用于探索统计学异质性的模型、方法及软件包 13e.描述探索研究结果间异质性的方法（如亚组分析、Meta回归分析） 13f.描述评价合并结果稳定性所开展的敏感性分析
	14.研究偏倚	描述用于评价数据合成中缺失结果所致偏倚风险的评估方法（报告偏倚）
	15.其他分析	描述用于评价每个结局证据质量的方法
结果	16.研究选择	16a.描述检索和筛选过程的结果，从最初检索获取的文献数量到最终纳入研究的数量，最好提供流程图 16b.列出似乎符合纳入标准但被排除的研究并说明排除原因
	17.研究特征	列出每个纳入研究并呈现其特征
	18.研究内部偏倚风险	呈现每个纳入研究偏倚风险评估的结果
	19.单个研究结果	针对所有结局指标，说明每个研究（a）每组的统计概述（如果可行）和（b）效应量及精度（如置信/可信区间），最好使用结构式表格或图形
	20.结果的综合	20a.对于每个合并结果，说明其特征及研究间的偏倚风险 20b.呈现所有统计合成的结果。如果开展了Meta分析，呈现每个Meta分析的合并效应量、精度（如置信/可信区间）及异质性检验结果。如果是不同组的比较，需描述效应方向 20c.呈现研究间异质性可能来源探索的结果 20d.呈现敏感性分析的结果，以便评价合并结果的稳定性
	21.研究间风险偏倚	呈现每个合成结果中缺失结果所致偏倚风险评估的情况（报告偏倚）
	22.其他分析	呈现每个结局指标证据质量分级的评估结果
讨论	23.讨论	23a.在其他证据基础上对结果进行解释 23b.讨论系统评价中纳入的证据的局限性 23c.讨论研究过程中的局限性 23d.讨论研究结果对实践、政策及未来研究的意义
其他信息	24.方案和注册	24a.提供注册信息，包括注册名、注册号或声明未进行注册 24b.提供计划书的获取途径或声明无计划书 24c.描述并解释对注册内容或计划书中信息的任何修改
	25.基金	描述系统评价的资金来源及资金支持者在系统评价过程中所起的作用，或声明无资金支持
	26.利益冲突	声明系统评价作者的利益冲突
	27.数据、代码和其他资料获取	报告以下哪些信息是公开的，并提供获取途径：数据提取表模板、纳入研究的数据、用于分析的数据、数据分析代码、系统评价中使用的其他资料

2.诊断准确性试验系统评价/Meta分析报告规范——PRISMA-DTA清单　PRISMA-DTA共有27个条目，其中条目1、2、6、8、11～14、18～26来自对PRISMA声明相关条目的修改，条目3、5、7、9、10、16、17、27直接来自PRISMA声明已有条目，新增2个条目（条目D1、D2）。PRISMA-DTA清单包括：标题，摘要（结构式摘要），前言（原理，待评价试验的临床价值，目的），方法（计划书和注册、合适的标准、信息来源、检索、纳入研究、数据收集过程、数据提取的定义、偏倚风险和适用性、诊断准确性评价、结果合成、其他分析），结果（纳入研究过程、研究特征、偏倚风险结果和适用性、单个研究结果、结果的合并、其他分析），讨论（总结证据、局限性、结论）和其他（资金）。2个针对条目分别是：①待评价试验的临床价值（条目D1）：报告待评价试验的科学背景

和临床应用背景，包括其用途和临床诊断价值；如果适用，应报告待评价试验的最低诊断价值的基本原理及其与对比DTA最低诊断效能差异的原理。②Meta分析（条目D2）：如实施了Meta分析，应报告Meta分析统计方法。

3. **系统评价/Meta分析摘要报告规范——PRISMA摘要2020** PRISMA摘要报告清单仍然建议采用结构式摘要进行报告，主要包括：标题、背景（目的）、方法（纳入标准、信息来源、偏倚风险、结果合成）、结果（纳入研究、结果合成）、讨论（证据局限性、解释）、其他（基金和注册）6个方面。

4. **诊断准确性试验系统评价/Meta分析摘要报告规范——PRISMA-DTA摘要清单** PRISMA-DTA摘要报告清单主要包括：标题和目的、方法、结果、讨论和其他等方面，该清单是在PRISMA摘要清单和PRISMA-DTA清单的基础上制定的，相较于PRISMA摘要清单，删除了第8个条目（描述效应值的方向和大小），增加了关于结果合并分析的条目A1（说明数据合并分析方法）。

5. **系统评价/Meta分析研究方案的优先报告条目——PRISMA-Protocol清单** PRISMA-Protocol的报告条目共26条，涉及管理信息、介绍及方法3个方面的内容。具体为：题目（识别、更新），注册，作者（联系方式、贡献），修正，资助（来源、资助者以及两者的角色），介绍（理论基础、目的），方法（纳入标准、信息来源、检索策略、研究记录、数据条目、结局和优先次序、单个研究偏倚风险、数据合成）。为帮助读者更好了解清单条目，Shamseer L等同时发表了PRISMA-Protocol的解释说明性文件。

6. **公平性系统评价/Meta分析的优先报告条目——PRISMA-Equity清单** 与PRISMA声明相比，PRISMA-Equity补充了20条与公平性问题有关的条目，涉及清单的各个方面。主要包括，①标题（条目1）：明确公平性系统评价关注的是公平性问题。②结构式摘要（条目2，2A，2B）：描述研究问题、详细报告与健康公平有关的结果及结果的适用性。③前言（条目3A，3B，4，4A）：理论基础中提供逻辑模型/分析框架介绍干预措施影响健康公平的机制和理论假设；目的中报告健康公平和不利条件如何被定义及阐述要探讨的健康公平研究问题。④方法（条目6，6A，7，8，11，14，16）：纳入标准需描述纳入公平性系统评价的特定研究类型的合理性及确定的测量指标的合理性；信息来源需描述与公平性相关的数据库及其他信息来源；检索条目中需报告用于公平性系统评价研究的检索词、检索策略；列出并定义与公平性相关的可获得的资料条目；报告健康不公平结果的综合分析方法及描述公平性问题相关的其他综合分析方法。⑤结果（条目18，21，23）：报告所有相关的研究对象人口学特征以及对研究对象及干预措施有重要意义的环境因素。⑥结论（条目26，26A）：描述研究证据应用于所关注弱势群体时的实际适用范围与局限性以及对公平性相关的研究、卫生服务实践和政策的提示意义。

7. **单个病例数据系统评价/Meta分析的优先报告条目——PRISMA-IPD清单** 与PRISMA声明相比，PRISMA-IPD修订了23条与IPD有关的条目，并且增加了4个新的条目。主要包括，①结构式摘要（条目2）：基于PRISMA-abstracts报告条目，PRISMA-IPD对摘要做出了更为详细的报告要求。该部分应尽可能多地呈现与IPD方法和结果有关的重要信息。②理论基础（条目3）：应阐述采用IPD方法的优势。③方案和注册（条目5）：提供包含详细数据分析方法的研究方案或可获得研究方案的途径。④纳入标准（条目6）：应报告适用于个体水平的纳入排除标准。⑤研究和数据获取（条目7，17）：信息来源中应报告检索相关研究的数据库及其他信息来源；对于IPD的获取应说明IPD可及时的研究数和病例数，若不可及，应报告原因。⑥数据的收集、管理和核查（条目10，11，A1，A3）：报告IPD的获取、管理方法及如何对已获得的IPD进行标化和转化。核查并报告IPD的完整性。⑦偏倚风险评估（条目12，19）：描述IPD的核查结果是否影响了对单个研究偏倚的评估及有什么影响。⑧对于IPD不可及研究的处理（条目15，17，22，23）：描述纳入和获得IPD的研究数和病例数，报告不可获得的IPD是否带来潜在的偏倚，比较纳入研究或不能获取IPD而排除的研究的分析结果。⑨综合方法（条目13，A2，14）：描述所有的结局分析、亚组分析并说明这些是否为预先设定。描述合成IPD数据的Meta分析方法，说明选用的统计学方法和模型。⑩从研究对象层面探索效应变异（条目4，A2，21）：在前言目的中描述对特殊类型研究对象层面亚组分析的假定，方法学部分描述探索效应变异的方法，并在结果部分呈现每个被检查的特征的交互作用评估结果。

8. 网状Meta-分析的优先报告条目——PRISMA-NMA清单　PRISMA-NMA在PRISMA声明的基础上修订了11条与NMA有关的条目，并增加了5个新的条目。主要包括①标题（条目1）：明确报告是网状Meta分析或Meta分析相关形式。②结构式摘要（条目2）：描述综合方法为网状Meta分析，报告干预措施排序结果，并简洁地概括纳入分析的干预措施的双臂比较结果。③前言（条目3）：理论基础中描述制作该网状Meta分析的原因和必要性。④方法（条目6，S1，13，14，S2，16）：纳入标准需清楚地描述纳入干预措施网络的干预措施名称，并说明被合并为同一节点的任何干预措施；网状图的构建需描述探索研究中干预措施网络几何体的方法及相关的潜在偏倚；描述干预措施排序、累积排序概率曲线下面积及呈现Meta分析综合结果的修正方法；描述的分析方法包括多臂试验的处理、方差结构的选择及贝叶斯分析中先验分布的选择、适合模型的评估；描述干预措施网络中直接和间接证据一致性的评估方法及存在不一致性时的处理方法；其他分析应描述干预措施网络构建的选择和贝叶斯分析中先验分布的使用。⑤结果（条目20，21，23）：单个研究结果中描述较大的治疗网络的信息修正方法；描述双臂比较结果以及其他被探索的概括效应量；描述不一致性检验的结果；描述研究网络几何体的选择和贝叶斯中先验分布的选择；⑥讨论（条目25）：局限性中需描述对统计学假定有效性的评估及关注的网络几何体的评价。

9. 中药系统评价/Meta分析报告规范——PRISMA-CHM清单　PRISMA-CHM在PRISMA声明的基础上扩展了条目1、2、3、4、6、11、14、16、18、21、23、24和26的内容，主要聚焦在中药干预的自身特点。

10. 范围综述报告规范——PRISMA-ScR清单　PRISMA-ScR清单共有22个条目，按照标题、摘要、前言、方法、结果、讨论和基金进行分类，该清单是在PRISMA声明核心版的基础上进行修订，对部分条目的措辞进行了修改，删除了5个与范围综述无关的条目（条目13、15、16、22和23），将条目12和19列为可选项。

11. PRISMA危害报告清单——PRISMA-Harms清单　PRISMA-Harms是PRISMA声明的扩展，使用时还需同时遵循PRISMA声明，4个扩展条目是评估危害时的最少条目集。①标题（条目1）：具体提及"危害"或其他相关术语，或系统评价中涉及的危害；②研究特征（条目8）：定义每一个出现的危害，并说明如何确定的（如患者报告，主动查找），以及出现在什么时间段；③方法部分结果综合（条目14）：如果相关，明确如何处理零事件；④结果部分结果综合（条目21）：描述任何对可能存在的因果关系的评估。

12. 复杂干预性系统评价/Meta分析报告规范——PRISMA-CI清单　PRISMA-CI清单在PRISMA的基础上对原有条目进行了修改，使用时还需同时遵循PRISMA声明，结合条目1、4和11，①标题（条目1）：在标题中，除了能明确识别为是系统评价和（或）Meta分析，同时应该说明是复杂性干预。②目的（条目4）：在目的部分，在通过PICOS 5个方面为导向的问题提出所需要解决的清晰明确的研究问题基础上，明确复杂性的主要来源（参照复杂性干预措施的基本概念），主要包括途径复杂性、干预复杂性、人群复杂性、实施复杂性、临床情境复杂性和时间6个方面。③资料条目（条目11）。途径复杂性（11a）：建议使用分析框架图、因果途径或证据链等图示说明途径的复杂性。由于复杂干预可能包括某一主题复杂性的许多维度，因此与该主题相关的PICOST的图形非常有用，有助于阐明某个维度系统评价/Meta分析主要关注点。干预复杂性（11b）：要对复杂干预措施进行详细的描述，应该包括以下内容。组成复杂干预措施的具体干预数量和顺序；核心或必须干预措施 vs 可选干预措施；复杂干预措施的使用强度；复杂干预措施的干预频次；复杂干预措施的可被重复性,提供详细的描述以便使复杂干预措施可以被重复;说明复杂干预措施的理论基础,复杂干预措施是如何起作用的;实施复杂干预措施的激励措施;基于建立的研究计划书能够区分复杂干预措施中增加和去除的干预措施;其他,如复杂干预措施成本、复杂干预措施的可被重复实施的理论依据和复杂干预措施成分独立或是相互产生作用的程度。

13. 针刺系统评价/Meta分析报告规范——PRISMA-A清单 PRISMA-A清单共有27个条目,其中条目1、3、7、8、11来自对PRISMA声明相关条目的修改,条目2、4、5、9、10、12~17、19~27直接来自PRISMA声明已有条目,条目6、18为新增条目,其中条目6为纳入排除标准,6a1描述目标疾病的西医诊断标准;6a2如果适用,描述目标疾病在传统医学中的诊断标准,如中医;6b描述拟纳入的具体针刺类型,如手法针刺、电针或火针等;6c如果适用,描述拟关注结局指标在传统医学中(如症状缓解得分)或西医中(例如疼痛强度量表和VAS量表)的评估或分类标准或工具。条目18为研究特征,18a报告所纳入研究对实施针刺后出现典型针刺感应(即"得气")的描述情况。

(二) MOOSE清单

美国疾病预防控制中心、食品药品监督管理局,以及来自美国和英国等国家的大学、科研机构和医学期刊等单位的专家组成流行病学观察性研究Meta分析方法学组(Meta analysis of Observational Studies in Epidemiology, MOOSE Group)于2000年发布MOOSE声明,包括研究背景、文献检索策略、研究方法、研究结果、讨论和研究结论6个部分的35个条目(表14-9),主要用于观察性研究系统评价/Meta分析报告质量的评价。

表14-9 观察性系统评价/Meta分析的报告清单(MOOSE声明)

条目	编号	内容
背景	1	定义研究问题
	2	提出假设检验
	3	确定研究结局
	4	暴露或干预措施的类型
	5	研究设计类型
	6	纳入的研究人群
文献检索策略	7	文献检索人员的资质(如图书馆员和调查员)
	8	检索策略,包括检索年代、时间范围和检索词
	9	尽可能纳入所有应该纳入的研究,包括与原作者联系
	10	检索的电子数据库和注册数据库
	11	所使用的检索软件的名称、版本,包括一些特殊的特征(如扩展检索)
	12	手工检索(如获取文献中的参考文献)
	13	列出纳入和排除的文献,及其排除原因
	14	陈述获取非英语语种文献的方法
	15	处理未发表文章及以摘要形式发表的方法
	16	描述与原作者联系的情况(如询问进一步的信息)
方法	17	描述文献检索是否与研究问题的假设相关或合适
	18	数据选择和编码的基本原则(如有完善的临床编码规则或便于编码)
	19	数据分类和编码的记录(如文献评价者、盲法、评价者之间的一致性等)
	20	混杂因素的评估(如入选研究中病例与对照组之间的可比性)
	21	评估研究内在偏倚风险,包括盲法评估,对研究结果的可能预测因素进行分层或回归分析
	22	评估研究异质性

续表

条目	编号	内容
	23	详细介绍统计分析模型，以便能重复该研究（如固定和随机效应模型的使用，采用该研究模型的理由，剂量-效应模型或累积Meta分析）
结果	24	提供恰当的统计图表
	25	图示单个研究效应估计与合并的总体效应
	26	以表的形式描述纳入的每个研究的信息和基本特征
	27	敏感性分析的结果（如亚组分析）
	28	报告研究所得结果的统计学不确定性（如概率、可信区间等）
讨论	29	偏倚的定量评价（如发表偏倚）
	30	解释排除标准的理由性（如排除非英语语种的文献）
	31	纳入研究的偏倚风险评价结果
结论	32	考虑所观察到的结果的各种解释
	33	结论的推广运用性（是否与现有的资料相称、所下结论是否超出评价的主题）
	34	对今后该问题的研究提供指导意见
	35	说明本研究经费的资助来源

（三）ENTREQ指南

ENTREQ（enhancing transparency in reporting the synthesis of qualitative research）指南主要针对定性卫生研究的合成，也适合作为其他类型定性研究合成报告的基础规范，尤其是对干预措施进行评价的定性研究。同时，ENTREQ指南还适用于已发表的定性研究合成的严格评价。ENTREQ指南包含21个条目，分为5个主要领域：背景、方法和方法论、文献检索和选择、评价及结果的合成（表14-10）。

表14-10　ENTREQ指南

评估内容	具体条目	内容描述
背景	1.目的	陈述研究问题及合成方法
方法和方法论	2.合成方法学	确定支撑合成的方法或理论框架，并根据选择的方法阐述原理（如Meta民族志、主题分析综合法、关键解释合成、扎根理论合成、现实主义者综合法、累积Meta分析、Meta研究、框架合成）
文献检索和选择	3.检索方法	指出检索是否预先计划（包括制定全面的检索策略去寻找所有可用的研究）或可重复（寻找所有可能的概念直到达到理论性饱和）
	4.纳入标准	详细说明纳入排除标准（如依据人口、语言、年份限制、出版物的类型、研究类型）
	5.资料来源	当进行检索时，描述所使用的信息来源，如电子数据库（MEDLINE、EMBASE、CINAHL、psycINFO、Econlit）、灰色文献数据库（学位论文、政策报告）、相关组织网站、专家意见、常用网站搜索（学术搜索引擎）、手工检索、参考文献；并提供使用这些资料来源的理由
	6.电子检索策略	描述文献检索的过程（如提供带有与人口、临床或健康主题、经验或社会能力等方面相关术语的电子检索策略，定性研究滤器和检索限制）
	7.研究筛选方法	描述研究筛选的过程（如依据标题、摘要或全文进行筛选，及筛选研究的独立评价者数量）
	8.研究特征	说明纳入研究的特征（如出版年份、国家、参与者数量、资料收集过程、研究方法学、资料分析方式及研究问题）
	9.研究筛选结果	确定筛选出来的研究数量并提供排除研究的原因［如进行全面的检索，提供纳入研究的数量和排除研究的理由，并用图/流程图表示；重复检索并分别描述纳入排除标准是基于研究问题的修改，和（或）对理论发展作出贡献］

续表

评估内容	具体条目	内容描述
评价	10.评价的基本原理	描述用于评价纳入研究特征或选定结果的基本原理和方法（如行为的有效性和稳定性评价，报告的透明度评价，结果的内容及效用评价）
	11.评价条目	陈述用于评价研究和选择结果的工具，如现有的工具（CASP、QARI、COREQ、Mays、Pope）或评价者开发的工具，并描述和评估研究小组、研究设计、资料分析及解释报告规范等方面的情况
	12.评价过程	指出评价是否由多个评价者独立进行及是否需要达成共识
	13.评价结果	说明质量评价的结果，如果有可能的话，指出哪些文章是基于评价衡量/排除的，并给出理由
结果的合成	14.资料提取	说明对主要研究的哪些部分进行了分析及资料如何从主要研究中提取（如所有文本标题下的"结果/结论"都以电子信息的方式被录入计算机软件）
	15.软件	如有，说明所使用的计算机软件
	16.评价者数量	确定参与资料编码和分析的人员
	17.编码	描述资料编码的过程（如逐行编码每个检索概念）
	18.研究对比	描述研究内部和研究之间如何设置对比（如后续研究是被编码到预先存在的设想中，新设想是在必要时创建）
	19.主题来源	解释主题或概念的产生是采用归纳法还是演绎法
	20.主要研究的引文	提供主要研究的引文以说明主题/概念，并确定其是否为引文
	21.合成结果	描述丰富的、引人注目的和超越主要研究总结的新见解，如新的解释、证据模型、概念模型、分析框架、新理论或构念的发展

（四）动物实验系统评价/Meta分析的报告标准

英国莱斯特大学生物统计学和遗传流行病学中心的Peters等借鉴QUOROM（Quality of Reporting of Meta-analyses）规范及MOOSE（Meta-analysis Of Observational Studies in Epidemiology）规范的条目，设计了动物实验的SRs/MAs报告规范，包括题目、摘要、引言、方法、结果、讨论六部分17个条目（表14-11）。

表14-11 动物实验系统评价/Meta分析报告标准

条目		具体描述
题目		1.阐明研究是动物毒理实验的Meta分析（或系统评价）
摘要		使用结构化的格式
	目的	2.明确描述科学问题或假设
	数据来源	3.描述检索数据库和其他重要的信息来源
	评价方法	4.描述纳入标准（如种系、品系、干预/暴露、结局指标和研究设计），真实性评价和数据提取的方法、实验特征、数据定量合成的方法
	结果	5.描述纳入排除的实验特点；定性和定量分析结果（如点估计值和可信区间或标准误），清楚剂量-效应曲线、半数致死量等；以及亚组分析
	结论	6.陈述主要结果及其影响
引言		7.提出明确的科学问题，阐述干预/暴露的生物学合理性和评价的理由
方法	检索	8.①详细描述信息来源（如数据库、注册库、个人档案、专家信息、代理机构、手工检索），包括关键词、检索策略和限制（年份、发表状态、语种）；②描述对纳入所有可获取文献所做的特别努力（如联系研究作者、检索灰色文献等）
	筛选	9.①描述纳入排除标准（阐述干预/暴露、主要结局指标和实验设计）；②列出排除实验及其排除的原因
	偏倚风险评估	10.描述评价的标准和过程（如盲法的实施、偏倚风险评估的方法及评估结果）
	资料提取	11.①描述数据提取的过程和方法（如两人独立提取），包括详细的可重复性、κ值的信息；②提取整合数据或者单个动物的数据

续表

	条目	具体描述
	研究特征	12.描述研究设计类型、动物特征（如种系、品系、年龄、性别），详细的干预/暴露措施（包括给药途径、剂量和持续时间）、结局定义
	定量数据整合	13.描述主要的效应指标，结果合并的方法（如固定和随机效应模型；Meta回归），缺失数据的处理，统计学异质性的评估，不同种系、品系资料的处理，可能的混杂变量的校正，敏感性分析和亚组分析，发表偏倚评估的方法，提供的细节可供重复
结果	流程图	14.提供Meta分析文献筛选流程图，说明Meta分析中实验的总数
	研究特征	15.定性描述每个纳入实验的特征（如种系、品系、年龄、样本量、干预/暴露措施、剂量、持续时间）
	定量数据合成	16.报告实验筛选、内在真实性评价的一致性情况及科学问题/假设相关性；呈现简单的合并结果（如森林图）；提供计算效应大小和可信区间所需的数据；探索异质性来源以及纳入研究偏倚风险和发表偏倚的影响
讨论		17.总结主要发现；根据内外部真实性讨论科学/临床的推论和外推性；根据已有的各种证据解释结果，包括来自人群研究的数据；讨论根据动物实验数据推导人类健康结局的合理性；严格评价分析过程中潜在的偏倚（如发表偏倚）；对未来的研究提出启示和建议

第四篇 转化研究检索与评价篇

第十五章 临床实践指南检索与评价

转化研究是指将科学研究证据（如原始研究、系统评价等）通过系统化方法转化为可操作的实践方案、政策或工具，以解决实际问题、改善社会或经济效益的研究领域。其核心目标是弥合"研究"与"实践"之间的鸿沟，将最佳的科学证据与临床经验、患者需求相结合，以提高医疗保健的质量和效果。本篇重点介绍临床实践指南、临床路径和卫生技术评估的检索思路与评价量表。

> 【学习目标】
> 　知识目标：
> 　1.掌握临床实践指南的方法学质量和报告质量评价工具。
> 　2.了解临床实践指南的定义。
> 　**能力目标**：运用所学知识对临床实践指南进行评估。
> 　**素质目标**：具备临床实践指南评价的意识。
> 　**情感目标**：评价临床实践指南有助于正确设计和实施临床实践指南。
> 【本章导读】
> 　本章系统介绍了临床实践指南的定义，以及主要的方法学质量和报告质量评价工具。

第一节 概　　述

一、临床实践指南的定义和分类

（一）临床实践指南的定义

1990年，美国医学科学院（Institute of Medicine，IOM）将临床实践指南（clinical practice guidelines，CPG）定义为针对特定的临床情况，系统制定的帮助医务人员和患者做出恰当处理的指导性建议（推荐意见）。2011年，随着循证医学的发展及其对CPG的影响，IOM组织国际专家对CPG定义进行了首次更新，即CPG是基于系统评价的证据和平衡了不同干预措施的利弊，在此基础上形成的能为患者提供最佳保健服务的推荐意见。显然，此时的指南已不仅针对临床问题，也针对公共卫生和卫生系统问题，且随着人类对疾病诊疗技术提高和对卫生保健认识加深，一部指南可能会涵盖临床、公共卫生和卫生系统三大领域。如WHO于2013年发布的《使用抗逆转录病毒药物治疗和预防艾滋病毒感染合并指南》，既有针对艾滋病患者的临床诊断和治疗，也就如何有效管理艾滋病患者、提供恰当服务及科学监测与评估提供循证的推荐意见。

（二）临床实践指南的分类

根据所解决的卫生保健问题，指南可分为3大类，即临床指南、公共卫生指南和卫生系统指南；根据篇幅和制作周期可分为快速建议指南（一般为1～3个月）、标准指南（6个月～2年）、完整指南（2～3年）及汇编指南（对现有推荐意见的整合与汇总，1～2年）；根据是否原创分为原创指南和改编版指南，对中低收入国家，改编高收入国家或国际组织的指南是短时间内高效率制订本国指南的重要途径；根据所关注疾病的不同阶段，分为预防、诊断、治疗和预后等类型。

二、临床实践指南的前沿与进展

2006年，世界卫生组织提出了快速建议指南。2016年，Siemieniuk等提出了BMJ快速推荐，其后，由国内外多个机构的专家学者提出中医药快速推荐意见，均旨在以循证指南的形式及时、快速地提供全球性的指导。随着临床证据的不断积累及对指南时效性需求的增强，及时修订指南推荐意见对指导医务工作者临床决策具有重要意义和价值，2017年，Akl等提出了基于动态系统评价的动态指南，建议将指南更新的范围从整部指南转变为单条推荐意见，简化指南更新流程，使指南中不同推荐意见及时得到更新。与标准指南相比，BMJ快速推荐和快速推荐指南具有制订周期更短、速度更快的优点，动态指南能够将推荐意见根据证据情况的变化一直维持在最新的状态。

（一）快速推荐意见

1.BMJ快速推荐　BMJ快速推荐（BMJ Rapid Recommendations）是一种由BMJ杂志发起和支持的方法，旨在为医疗保健专业人员提供及时、权威和实用的临床实践指南，其目标是快速评估新的临床研究证据，并以易于理解和应用的方式提供相关建议。BMJ快速推荐的特点是快速、透明和可信赖，它将最新的研究证据与专家的经验和意见相结合，为临床实践提供了及时且可靠的指导。这有助于医疗保健专业人员在面对不断涌现的临床问题时做出明智的决策，并提供了一种实践中不断演进的指南制定模式。

2.中医药快速推荐意见　中医药快速推荐意见（Trustworthy Traditional Chinese Medicine Recommendations，TCM Recs）是遵循国际指南制定标准，由兰州大学循证医学中心与国内外专家组建的中医药推荐意见制定工作组（TCM Recs工作组）提出，旨在推广使用严谨的方法评估中医药治疗有效性和安全性的证据，致力于根据现有的证据提供可信赖的推荐意见，同时兼顾传统经验和科学研究。这些推荐意见旨在帮助中医、中西医结合医疗专业人员、决策者和患者在使用中医药疗法时做出明智的决策。

（二）动态指南

动态指南（Living Guidelines）相比传统指南突出"动态"更新的过程，其旨在通过优化指南制定过程，为决策者提供及时和可信的推荐。当存在新证据时，将考虑更新单条推荐意见。

该定义的第一层含义是：更新的单位从整部指南变成个别推荐意见，简化了指南更新流程，使指南中不同的推荐意见在不同时间得到更新；第二层含义是：采用标准指南制订方法，动态推荐意见的更新需建立在现有高质量推荐意见的基础上。在新发表的证据可能影响或改变既往推荐意见的强度或方向、突发公共卫生事件的新证据产生速度较快或既往指南推荐意见发布已久，已有大量证据积累等情形时动态指南的制定尤为重要。

动态指南的主要流程为通过证据监测系统，不断检索支持推荐意见的相关新证据，将其纳入进行证据合成，并在证据发生实质性变化时迅速更新指南推荐意见，以创建一个实时、不断更新的证据系统。

与传统指南相比，其优势主要有：①有助于更迅速地将证据转化为实践，使当前最佳证据得以及时施，以改善患者的预后；②与传统的完整指南更新过程相比，动态指南的团队相对稳定，成员参与度更高，这一过程节省了人力、物力和财力，也很大程度上提高了效率；③可根据既定标准，在对推荐意见的优先性进行排序的基础上，对推荐意见进行快速、动态、持续更新。动态指南与传统指南的区别见表15-1。

表15-1 动态指南与传统指南的区别

内容	动态指南	传统指南
工作流程	新的证据定期检索、评价及合成，推荐意见定期更新，形成实时更新的动态指南	完成制定后，更新周期长，更新频率低
作者团队	团队相对稳定、人员可动态增减，指南团队人员参与度更高	完成指南制定后，团队不一定长期存在
出版方法	动态、持续、在线的推荐意见；快速、实时更新	静态报告

对医学专业而言，传播和应用临床实践指南：①有助于提高医疗服务水平，给予患者当前最佳和合理的治疗，能够使有效的治疗方法在临床得到应用，无效的治疗方法得到禁止，确保医疗质量的连续性；②可减少不同医疗机构和不同临床医生间临床实践水平的差异，规范临床医生的医疗行为，帮助临床医生获得最佳证据指导临床实践；③可降低医疗成本，减少患者的医疗费用，使临床干预成本效果达到最佳；④为政府和医疗主管部门评估医疗质量、制订卫生政策提供依据；⑤为医疗保险机构制定合理的医疗保险政策奠定基础。

第二节 检 索

本节以检索COPD相关临床实践指南文献的检索，临床实践指南相关检索词见表15-2，与之对应高敏感度检索式见表15-3。

表15-2 临床实践指南检索词列表

语种	主题词	同义词
中文	**中国生物医学文献数据库**：诊疗准则，指南，多数赞同，诊疗指南	诊疗准则，指南，指引，最佳实践，共识等
英文	**PubMed**: Practice Guidelines, Guidelines, Consensus; **Embase.com**: practice guideline, good clinical practice, medical guideline, best practice, consensus	best practice*, consensus*, guidance*, guideline*, recommendation*等

表15-3 主要数据库检索式

序号	检索式

PubMed

#1～#3	#1、#2与#3同第五章第三节"随机对照试验"PubMed数据库检索部分
#4	"Practice Guidelines as Topic" [Mesh] OR "Practice Guideline" [Publication Type] OR "Guidelines as Topic" [Mesh] OR "Guideline" [Publication Type] OR "Consensus" [Mesh]
#5	"best practice*" [Title/Abstract] OR "consensus*" [Title/Abstract] OR "consensus*" [Title/Abstract] OR "guidance*" [Title/Abstract] OR "recommendation*" [Title/Abstract]
#6	#4 OR #5
#7	#3 AND #6

续表

序号	检索式
Embase.com	
#1～#3	#1、#2与#3同第五章第三节"随机对照试验"Embase.com数据库检索部分
#4	'practice guideline'/exp OR 'good clinical practice'/exp OR 'medical guideline'/exp OR 'best practice'/exp OR 'consensus'/exp
#5	'best practice*':ab,ti,kw OR guideline*:ab,ti,kw OR consensus*:ab,ti,kw OR guidance*:ab,ti,kw OR recommendation*:ab,ti,kw
#6	#4 OR #5
#7	#3 AND #6
Web of Science	
#1	#1同第五章第三节"随机对照试验"Web of Science数据库检索部分
#2	TS=（best practice* OR guideline* OR consensus* OR guidance* OR recommendation*）（启动精确检索）
#3	#1 AND #2
中国生物医学文献数据库	
#1～#3	#1、#2与#3同第五章第三节"随机对照试验"中国生物医学文献数据库检索部分
#4	"诊疗准则（主题）"［不加权：扩展］OR "诊疗准则"［不加权：扩展］OR "指南"［不加权：扩展］OR "多数赞同"［不加权：扩展］OR "诊疗指南"［不加权：扩展］
#5	"指南"［常用字段：智能］OR "指引"［常用字段：智能］OR "诊疗准则"［常用字段：智能］OR "最佳实践"［常用字段：智能］OR "共识"［常用字段：智能］
#6	#4 OR #5
#7	#3 AND #6
中国知网	
#1	#1同第五章第三节"随机对照试验"中国知网检索部分
#2	TKA=（'指南'+'指引'+'诊疗准则'+'最佳实践'+'共识'+'多数赞同'）
#3	#1 AND #2
万方数据知识服务平台	
#1	#1同第五章第三节"随机对照试验"万方数据知识服务平台检索部分
#2	主题：（"指南" OR "指引" OR "诊疗准则" OR "最佳实践" OR "共识" OR "多数赞同"）
#3	#1 AND #2
维普网	
#1	#1同第五章第三节"随机对照试验"维普网检索部分
#2	M=（"指南" OR "指引" OR "诊疗准则" OR "最佳实践" OR "共识" OR "多数赞同"）
#3	#1 AND #2

第三节　方法学质量评价

目前，国际上有许多研究和评价临床实践指南的工具，本节重点介绍指南研究与评价工具（Appraisal of Guidelines Research and Evaluation in Europe，AGREE），同时简介GRS（Global Rating Scale）指南评价量表、国际联合健康证据中心（International Centre for Allied Health Evidence，iCAHE）指南评价量表和我国床指南评价工具。

（一）AGREE Ⅱ

来自加拿大、英国等13个国家的研究人员成立了临床指南研究与评价国际工作组，于2003年发布了指南研究与评价工具——AGREE，评价包括临床实践指南制定方法、最终推荐意见的组成及影响临床实践指南的因素3个方面。为了进一步提高AGREE工具的可靠性和有效性，使其更好地满足用户的需求，AGREE工作组对第一版的工具进行了修订，推出AGREE Ⅱ，仍然包括6大领域和23个条目，但其更加具体和明确。与AGREE相比，AGREE Ⅱ 的每一个条目和两个全面评价条目以7分来评价，新的用户手册对如何使用评分表去评价每个条目提供了指导，并包括3个附加部分以进一步帮助评价者进行评价；新的用户手册说明书明确定义了条目下术语的概念并提供了例子。AGREE Ⅱ可用于评价地区、国家、国际组织等发行的临床实践指南，包括新制定的临床实践指南原版和更新版，并适用于任何疾病领域的临床实践指南，包括健康促进，公共卫生，疾病的筛查、诊断、治疗等。

AGREE Ⅱ由23个条目组成的6个领域和2个整体评价条目组成。针对每一个评价条目，分别从说明、如何定位和如何评价3个方面呈现，在如何评价方面，主要呈现了评价该条目包括的主要评价标准。

领域一：范围和目的
条目1——明确阐述临床指南的总目的
说明：应详尽描述临床指南的总目的，明确其对社会、患病人群及个人的潜在健康影响，并落实到具体的临床问题或健康主题。

条目2——明确阐述临床指南所涵盖的卫生问题
说明：应详细阐述临床指南所涉及的卫生问题，特别是主要的推荐意见（详见条目17），主要包括目标人群、干预或暴露、结局指标和卫生保健背景等。

条目3——明确阐述临床指南所要应用的人群（患者和公众等）
说明：应明确阐述所涵盖的目标人群，内容包括目标人群的年龄、性别、临床症状和并发症等，若有明确排除的人群，则应加以说明。

领域二：参与人员
条目4——临床指南制定小组包括所有相关专业的人员
说明：临床指南制定过程中的某阶段涉及的专业人员，如指导小组、筛选和评估证据的研究组、参与形成最终推荐意见的人员等，但不包括参与临床指南外审的人员（详见条目13）及临床指南的目标人群（详见条目5）。临床指南应列出他们的姓名、研究领域（如神经外科医生）、所在单位及地址和在临床指南制定小组中的职务。

条目5——考虑到目标人群（患者和公众等）的观点和选择
说明：临床指南的制定应考虑目标人群（患者和公众等）的意见。制定者可通过问卷调查、文献综述等方法获取目标人群的观点和选择，或者让他们参与到临床指南制定过程中或对草案的外审。临床指南应详细报告收集这些信息的方法，并记录这些结果是如何影响临床指南的制定和推荐意见的形成。应当有证据表明这个过程已考虑了患者和公众的观点。

条目6——临床指南的适用者已经明确规定
说明：应明确其适用者，以便使用者判断临床指南是否适用于他们。

领域三：制定的严谨性
条目7——用系统的方法检索证据
说明：提供证据检索策略的细节，包括使用的检索术语、检索的数据库和检索文献的日期等。文献来源可以是电子数据库，如MEDLINE/PubMed、EMBASE和护理学数据库（CINAHL）；系统评价数据库，如Cochrane Library、DARE（Database of Abstracts of Reviews of Effects）；也可手工检索杂志，查阅会议论文集和其他指南库，如美国国立指南文库（National Guideline Clearinghouse，NGC）、英国国家卫生与临床优化研究所（National Institute of Clinical Evidence，NICE）。检索策略应尽量全面并在实施时避免潜在的偏倚，描述时也应尽量详细使其具有可重复性。

条目8——明确阐述了证据的选择标准
说明：应提供检索获得证据的纳入和排除标准，并描述上述标准及使用这些标准的依据。

条目9——清楚地描述证据群的优势和不足
说明：应明确指出证据的推荐优势和不足。即应详细说明制定过程中是否使用了正规或非正规的工具、方法来评估证据可能存在偏倚的风险：单个研究、基于证据群的评论或特异性结论。

条目10——明确阐述形成推荐意见的方法
说明：应详细介绍推荐意见的制定方法及做出最终决定的过程。如采用投票系统、非正式的共识、正规的方法（如德尔菲法、Glaser方法等）。存在争议的部分及相应的解决方法也应明确指出。

条目11——在形成推荐意见时考虑了对健康的效益、副作用及风险
说明：在制定临床指南的推荐意见时应考虑健康效益、副作用和风险，平衡利弊后给出相应合适的推荐意见。

条目12——推荐意见和支持证据之间有明确的联系
说明：每条推荐意见应与关键证据的描述和（或）参考文献相联系，以确保临床指南使用者能将不同的推荐意见对应其支持证据。

条目13——临床指南在发表前经过专家的外部评审
说明：临床指南在发布前应进行外审且制定小组的成员不能作为审核者。审核者可以是相关领域的临床专家和方法学专家及目标人群（患者和公众等）的代表。临床指南应公开外审过程中采用的方法，并列出审核者的名单及信息表。

条目14——提供临床指南更新的流程
说明：提供临床指南详细的更新过程，包括是否会被更新，更新的方法，更新时间和周期。

领域四：表达的明晰性

条目15——推荐意见明确且不含糊
说明：应明确阐述某推荐意见在什么情况下、对何种患者适用，并应指出有无证据支持。具体内容包括：陈述推荐、推荐意见的目的（如提高患者生活质量）、明确适用人群和适用条件。

条目16——明确列出针对某一情况或卫生问题不同的选择
说明：疾病管理指南应该考虑到涉及的临床筛查、预防、诊断和治疗存在各种不同的选择，在临床指南中应该明确提到这些可能的选择。

条目17——主要的推荐意见清晰易辨
说明：为便于查找，临床指南应对所有的推荐意见突出显示、分类汇总。如采用表格、流程图、加粗和下画线等方式。

领域五：应用性

条目18——临床指南中描述了应用过程中的促进和阻碍因素
说明：可能会存影响临床指南推荐意见应用的促进因素和阻碍因素。
如何定位：查找临床指南推广/应用方面的相关段落或章节，如果可能的话，也可以查找见。

条目19——临床指南提供了推荐意见如何应用于实践的建议和（或）配套工具
说明：为了临床指南的使用和推广，临床指南应该提供相关的配套文件和建议，如总结文件、快速参考指南、培训工具、预试验结果、患者书面说明和计算机辅助等。
如何定位：查找临床指南推广或应用部分的段落，如果可能的话，也可以查看那些帮助临床指南推广和应用的配套资料。

条目20——临床指南考虑了应用推荐建议时潜在的资源投入问题
说明：要使临床指南的推荐意见得以应用，可能需要额外的资源投入。如更多的专业人员、新的设备和昂贵的治疗药物，这些可能增加卫生保健的预算。临床指南应该讨论推荐意见对资源投入的潜在影响。

条目21——临床指南提供了监控和（或）审计的标准

说明：监测推荐意见的应用有助于临床指南持续推广使用，临床指南的主要推荐意见中应有明确的监控和审计的标准，这些标准可能包括过程测试、行为测试、临床或卫生结果测试。

领域六：编辑独立性

条目22——赞助单位的观点不影响指南的内容

说明：许多临床指南在制定过程中接受了外部的赞助（如政府、慈善组织、制药公司等），这些赞助方可能会以捐款的方式支持临床指南的制定或其中一部分工作（如临床指南的印刷）。临床指南应明确地声明：资助机构的观点或利益不会对临床指南的制定产生任何影响。

条目23——临床指南记录并考虑了制定小组成员的利益冲突

说明：某些情况下临床指南制定小组成员中会存在利益冲突，如小组中某个成员研究的课题是临床指南所涉及的主题，并且该课题得到了制药公司的赞助，在这种情形下就会产生利益冲突。所以临床指南应明确声明每一位临床指南制定小组成员是否存在任何利益冲突。

整体评价

在评价完23个条目之后，评价员还应对临床指南的整体质量进行评价，需根据评价过程中涉及的所有评价条目作出判断。

（二）iCAHE指南评价量表

iCAHE指南评价量表由国际联合健康证据中心研究团队开发指南评价量表，与AGREEII相比，其具有简单、条目少和评分容易等特点，适合临床上个体使用者评价临床指南，该量表包括6领域15个条目。

（三）GRS指南评价量表

Brouwers MC等研究人员在开发出GRS指南评价量表，与AGREEII相比，GRS指南评价量表只关注了指南制定方法、呈现内容、推荐意见和报告的完整性及制定方法独立性等条目。

（四）我国临床指南评价工具

刘道践等在比较国外各种医学临床指南评价工具的基础上，根据AGREE工具并采用Delphi法进行了专家咨询和分析，开发出的首个临床指南评价工具，尽管由于参加咨询的专家分布在全国各地，时间和空间上的限制使得本研究还没有对该工具进行重测检验。但对今后我国临床指南的开发制定具有一定指导意义。该评价工具包括6个领域和30个条目。

GRS指南评价量表和iCAHE指南评价量表的评价条目较AGREE Ⅱ评价条目少，且评价人员可以是1人，而AGREE Ⅱ至少需要2人，因此，使用指南选择评价工具时，可以结合自己时间情况选择评价工具。

第四节 报告质量评价

为了规范临床实践指南报告方式，提高其质量。在2004年4月26日，由来自美国、英国和加拿大等国家的23名不同领域的指南专家在美国New Haven召开了指南标准会议（Conference on Guideline Standardization，COGS），旨在制定标准的指南报告规范和标准，以提高指南的质量和促进其实践转化。COGS的指南报告规范是一个包含18个条目的清单，每一个条目均经过系统、严格的过程制定并达成共识（表15-4）。

2013年，由来自中国、美国、加拿大、英国、德国等11个国家以及包括世界卫生组织、EQUATOR、GIN、COCHRANE、GRADE、AGREE等7个国际组织的20余名专家，共同成立了国际实践指南报告标准（Reporting Items for Practice Guidelines in Healthcare，RIGHT）工作组。该工作组历时3年，完成了包含7大领域，22个条目的报告清单，是当前全球唯一一个适用于指导卫生政策与体系、公共卫生和临床医学指南的报告标准，也是医学指南领域唯一一个由中国学者牵头制定的国际标准（表15-5）。

表15-4　临床实践指南报告规范（COGS）

条目	主题	解释
1	概述	包括指南的发表日期、状态（原始稿、修改稿、更新稿）、纸质和电子版来源的结构式摘要
2	重点	描述指南中关于原发性疾病或健康状态的干预方法、卫生服务或技术，简要说明在指南制定过程中考虑过可用于预防、诊断或治疗的替代方法
3	目标	介绍遵循指南预期可达到的目标，包括制定此指南的指导思想
4	使用者/使用场所	描述指南的目标使用者（如卫生保健服务提供者的类别/患者）和将会使用此指南的机构和场所
5	目标人群	明确指南适用的目标人群和排除标准
6	制定者	明确制作组织的责任和提供制作指南小组中成员的姓名和资质，并阐明其中潜在的利益冲突
7	资金来源/资助者	介绍制定指南的资金来源/资助者及其在指南制定和报告中的作用，表明有无潜在的利益冲突
8	证据收集	描述检索文献的方法，包括检索时间、检索数据库的范围和筛选证据的标准
9	推荐等级标准	描述用于证据质量评价的证据分级标准和指南所使用的证据分级体系。推荐的等级表明应遵照该项指南操作的重要程度，该等级的确定是基于证据的质量和预期的获益或伤害的大小
10	证据合成的方法	描述如何由证据形成推荐意见，如证据表、Meta分析和决策分析等
11	发布前预评价	介绍指南制定者在指南的发布前如何评价和测试指南
12	更新计划	表明有无指南的更新计划，如果可行，注明此版指南的终止日期
13	定义	对不常用的术语和容易引起误解而影响指南正确使用的术语给予定义
14	推荐意见和理由	详细说明指南中推荐的干预方案及其适用条件。注明推荐意见的形成过程，每条推荐意见都必须有相应的证据支持。按照第9条标准，说明证据的质量及其推荐级别
15	潜在的利益冲突和伤害	描述遵照指南的预期收益和潜在风险
16	患者的意愿	当推荐意见里含有确凿的个人主观选择和意图因素时，描述患者意愿会起到的作用
17	实施步骤	尽可能根据指南描述的干预方案的步骤和决策给出实施步骤
18	实施中可能遇到的问题	描述执行指南的预期障碍，提供辅助文献及出处以供指南使用者和患者参考。推荐用来评价指南执行过程中出现变化的标准

表15-5　RIGHT报告清单

领域/主题	编号	条目
基本信息		
标题/副标题	1a	能够通过题目判断为指南，即题目中应该明确报告类似"指南"或"推荐意见"的术语。
	1b	报告指南的发表年份
	1c	报告指南的分类，即筛查、诊断、治疗、管理、预防或其他等
执行总结	2	对指南推荐意见进行汇总呈现
术语和缩略语	3	为避免混淆，应对指南中出现的新术语或重要术语进行定义；如果涉及缩略语，应该将其列出并给出对应的全称
通讯作者	4	确定至少一位通讯作者或指南制订者的联系方式，以便于联系和反馈

续表

领域/主题	编号	条目
背景		
简要描述指南卫生问题	5	应描述问题的基本流行病学,如患病率、发病率、病死率和疾病负担(包括经济负担)
指南的总目标和具体目的	6	应描述指南的总目标和具体要达到的目的,比如改善健康结局和相关指标(疾病的患病率和病死率),提高生活质量和节约费用等
目标人群	7a	应描述指南拟实施的主要目标人群
	7b	应描述指南拟实施时需特别考虑的亚组人群
指南的使用者和应用环境	8a	应描述指南的主要使用者(如初级保健提供者、临床专家、公共卫生专家、卫生管理者或政策制定者)以及指南其他潜在的使用人员
	8b	应描述指南针对的具体环境,比如初级卫生保健机构、中低收入国家或住院部门(机构)
指南制定小组	9a	应描述参与指南制定的所有贡献者及其作用(如指导小组、指南专家组、外审人员、系统评价小组和方法学家)
	9b	应描述参与指南制定的所有个人,报告其头衔、职务、工作单位等信息
证据		
卫生保健问题	10a	应描述指南推荐意见所基于的关键问题,建议以PICO(人群、干预、对照和结局指标)形式呈现
	10b	应描述结局遴选和分类的方法
系统评价	11a	应描述该指南基于的系统评价是新制作的,还是使用现有已发表的
	11b	如果指南制定者使用现有已发表的系统评价,应给出参考文献并描述是如何检索和评价的(提供检索策略、筛选标准及对系统评价的偏倚风险评估),同时报告是否对其进行了更新
评价证据质量	12	应描述对证据质量评价和分级的方法
推荐意见		
推荐意见	13a	应提供清晰、准确且可实施的推荐意见
	13b	如果证据显示在重要的亚组人群中,某些影响推荐意见的因素存在重大差异,应单独提供针对这些人群的推荐意见
	13c	应描述推荐意见的强度及支持该推荐的证据质量
形成推荐意见的原理和解释说明	14a	应描述在形成推荐意见时,是否考虑了目标人群的偏好和价值观。如果考虑,应描述确定和收集这些偏好和价值观的方法;如果未考虑,应给出原因
	14b	应描述在形成推荐意见时,是否考虑了成本和资源利用。如果考虑,应描述具体的方法(如成本效果分析)并总结结果;如果未考虑,应给出原因
	14c	应描述在形成推荐意见时,是否考虑了公平性、可行性和可接受性等其他因素
从证据到推荐	15	应描述指南制定工作组的决策过程和方法,特别是形成推荐意见的方法(如如何确定和达成共识,是否进行投票等)
评审和质量保证		
外部评审	16	应描述指南制定后是否对其进行独立评审,如是,应描述具体的评审过程以及对评审意见的考虑和处理过程
质量保证	17	应描述指南是否经过了质量控制程序,如是,则描述其过程
资助与利益冲突声明及管理		
资金来源以及作用	18a	应描述指南制定各个阶段的资金资源情况
	18b	应描述资助者在指南制定不同阶段中的作用,以及在推荐意见的传播和实施过程中的作用
利益冲突的声明和管理	19a	应描述指南制定相关的利益冲突的类型(如经济利益冲突和非经济利益冲突)
	19b	应描述对利益冲突的评价和管理方法以及指南使用者如何获取这些声明
其他方面		
可及性	20	应描述在哪里可获取到指南、相应附件及其他相关文件
对未来研究的建议	21	应描述当前实践与研究证据之间的差异,和(或)提供对未来研究的建议
指南的局限性	22	应描述指南制定过程中的所有局限性(如制定小组不是多学科团队,或未考虑患者的价值观和偏好)及其对推荐意见有效性可能产生的影响

第五节 评级工具

AGREE Ⅱ和RIGHT清单等从指南的不同维度对指南进行评价，若要综合反映指南的质量和实施效果，现有的评价工具存在以下局限性：①未纳入某些影响指南质量的关键因素，如指南的应用性、透明性和前瞻性注册等；②未经过信度和效度验证或验证的范围和程度不足；③工具主要用于评估指南方法学、报告或实施等单个维度；④若需多维度评价，则要采用多个工具，并投入大量人力和时间；⑤难以对合并的评价结果进行解读。为解决上述问题和提升指南质量，成立了指南科学性（Scientific）、透明性（Transparent）和适用性（Applicable）的评级（Rankings）（STAR）工作组，研发出更全面的指南评级工具-STAR。该评价工具包括11个领域、含39个条目，依据指南全文和补充材料独立判断其是否符合各条目的要求，在评级表中选择条目赋值，完全符合"1"，部分符合的赋值"0.5"，不符合赋值"0"。条目分值=100分×领域权重×条目权重，条目得分率=全部指南该条目总得分/该条目的理论总得分×100%。所有条目得分之和为该指南的总得分，满分为100分。每个领域的得分率为全部指南该领域的条目总得分/该领域的理论总得分×100%（表15-6）。

表15-6 STAR领域和条目的权重和分值

领域	领域权重	条目	条目权重	条目分值
注册	0.05	1.进行了注册	0.293	1.5
		2.提供注册的平台和注册号信息	0.707	3.5
计划书	0.05	3.撰写了计划书	0.377	1.9
		4.计划书能够在公开平台获取（如在注册平台或网站获取到）	0.623	3.1
资助	0.031	5.说明了资助来源	0.305	1
		6.说明了资助在指南制定中的作用	0.289	0.9
		7.说明指南推荐意见未受资助影响	0.406	1.3
工作组	0.073	8.说明了参与人员的机构	0.128	0.9
		9.说明了参与人员的分组情况	0.137	1
		10.说明了参与人员的职责	0.175	1.3
		11.明确提出纳入除本专业以外的其他2个及2个以上专业的人员	0.182	1.3
		12.明确提出工作组包含方法学家或循证医学专家	0.378	2.8
利益冲突	0.092	13.说明有无利益冲突	0.474	4.4
		14.提供详细的利益冲突管理办法	0.526	4.8
临床问题	0.17	15.明确提出指南拟解决的临床问题	0.377	6.4
		16.说明了通过文献调研（指南、系统评价及原始研究）、用户调查或专家咨询收集临床问题	0.146	2.5
		17.说明了临床问题遴选的方法	0.197	3.4
		18.临床问题以PICO（P：人群/患者，I：干预措施，C：对照/比较，O：结局指标）形式解构	0.281	4.8
证据	0.17	19.主要推荐意见有明确的参考文献	0.098	1.7
		20.说明了系统检索证据	0.131	2.2
		21.说明了证据纳入排除标准	0.09	1.5
		22.评价证据的偏倚风险或方法学质量	0.113	1.9
		23.对证据结果进行汇总分析	0.125	2.1
		24.说明了证据质量分级标准	0.132	2.2
		25.提供了证据总结表或分级依据	0.139	2.4
		26.可追溯到系统评价全文	0.101	1.7
		27.列出了缺乏证据的临床问题，提供未来研究方向	0.072	1.2

续表

领域	领域权重	条目	条目权重	条目分值
共识方法	0.107	28.说明了推荐意见的共识方法（德尔菲法、名义群体法、共识会议、GRADE网格法等）	0.478	5.1
		29.说明了如何基于证据质量以外的其他因素（经济学、患者偏好和价值观、利弊权衡、可及性、公平性、可接受性等）进行共识	0.355	3.8
		30.提供了完整的共识过程记录	0.167	1.8
推荐意见	0.17	31.明确列出了推荐意见，譬如以图表、放大或加粗字体、下画线等方式呈现	0.24	4.1
		32.说明了每条推荐意见的推荐强度	0.367	6.3
		33.提供了每条推荐意见的解释说明	0.231	3.9
		34.说明了推荐意见实施过程中的注意事项	0.162	2.8
可及性	0.073	35.通过指南文库、会议、网络等多平台发布指南	0.349	2.5
		36.提供不同用户版本的指南	0.186	1.4
		37.以图片、视频等其他形式发布指南或推荐意见	0.152	1.1
		38.指南可被免费获取	0.314	2.3
其他	0.012	39.提供指南的推荐意见路径图	1	1.2

注：领域权重为各领域在所有领域中的权重；条目权重为各条目在所在领域中的权重

第十六章　临床路径检索与评价

> 【学习目标】
> **知识目标：**
> 1. 掌握临床路径的方法学质量和报告质量评价工具。
> 2. 了解临床路径的定义。
> **能力目标：** 运用所学知识对临床路径进行评估。
> **素质目标：** 具备临床路径评价的意识。
> **情感目标：** 评价临床路径有助于正确设计和实施临床路径。
>
> 【本章导读】
> 本章系统介绍了临床路径的定义，以及主要的方法学质量和报告质量评价工具。

第一节　概　　述

一、临床路径定义

1985年，在美国初步确定了临床路径（clinical pathway，CP）的模式及定义，并称之为"关键路径（critical pathway，CP）"。在随后的发展中，CP还被称为护理路径（care pathway，CP）、综合护理路径（Integrated Care Pathway，ICP）等，但最终CP一词在世界范围内得到广泛应用和普遍的认同。其定义也随着时间的推移、研究的进展而改变，王思成等2010年提出的CP的定义相对更为全面和系统，CP是针对某一疾病建立一套标准化医疗模式与治疗程序，包括诊断、治疗、护理、康复、教育、结果评价等过程，以及完成这些工作的进度表和路线图，是一种以循证医学证据和临床实践指南（CPG）为指导，以住院或工作日为单位来组织医疗活动和管理疾病的方法，其结果是建立一套标准化治疗模式，最终起到规范医疗行为，减少随意性，降低成本，提高医疗质量的作用。

二、临床路径和指南的区别和联系

1. **CPG和CP都属于临床规范管理的范畴**　制定CPG和CP的目的也都是为了减少临床治疗偏差，规范诊疗行为，制定的方法上具有一定的共性，均重视循证医学的证据和原则。CPG是CP的基础，一个好的CP也可以为CPG的制定提供依据。此外，高质量CP的研发，是在CPG的基础上发展而来的，某种程度上说，也就包括了该病种或该CP管理范围的目标人群临床诊疗指南的形成过程。

2. **CPG与CP都是针对临床问题而制定的指引性文件**　CPG是从病种的角度出发，既可面向医护人员，也可面向患者，甚至是卫生决策部门，从不同的侧面，协助人们在医疗卫生临床方面做出合理的决策CP是以患者为中心，将目前可及的最适合的诊疗方法、照顾项目通过时序化的流程，指引医护及其他医疗相关人员用于每日的诊疗活动，使患者以合理的费用获得高品质、高效率的医疗服务，CP也需要患者的参与和配合。从一定意义上说，CP也是对高水平CPG推广应用的载体和工具。

3. CPG和CP因其管理目标和适用范围的不同也各具鲜明特点　从管理目标看，CPG是公认的声明，是被系统地开发出来，其内容需要经过严格的验证，主要目的是规范以医生为主的临床诊疗专业内容，具有宏观的原则性和指导性；而CP基于CPG制定，要求综合性、时效性、多专业合作、陈列照护方面的主要活动、测量结果，是按时序排列的规范临床诊疗全过程的操作程序，通常需要多个科室、不同专业的协同配合，也包括了时限和费用的考虑。CPG更具有学术权威性，适用范围更广，而CP与具体医疗机构更加贴切，制定更加细化、具体的医疗过程，关注过程中的重点环节，注重对过程中无效行为的控制，具有高度的时效性。

CP开发中可以并且应该基于CPG，但CP所包含的主要过程通常没有经过严格的验证，可以依据医院本身的实际，也可能超出CPG规定的范围。同时，CPG通常更重视对规范的服从性，而不是对患者医疗过程中步骤进程的约束。另外，CPG可以不包括对执行情况的持续监控和评价，而CP包括对临床工作直接的、具体的指导、监控和评估。通常的做法是先根据循证医学证据制定CPG，然后结合各个医疗机构具体的情况包括医疗资源、技术水平、专业人员，制定符合实际的操作程序。很少在没有制定CPG的情况下直接制定CP。因此，不同的医疗机构可以采用不同的CP，但是不同的医疗机构应当遵循同一个CPG，这也体现了循证医学倡导的"证据全球化，决策本土化"的思想。也有将CPG和CP合二为一的，称之为整合的CP，即临床决策支持系统。

第二节　检　索

本节以检索COPD相关临床路径文献的检索，临床路径相关检索词见表16-1，与之对应高敏感度检索式见表16-2。

表16-1　临床路径检索词列表

语种	主题词	同义词
中文	中国生物医学文献数据库：临床路径	临床路径，诊疗路径，治疗路径，医疗路径，护理路径，关键路径，临床程序表等
英文	PubMed：Critical Pathways；Embase.com：clinical pathway	clinical path*, critical path*, care path*, care map*等

表16-2　临床路径主要数据库检索式

序号	检索式
PubMed	
#1～#3	#1、#2与#3同第五章第三节"随机对照试验"PubMed数据库检索部分
#4	"Critical Pathways"［Mesh］
#5	"clinical path*"［Title/Abstract］OR "critical path*"［Title/Abstract］OR "care path*"［Title/Abstract］OR "care map*"［Title/Abstract］
#6	#4 OR #5
#7	#3 AND #6
Embase.com	
#1～#3	#1、#2与#3同第五章第三节"随机对照试验"Embase.com数据库检索部分
#4	'clinical pathway'/exp

续表

序号	检索式
#5	clinical path*':ti,ab,kw OR 'critical path*':ti,ab,kw OR 'care path*':ti,ab,kw OR 'care map*':ti,ab,kw
#6	#4 OR #5
#7	#3 AND #6
Web of Science	
#1	#1同第五章第三节"随机对照试验"Web of Science数据库检索部分
#2	TS=（clinical path* OR critical path* OR care path* OR care map*）（启动精确检索）
#3	#1 AND #2
中国生物医学文献数据库	
#1～#3	#1、#2与#3同第五章第三节"随机对照试验"中国生物医学文献数据库检索部分
#4	"临床路径"[不加权：扩展]
#5	"临床路径"[常用字段：智能]OR"诊疗路径"[常用字段：智能]OR"治疗路径"[常用字段：智能]OR"医疗路径"[常用字段：智能]OR"护理路径"[常用字段：智能]OR"关键路径"[常用字段：智能]OR"临床程序表"[常用字段：智能]
#6	#4 OR #5
#7	#3 AND #6
中国知网	
#1	#1同第五章第三节"随机对照试验"中国知网检索部分
#2	TKA=（'临床路径'+'诊疗路径'+'治疗路径'+'医疗路径'+'护理路径'+'关键路径'+'临床程序表'）
#3	#1 AND #2
万方数据知识服务平台	
#1	#1同第五章第三节"随机对照试验"万方数据知识服务平台检索部分
#2	主题：（"临床路径" OR "诊疗路径" OR "治疗路径" OR "医疗路径" OR "护理路径" OR "关键路径" OR "临床程序表"）
#3	#1 AND #2
维普网	
#1	#1同第五章第三节"随机对照试验"维普网检索部分
#2	M=（"临床路径" OR "诊疗路径" OR "治疗路径" OR "医疗路径" OR "护理路径" OR "关键路径" OR "临床程序表"）
#3	#1 AND #2

第三节　报告质量评价

黄迪等通过系统地文献检索，收集国内外相关病种的临床路径及临床路径报告量表来比较分析报告条目的基本情况，在此基础上整合现有条目，形成临床路径报告量表的框架。通过德尔菲法以专家咨询问卷的形式对条目进行综合评价筛选。通过三轮专家咨询，对量表的报告条目进行修改完善、补充，使专家的意见基本趋于一致，三轮专家咨询结果的统计分析，根据专家的积极系数、意见集中程度及专家意见协调程度等判断指标对条目进行筛选，最终形成临床路径报告量表。该量表由"临床路径的标题与概要""临床路径的特点及优势""临床路径的质量监控""临床路径的标准住院流程""临床路径表单""患者版临床路径告知单"及"临床路径制定的循证医学证据与严谨性"7个模块，共计50个条目（表16-3）。

表16-3 临床路径报告量表

一级条目	二级条目	说明
临床路径的标题与概要	临床路径的标题	明确报告路径的名称，是否出现"某种临床疾病或环节的临床路径"等字样
	临床路径的目标	介绍遵循路径可达到的预期目标，如路径的总体指导思想
	制定方法	介绍路径的制定过程及制定方法，如制定者的姓名、资质等
	发表日期、版本	介绍路径发表的日期、版本（第一版、修订版或更新版），提供纸质版和电子版的来源等
临床路径的特点及优势	使用者及使用场所	介绍路径的适用范围，包括卫生服务提供者的类别及适用单位、机构条件资质等
	目标病种、人群	描述路径适用的目标人群，呈现所有的纳入排除标准
	诊疗顺序	明确医务工作者在不同时间段的各项具体工作内容
	多学科的团队	明确各学科及组织成员的责任和义务
临床路径的质量监控	质量控制及监督	在路径实施的过程中注意技术质量监控
	风险评估	介绍相关的风险识别及评估，以规避风险
	阶段性目标	介绍路径实施过程中的阶段性目标
临床路径的标准住院流程	临床路径标准住院流程标题	需明确标出××临床路径的标准住院流程
	疾病的介绍	对该路径涉及的疾病作以简单介绍
	临床路径的使命、宗旨	介绍路径总体指导思想，如"以人为本、以患者为中心"等
	适用对象	明确该路径适用的疾病，写出该疾病国际分类编码
	诊断依据	介绍该疾病的诊断依据，包括参考的指南、共识、教材等
	治疗方案选择的依据	详细列出该疾病的治疗方案
	标准住院日	明确标准住院时间，作为路径实施的参考标准
	进入临床路径的标准	明确患者第一诊断必须符合该路径的纳入标准，详细列出不符合路径纳入标准的相关危险因素或者合并症等
	住院期间检查项目或术前准备	明确住院期间患者的必须检查项目和可选择的检查项目
	治疗方案或抗菌药物的选择与使用时机	详细列出具体相关药物
	手术时间、麻醉方式以及主要药物	明确手术时间及相关用药
	术后恢复期间的主要检查项目及药物	明确术后恢复时间，列出术后相关检查项目
	出院标准	明确出院的具体标准，如患者症状缓解生命体征平稳等
	健康教育	医护人员应依据患者的文化程度，运用通俗易懂的语言对其出院后在生活和药物服用等方面的注意事项进行健康教育
	变异原因及分析	列出路径在实施过程中可能出现的变异及退出路径的原因
	参考费用标准	明确治疗过程所花费用，作为参考标准
	随访	做好相关随访工作，进一步考核路径的实施效果，同时作为路径持续完善改进的重要依据
临床路径表单	临床路径表单标题	需明确标出××临床路径的表单
	适用对象	明确该路径适用的疾病，写出该疾病国际分类编码
	粘贴患者的病例编号	在表头处应明确留有粘贴患者的病例编号的位置
	患者基本信息	详细填写患者基本信息，包括患者姓名、性别、年龄，详细记录患者的家庭住址、病历号、住院号、出入院日期、是否参加医疗保险等
	临床路径表单使用的注意事项和说明	列出相应的路径的使用及填写说明，包括专业名称的缩写等
	标准住院日	明确标准住院时间，作为路径实施的参考标准
	主要诊疗工作	以患者住院时间为横轴，依次详细介绍主要的诊疗工作
	重点医嘱（长期/临时）	以患者住院时间为横轴，依时间顺利列出重点医嘱
	主要护理工作	以患者住院时间为横轴，依次详细列出主要的护理工作
	病情变异记录	详细记录路径实施过程中患者变异突发情况，如过敏反应等
	出院标准	详细列出患者出院的相关标准
	签名（医生/护士）	在表单中留有医生/护士签名的位置

续表

一级条目	二级条目	说明
患者版临床路径告知单	患者版临床路径告知单标题	需明确标出××患者临床路径告知单，并标出具体疾病
	医生的工作	以患者住院时间为横轴，依次介绍医生的具体工作内容（如病情评估、安排相关检查、确定诊疗方案、告知出院等）
	护士的工作	以患者住院时间为横轴，依次介绍护士的工作职责（如护理评估、观察病情、健康教育、出院指导等）
	患者及家属的工作	介绍患者在住院期间应该积极配合治疗
临床路径制定的循证医学证据与严谨性	管理文件	包括法律法规、医院规章制度、医院管理和评价指南等文件
	证据收集	说明临床证据的来源与获取方法，如文献资料，文献检索的时间、数据库范围、检索策略、筛选标准等
	证据评价	描述证据的合成与评价方法，说明证据质量的评价标准。提供临床证据的分级推荐标准与推荐等级
	预实验结果	路径发布前制定者对该路径的评价、测试方法与结果
	更新计划与周期	表明路径的更新计划与周期
	潜在的获益与风险	描述执行路径的预期获益和潜在的风险

王思成等针对中医的特点，应用条目优化筛选和专家共识方法制定而成，包括路径的标题与概要、中医路径特点与优势、路径制定的循证医学证据与严谨性、路径实施的规范性文本、路径实施的支撑性文本等5个方面（18个条目），能够基本体现和反映中医临床诊疗的特点与要求（表16-4）。

表16-4 循证中医临床路径的报告规范

主题	注释
标题	明确本路径报告的名称，是中医或中西医结合临床路径，针对的主要临床疾病或环节
概要	提供包括路径发表日期、版本及报告的结构性摘要，包括背景、目的、资料来源、简要过程等
制定者	明确制定组织的责任，提供制定小组的成员姓名、资质等信息
目标	介绍遵循路径预期可达到的目标，包括制定路径的总体指导思想和中医特点
适用范围	描述路径的适用范围，包括卫生保健服务提供者的类别及适用单位、机构条件资质等
目标病种/人群	明确路径适用的疾病病种包括西医病种与中医病证、符合纳入路径标准的人群
中医干预	介绍中医药的地位与作用，明确干预的环节与方法
证据收集	说明临床证据的来源与获取方法。如文献资料，应明确文献检索的时间、文献库范围、检索策略、筛选标准等
证据评价	描述证据的合成与评价方法，说明证据质量的评价标准，提供临床证据的分级推荐标准与推荐等级
预试验结果	路径发布前制定者对该路径的评价、测试方法与结果
更新计划	表明路径的更新计划与周期
获益与风险	描述执行路径的预期获益和潜在的风险
路径标准操作流程	注明路径的适用对象、诊断依据、治疗方案的选择、诊疗方案、标准住院日、进入路径标准、检查项目、出院标准、变异及原因分析等内容，一并可根据路径描述的实施步骤与决策绘制路径实施流程图
医生版临床路径表	以时间为横轴、诊疗项目为纵轴的表格，将临床路径确定的诊疗任务依时间顺序以表格清单的形式罗列出来
患者版临床路径告知单	用于向患者告知其需要接受的诊疗服务过程的表单，以通俗易懂的语言向患者介绍具体的治疗过程
变异记录单	记录和分析临床路径实施过程中的变异情况，记录的内容将作为分析路径实施效果的重要参考依据
临床诊疗规范	包括疾病诊断、中医辨证标准，疗效评价标准，治疗方案及操化文件作标准等，以及临床诊疗标准操作规程
管理文件	包括法律法规、医院规章制度和职责类文件、医院管理和评价指南类文件等

第十七章 卫生技术评估检索与评价

> 【学习目标】
> 知识目标：
> 1.掌握卫生技术评估的报告质量评价工具。
> 2.了解卫生技术评估的定义。
> 能力目标：运用所学知识对卫生技术评估进行评估。
> 素质目标：具备卫生技术评估评价的意识。
> 情感目标：评价卫生技术评估有助于正确设计和实施卫生技术评估。
>
> 【本章导读】
> 本章系统介绍了卫生技术评估的定义以及报告质量评价工具。

第一节 概 述

卫生技术评估（health technology assessment，HTA）的概念形成于1976年，源于美国，后传播到欧洲，是为卫生决策机构提供决策依据的重要技术手段。目前该技术已遍及全世界，并越来越受到人们的重视。HTA是指对卫生技术的技术特性、安全性、有效性、经济学特性和社会适应性进行全面系统的评价，为决策者制定卫生技术管理提供依据，同时对卫生技术的开发、应用、推广与淘汰实行政策干预，从而合理配置卫生资源，有效提高卫生资源的利用质量和效率。

不同的评估机构对一项卫生技术评估的范畴、选择的评估方法和评估的细致程度存在着较大差别，但多数卫生技术评估遵循着以下步骤：①确定评价标题；②确定评估的具体问题；③确定评价机构或地点；④收集现有的资料；⑤收集新的研究数据；⑥评价证据；⑦合成证据；⑧得出结论及提出建议；⑨传播结果和建议；⑩测量评价结果的影响。但要说明的是：并非所有的评估报告均要完成每一个具体步骤；许多评价报告利用的是现有的研究资料，而不进行原始研究；一些卫生技术评估不涉及结果的传播和监测评估结果产生的影响。

第二节 检 索

本节以检索慢性阻塞性肺疾病相关卫生技术评估文献的检索，卫生技术评估相关检索词见表17-1，与之对应高敏感度检索式见表17-2。

第十七章 卫生技术评估检索与评价

表 17-1 卫生技术评估检索词列表

语种	主题词	同义词
中文	**中国生物医学文献数据库**：技术评估，生物医学	卫生技术评估，卫生技术评价，医学技术评估，医学技术评价，HTA等
英文	PubMed：Technology Assessment, Biomedical；Embase.com：biomedical technology assessment	biomedical technology assessment*, biomedical technology evaluation*, biomedical technology appraisal*, health technology assessment*, health technology evaluation*, health technology appraisal*, healthcare technology assessment*, healthcare technology appraisal*, healthcare technology evaluation*, health care technology assessment*, health care technology appraisal*, health care technology evaluation*, medical technology assessment*, medical technology evaluation*, medical technology appraisal*, hta等

表 17-2 卫生技术评估主要数据库检索式

序号	检索式
PubMed	
#1～#3	#1、#2与#3同第五章第三节"随机对照试验"PubMed数据库检索部分
#4	"Technology Assessment, Biomedical"［Mesh］
#5	"biomedical technology assessment*"［Title/Abstract］OR "biomedical technology evaluation*"［Title/Abstract］OR "biomedical technology appraisal*"［Title/Abstract］OR "health technology assessment*"［Title/Abstract］OR "health technology evaluation*"［Title/Abstract］OR "health technology appraisal*"［Title/Abstract］OR "healthcare technology assessment*"［Title/Abstract］OR "healthcare technology appraisal*"［Title/Abstract］OR "healthcare technology evaluation*"［Title/Abstract］OR "health care technology assessment*"［Title/Abstract］OR "health care technology appraisal*"［Title/Abstract］OR "health care technology evaluation*"［Title/Abstract］OR "medical technology assessment*"［Title/Abstract］OR "medical technology evaluation*"［Title/Abstract］OR "medical technology appraisal*"［Title/Abstract］OR "hta"［Title/Abstract］
#6	#4 OR #5
#7	#3 AND #6
Embase.com	
#1～#3	#1、#2与#3同第五章第三节"随机对照试验"Embase.com数据库检索部分
#4	'biomedical technology assessment'/exp
#5	'biomedical technology assessment*':ti,ab,kw OR 'biomedical technology evaluation*':ti,ab,kw OR 'biomedical technology appraisal*':ti,ab,kw OR 'health technology assessment*':ti,ab,kw OR 'health technology evaluation*':ti,ab,kw OR 'health technology appraisal*':ti,ab,kw OR 'healthcare technology assessment*':ti,ab,kw OR 'healthcare technology appraisal*':ti,ab,kw OR 'healthcare technology evaluation*':ti,ab,kw OR 'health care technology assessment*':ti,ab,kw OR 'health care technology appraisal*':ti,ab,kw OR 'health care technology evaluation*':ti,ab,kw OR 'medical technology assessment*':ti,ab,kw OR 'medical technology evaluation*':ti,ab,kw OR 'medical technology appraisal*':ti,ab,kw OR 'hta':ti,ab,kw
#6	#4 OR #5
#7	#3 AND #6
Web of Science	
#1	#1同第五章第三节"随机对照试验"Web of Science数据库检索部分
#2	TS=（biomedical technology assessment* OR biomedical technology evaluation* OR biomedical technology appraisal* OR health technology assessment* OR health technology evaluation* OR health technology appraisal* OR healthcare technology assessment* OR healthcare technology appraisal* OR healthcare technology evaluation* OR health care technology assessment* OR health care technology appraisal* OR health care technology evaluation* OR medical technology assessment* OR medical technology evaluation* OR medical technology appraisal* OR hta）
#3	#1 AND #2
中国生物医学文献数据库	
#1～#3	#1、#2与#3同第五章第三节"随机对照试验"中国生物医学文献数据库检索部分
#4	"技术评估，生物医学"［不加权：扩展］ "卫生技术评估"［常用字段：智能］OR "卫生技术评价"［常用字段：智能］OR "医学技术评估"［常用字段：智能］OR "医学技术评价"［常用字段：智能］OR "HTA"［常用字段：智能］
#5	#3 AND #4

续表

序号	检索式
中国知网	
#1	#1同第五章第三节"随机对照试验"中国知网检索部分
#2	TKA=（'卫生技术评估'＋'卫生技术评价'＋'医学技术评估'＋'医学技术评价'＋'HTA'）
#3	#1 AND #2
万方数据知识服务平台	
#1	#1同第5章第3节"随机对照试验"万方数据知识服务平台检索部分
#2	主题:("卫生技术评估" OR "卫生技术评价" OR "医学技术评估" OR "医学技术评价" OR "HTA")
#3	#1 AND #2
维普网	
#1	#1同第五章第三节"随机对照试验"维普网检索部分
#2	M=("卫生技术评估" OR "卫生技术评价" OR "医学技术评估" OR "医学技术评价" OR "HTA")
#3	#1 AND #2

第三节 报告质量清单

HTA的报告清单是由国际卫生技术评估机构协作网（International Network of Agencies for Health Technology Assessment，INAHTA）制定的用于HTA报告的清单（表17-3），该清单不但可以评价HTA报告的质量，还可以作为撰写HTA的依据。

表17-3 INAHTA的HTA的报告清单

框架	条目	是	部分	否
基本信息部分	1.是否提供了具体的联系方式，以读者更进一步获取信息？			
	2.是否报告了本HTA的撰写人员的选择方式及其扮演的角色？			
	3.是否提供了相关利益冲突的声明？			
	4.是否报告了本HTA接受了外部审查？			
	5.是否提供了非专业人员能理解的简短的摘要？			
实施HTA的原因	6.提供的参考是否能解决卫生系统政策问题？			
	7.提供的参考是否能解决可能涉及的研究问题？			
	8.是否确定了评估的范围？			
	9.是否对被评价的HTA问题进行了简短的描述？			
如何实施HTA	10.是否详细的描述了所使用的资料和数据源？ ● 检索策略 ● 数据库名称 ● 检索时间范围 ● 语言限制 ● 主要数据源 ● 其他信息源 ● 纳入研究完整列表 ● 排除研究列表 ● 纳入标准 ● 排除标准			
	11.是否对选择的数据和信息进行了评估和分析？ ● 数据提取方法的描述 ● 纳入研究质量评价方法的描述 ● 合成数据方法的描述 ● 评估结果是否进行了清晰的呈现，如证据表格			

续表

框架	条目	是	部分	否
相关内容（并非所有HTA都呈现）	是否考虑了法医的影响？ 是否提供了经济学分析？ 是否考虑了伦理学影响？ 是否考虑了社会影响？ 是否从利益相关者、患者、消费者的角度考虑？			
影响评估的结果和结论	12.是否对HTA的结果进行讨论？ 13.是否提供了明确的结论？ 14.是否为今后的研究方向、评估和传播给出了建议？			

（一）基本信息部分

1.是否提供了具体的联系方式，以读者更进一步获取信息　主要包括通讯作者及其联系地址。

2.是否报告了本HTA的撰写人员的选择方式及其扮演的角色　清楚地描述参与HTA撰写人员及其扮演的角色，撰写人员主要包括作者、委员会成员和提供技术和管理支持的人员。

3.是否提供了相关利益冲突的声明　利益冲突的声明是指谁负责撰写HTA和与相关机构提供的资金在HTA中的作用。

4.是否报告了本HTA接受了外部审查　外部审查可以提高HTA的质量和可靠性，外部审查主要包括审查人员的姓名和机构名称。

5.是否提供了非专业人员能理解的简短的摘要　简短的摘要对HTA来说非常重要，由于政策制定者和非技术人员可能只会阅读摘要。摘要尽可能覆盖HTA的目的和范围、采用的主要方法、主要的结果和明确的结论，最好不要超过2页。

（二）实施HTA的原因

1.提供的参考是否能解决卫生系统政策问题　描述开展HTA的合理性，以便发现影响HTA的潜在因素，如卫生系统政策、优先级、社会和政治影响。

2.提供的参考是否能解决可能涉及的研究问题　清晰地定义研究问题非常重要，构建良好的研究问题应该包括：研究、评价技术潜在的研究对象、感兴趣的技术或干预、比较（或相关医疗服务和技术）的技术或干预和结果。

3.是否确定了评估的范围　明确定义HTA评估的范围，同时描述哪些不在评估的范围内。

4.是否对被评价的HTA问题进行了简短的描述　为了方便普通读者，对HTA的问题进行简短描述很有必要。

（三）如何实施HTA

1.是否详细的描述了所使用的资料和数据源　①应提供文献检索的细节，应包括关键词、检索式、使用的数据库名称、时间范围和任何语言限制；②应提供使用原始数据的细节和其他的信息来源；③应提供成本相关数据的来源，特别是成本的组成；④提供纳入和排除标准，同时描述何人进行筛选和处理相关文献和数据；⑤同时对参考文献和书目文献进行筛选和纳入；⑥提供纳入列表，同时提供排除文献的原因。

2.是否对选择的数据和信息进行了评估和分析　①提供数据的提取方法，特别是数据的准确性和一致性；②提供纳入研究质量评价方法的描述，这部分是HTA的主要组成部分；③详细描述数据合成方法，如定性研究和定量研究；④对评估结果是否进行了清晰呈现，如证据表格。

（四）影响评估的结果和结论

1. 是否对HTA的结果进行讨论　评估被解决的问题与获得的结果之间的关系；应该对结果有一个明确的解释；评论缺失或不确定的信息，并分析可靠性；HTA观点和结论的基础。

2. 是否提供了明确的结论　报告应该得出明确的结论，且结论基于证据。

3. 是否对给今后的研究方向、评估和传播给出了建议　包括讨论当前的研究/信息空白，为未来的研究方向、评估和传播提供研究方法。

参考文献

1. 彭晓霞，方向华．循证医学与临床研究［M］．北京：人民卫生出版社，2019．
2. 杨克虎，田金徽．循证医学证据检索与评估［M］．北京：人民卫生出版社，2018．
3. 王小钦，王吉耀．循证临床实践指南的制定与实施［M］．北京人：民卫生出版社，2016．
4. 杨楠，赵巍，潘旸，等．针对临床实践指南科学性、透明性和适用性的评级工具研发［J］．中华医学杂志，2022，102（30）：2329-2337．
5. 李雨芯，熊俊，张政，等．中药系统评价/Meta分析报告规范（PRISMA-CHM）解读［J］．中国循证医学杂志，2023，23（11）：1351-1359．
6. 仇如霞，顾艳荭．范围综述报告规范（PRISMA-ScR）的解读［J］．中国循证医学杂志，2022，22（6）：722-730．
7. 王巍巍，杨智荣，田金徽，等．诊断试验准确性研究系统评价和Meta分析摘要的报告规范（PRISMA-DTA for abstracts）解读［J］．中国循证医学杂志，2021，21（10）：1235-1240．
8. 高亚，刘明，杨珂璐，等．系统评价报告规范：PRISMA2020与PRISMA2009的对比分析与实例解读［J］．中国循证医学杂志，2021，21（5）：606-616．
9. 卢存存，王芳芳，高亚，等．Scoping Review报告规范简介［J］．中国药物评价，2018，35（6）：401-403．
10. 张永刚，杨乐天，杨鑫，等．诊断准确性试验的系统评价/Meta分析报告规范（PRISMA-DTA）的解读［J］．中国循证医学杂志，2018，18（9）：1007-1016．
11. 廖星，陈薇，刘雅莉，等．PRISMA harms清单简介及其对安全性系统评价报告规范的重要性［J］．中国中西医结合杂志，2019，39（3）：350-357．
12. 刘括，孙殿钦，廖星，等．随机对照试验偏倚风险评估工具2.0修订版解读［J］．中国循证心血管医学杂志，2019，11（3）：284-291．
13. 田金徽，马文娟，苟铃珠，等．如何规范报告复杂干预性系统评价和Meta分析：PRISMA-CI解读［J］．中国药物评价，2018，35（1）：62-65．
14. 李志霞，杨俊，叶欣，等．系统综述与网状Meta分析的PRISMA扩展声明［J］．中国循证心血管医学杂志，2016，8（6）：656-660，665，679．
15. 嵇承栋，朱琳懿，万悦竹，等．国际卫生技术评估机构协作网卫生技术评估报告清单解读［J］．中国循证医学杂志，2016，16（3）：369-372．
16. 丁泓帆，吴琼芳，杨楠，等．评估系统评价偏倚风险的ROBISIS工具实例解读［J］．中国循证医学杂志，2016，16（1）：115-121．
17. 靳英辉，高维杰，李艳，等．质性研究证据评价及其循证转化的研究进展［J］．中国循证医学杂志，2015，15（12）：1458-1464．
18. 吴琼芳，丁泓帆，邓围，等．ROBIS：评估系统评价偏倚风险的新工具［J］．中国循证医学杂志，2015，15（12）：1454-1457．
19. 钟珍梅，刘少堃，赵舒煊，等．提高定性研究合成报告透明度（ENTREQ）的指南解读［J］．循证医学，2015，15（5）：309-313．

20. 张珺, 葛龙, 赵晔, 等. PRISMA系列报告规范简介 [J]. 中国药物评价, 2015, 32 (5): 257-261.
21. 田金徽, 葛龙, 赵晔, 等. 网状Meta分析优先报告条目: PRISMA扩展声明解读 [J]. 中国药物评价, 2015, 32 (5): 266-272.
22. 陈匡阳, 马彬, 王亚楠, 等. SYRCLE动物实验偏倚风险评估工具简介 [J]. 中国循证医学杂志, 2014, 14 (10): 1281-1285.
23. 邬兰, 张永, 曾宪涛. QUADAS-2在诊断准确性研究的质量评价工具中的应用 [J]. 湖北医药学院学报, 2013, 32 (3): 201-208.
24. 黄迪. 临床路径报告量表的制定 [D]. 兰州大学, 2016.
25. 王思成. 基于循证的中医临床路径研制方法研究 [D]. 北京中医药大学, 2010.
26. Husereau D, Drummond M, Augustovski F, et al. CHEERS 2022 ISPOR Good Research Practices Task Force. Consolidated Health Economic Evaluation Reporting Standards 2022 (CHEERS 2022) Statement: Updated Reporting Guidance for Health Economic Evaluations [J]. Value Health, 2022, 25 (1): 3-9.
27. Cohen JF, Deeks JJ, Hooft L, et al. Preferred reporting items for journal and conference abstracts of systematic reviews and meta-analyses of diagnostic test accuracy studies (PRISMA-DTA for Abstracts): checklist, explanation, and elaboration [J]. BMJ, 2021, 372: n265.
28. Page MJ, Moher D, Bossuyt PM, et al. PRISMA 2020 explanation and elaboration: updated guidance and exemplars for reporting systematic reviews [J]. BMJ, 2021, 372: n160.
29. Zhang X, Tan R, Lam WC, et al. PRISMA (Preferred Reporting Items for Systematic Reviews and Meta-Analyses) Extension for Chinese Herbal Medicines 2020 (PRISMA-CHM 2020) [J]. Am J Chin Med, 2020, 48 (6): 1279-1313.
30. Buus N, Perron A. The quality of quality criteria: Replicating the development of the Consolidated Criteria for Reporting Qualitative Research (COREQ) [J]. Int J Nurs Stud, 2020, 102: 103452.
31. Wang X, Chen Y, Liu Y, et al. Reporting items for systematic reviews and meta-analyses of acupuncture: the PRISMA for acupuncture checklist [J]. BMC Complement Altern Med, 2019, 19 (1): 208.
32. McInnes MDF, Moher D, Thombs BD, the PRISMA-DTA Group. Preferred Reporting Items for a Systematic Review and Meta-analysis of Diagnostic Test Accuracy Studies: The PRISMA-DTA Statement [J]. JAMA, 2018, 319 (4): 388-396.
33. Tricco AC, Lillie E, Zarin W, et al. PRISMA Extension for Scoping Reviews (PRISMA-ScR): Checklist and Explanation [J]. Ann Intern Med, 2018, 169 (7): 467-473.
34. Shea BJ, Reeves BC, Wells G, et al. AMSTAR 2: a critical appraisal tool for systematic reviews that include randomised or non-randomised studies of healthcare interventions, or both [J]. BMJ, 2017, 358: j4008.
35. Guise JM, Butler ME, Chang C, Complex Interventions Workgroup. AHRQ series on complex intervention systematic reviews-paper 6: PRISMA-CI extension statement and checklist [J]. J Clin Epidemiol, 2017, 90: 43-50.
36. Chen Y, Yang K, Marušić A, RIGHT (Reporting Items for Practice Guidelines in Healthcare) Working Group. A Reporting Tool for Practice Guidelines in Health Care: The RIGHT Statement [J]. Ann Intern Med, 2017, 166 (2): 128-132.
37. Zorzela L, Loke YK, Ioannidis JP, PRISMA harms group. PRISMA harms checklist: improving harms reporting in systematic reviews [J]. BMJ, 2016, 352: i157
38. Whiting P, Savović J, Higgins JP, et al. ROBIS: A new tool to assess risk of bias in systematic reviews

was developed [J]. J Clin Epidemiol, 2016, 69: 225-234.

39. Hutton B, Salanti G, Caldwell DM, et al. The PRISMA Extension Statement for Reporting of Systematic Reviews Incorporating Network Meta-analyses of Health Care Interventions: Checklist and Explanations[J]. Ann Intern Med, 2015, 162 (11): 777-784.

40. Stewart LA, Clarke M, Rovers M, et al. Preferred Reporting Items for Systematic Review and Meta-Analyses of individual participant data: the PRISMA-IPD Statement [J]. JAMA, 2015, 313 (16): 1657-1665.

41. Hooijmans CR, Rovers MM, de Vries RB, et al. SYRCLE's risk of bias tool for animal studies [J]. BMC Med Res Methodol, 2014, 14: 43.

42. Vandenbroucke JP, von Elm E, Altman DG, et al. STROBE Initiative. Strengthening the Reporting of Observational Studies in Epidemiology (STROBE): explanation and elaboration [J]. Int J Surg, 2014, 12 (12): 1500-1524.

43. Lo CK, Mertz D, Loeb M. Newcastle-Ottawa Scale: comparing reviewers' to authors' assessments [J]. BMC Med Res Methodol, 2014, 14: 45.

44. Tong A, Flemming K, McInnes E, et al. Enhancing transparency in reporting the synthesis of qualitative research: ENTREQ [J]. BMC Med Res Methodol, 2012, 12: 181.

45. Kilkenny C, Browne WJ, Cuthi I, et al. Improving bioscience research reporting: the ARRIVE guidelines for reporting animal research [J]. Vet Clin Pathol, 2012, 41 (1): 27-31.

46. Welch V, Petticrew M, Tugwell P, et al. PRISMA-Equity Bellagio group. PRISMA-Equity 2012 Extension: Reporting Guidelines for Systematic Reviews with a Focus on Health Equity [J]. PLoS Med, 2012, 9 (10): e1001333.

47. Whiting PF, Rutjes AW, Westwood ME, et al. QUADAS-2: a revised tool for the quality assessment of diagnostic accuracy studies [J]. Ann Intern Med, 2011, 155 (8): 529-536.

48. Brouwers MC, Kho ME, Browman GP, for the AGREE Next Steps Consortium. AGREE II: Advancing guideline development, reporting and evaluation in healthcare [J]. CMAJ, 2010, 182 (18): E839-842.

49. Stang A. Critical evaluation of the Newcastle-Ottawa scale for the assessment of the quality of nonrandomized studies in meta-analyses [J]. Eur J Epidemiol, 2010, 25 (9): 603-605.

50. Hooijmans CR, Leenaars M, Ritskes-Hoitinga M. A gold standard publication checklist to improve the quality of animal studies, to fully integrate the Three Rs, and to make systematic reviews more feasible [J]. Altern Lab Anim, 2010, 38 (2): 167-182.

51. Schulz KF, Altman DG, Moher D, et al. CONSORT 2010 Statement: updated guidelines for reporting parallel group randomised trials [J]. BMC Med, 2010, 8: 18.

52. von Elm E, Altman DG, Egger M, et al. The Strengthening the Reporting of Observational Studies in Epidemiology (STROBE) statement: guidelines for reporting observational studies [J]. Lancet, 2007, 370 (9596): 1453-1457.

53. Peters JL, Sutton AJ, Jones DR, et al. A systematic review of systematic reviews and meta-analyses of animal experiments with guidelines for reporting [J]. J Environ Sci Health B, 2006, 41 (7): 1245-1258.

54. Des Jarlais DC, Lyles C, Crepaz N TREND Group. Improving the reporting quality of nonrandomized evaluations of behavioral and public health interventions: the TREND statement [J]. Am J Public Health, 2004, 94 (3): 361-366.

55. Motheral B. Assessing the value of the Quality of Health Economic Studies（QHES）[J]. J Manag Care Pharm, 2003, 9（1）: 86-87.
56. Slim K, Nini E, Forestier D, et al. Methodological index for non-randomized studies（minors）: development and validation of a new instrument [J]. ANZ J Surg, 2003, 73（9）: 712-716.
57. Stroup DF, Berlin JA, Morton SC, et al. Meta-analysis of observational studies in epidemiology: a proposal for reporting. Meta-analysis Of Observational Studies in Epidemiology（MOOSE）group [J]. JAMA, 2000, 283（15）: 2008-2012.
58. Critical Appraisal Skills Programme. CASP Cohort Study Checklist [EB/OL]. [2025-02-05]. Available at: https://casp-uk.net/casp-tools-checklists/cohort-study-checklist.
59. Critical Appraisal Skills Programme. CASP Case Control Study Checklist [EB/OL]. [2025-02-05]. Available at: https://casp-uk.net/casp-tools-checklists/case-control-study-checklist.
60. Critical Appraisal Skills Programme. CASP Cross-Sectional Studies Checklist [EB/OL]. [2025-02-05]. Available at: https://casp-uk.net/casp-tools-checklists/cross-sectional-studies-checklist.
61. INAHTA. A checklist for health technology assessment reports [EB/OL]. [2025-02-05]. Available at: http://www.inahta.org/hta-tools-resources/briefs/#checklist.